U0189711

Cognitive Therapy for Suicidal Patients
Scientific and Clinical Applications

▼

自杀患者的认知治疗

研究与应用

埃米·温泽尔（Amy Wenzel）

［美］ 格雷戈里·K.布朗（Gregory K. Brown） 著

阿伦·T.贝克（Aaron T. Beck）

李 飞 张 玲 刘光亚 等 译

李 飞 审校

中国轻工业出版社

图书在版编目（CIP）数据

自杀患者的认知治疗：研究与应用／（美）埃米·温泽尔（Amy Wenzel），（美）格雷戈里·K. 布朗（Gregory K. Brown），（美）阿伦·T. 贝克（Aaron T. Beck）著；李飞等译. —北京：中国轻工业出版社，2023.5

ISBN 978-7-5184-4208-9

Ⅰ. ①自…　Ⅱ. ①埃…　②格…　③阿…　④李…
Ⅲ. ①自杀–认知–精神疗法　Ⅳ. ①R749.055

中国版本图书馆CIP数据核字（2022）第231726号

版权声明

总　策　划：石　铁
策划编辑：刘　雅　　责任编辑：刘　雅　　文字编辑：朱胜寒
责任终审：张乃柬　　责任校对：刘志颖　　责任监印：吴维斌

出版发行：中国轻工业出版社（北京东长安街6号，邮编：100740）
印　　刷：三河市鑫金马印装有限公司
经　　销：各地新华书店
版　　次：2023年5月第1版第1次印刷
开　　本：710×1000　1/16　印张：23
字　　数：218千字
书　　号：ISBN 978-7-5184-4208-9　定价：92.00元
读者热线：010-65181109，65262933
发行电话：010-85119832　传真：010-85113293
网　　址：http://www.chlip.com.cn　http://www.wqedu.com
电子信箱：1012305542@qq.com
如发现图书残缺请拨打读者热线联系调换
220162Y2X101ZYW

Cognitive Therapy for Suicidal Patients
Scientific and Clinical Applications

▼

自杀患者的认知治疗

研究与应用

埃米·温泽尔（Amy Wenzel）

［美］ 格雷戈里·K.布朗（Gregory K. Brown） 著

阿伦·T.贝克（Aaron T. Beck）

常 翼 谷晓波 李 飞 刘光亚
译
刘晓敏 王香玉 杨涵舒 张 玲

（按姓氏音序排列）

李 飞 审校

中国轻工业出版社

译者序

　　"翻开纸张泛黄的病历本，2006 年 9 月 27 日，我第一次找你做咨询。那年我 17 岁未满，却完全没有一个少女该有的天真烂漫、朝气蓬勃。我感觉自己更像是一具没有灵魂的行尸走肉在苟延残喘。抑郁、焦虑、强迫，这些症状折磨得我生不如死。死似乎是我每天都在琢磨的一个解脱办法。……我知道自己生病了，但我不知道自己得了什么病，我要找到答案，我不能死得不明不白——这是当时支撑我活下去的唯一理由。此时，我已患病 3 年，被自杀的念头折磨得痛苦不堪，但我并没有实施自杀计划。

　　……治疗的过程漫长而艰辛，我开始有意识地训练我的语言表达能力，只有将这样一些微妙的感觉告诉医生，精神病院的医生才能根据我的症状给我调整药物。他们不会主动询问你的情况，一般都是根据以往的病情开重复的药。药物发挥了它最大的药效，但我仍然觉得自己不正常。我不知道怎样适应工作环境，不知道跟别人发生冲突该怎么处理，不知道该如何调整自己的情绪。我想我需要进行心理咨询。……第一次去找你之后，我对你的治疗水平有些失望。家里刚建了新房，妹妹在读大学。现实摆在眼前，让人很绝望。"（邓丽君）[1]

　　这是我让一个患者写的她的经历。《活出生命的意义》[2] 中写道："用

---

[1] 译者序中使用的经历和署名均已获得患者本人的知情同意。——译者注

[2] ［美］维克多·弗兰克尔著。本书的简体中文版由华夏出版社于 2018 年出版。——译者注

自己的鲜血写作实属不易，然而却最能写出精彩。"我想，用患者以及我自己的亲身经历进行写作，有可能会更出彩，或许可以弥补我写作能力的短板。如我所料，回忆的过程会让她痛苦，但猜她也会有收获。同时，我可以检验治疗的效果，如有必要还可以进行进一步的干预。

我觉得，作为自杀患者的她和作为精神科医生的我，我们的经历都比较有代表性。

她 13 岁发病，先是在当地的专科医院就诊，但得到的治疗基本上只有药物治疗，症状将她折磨得生不如死。发病 3 年后，她第一次到省城，希望会有所不同，希望得到心理咨询（本文中，咨询和治疗视为同义词）的服务，但得到的和专科医院差不多。现实摆在眼前，她不知道还要或者还能怎么做。去湖南著名的湘雅医院看了后也不过如此，难道到首都北京去看？也不知道北京的医院会不会好些，就像当初不知湘雅会不会不同一样！这怎么不让人更绝望！

我毕业于湖南医科大学（现中南大学湘雅医学院）精神病与精神卫生专业，读研前曾在西安市精神卫生中心做了 8 年住院医生。2006 年 7 月，我从中南大学湘雅二医院精神卫生专业硕士毕业，8 月到湘雅医院心理门诊任职。同年 9 月 27 日，这位患者第一次找我看病时，我到湘雅医院工作还不满 2 个月。读研期间，我见证了湘雅二院心理病房的创建，也有幸成为病房的第一批住院医生。那时候，我基本上只接受了生物精神病学的培训，对精神科药物有 11 年的使用经验，自认为对药物能做到什么和不能做到什么已经比较了解了。相反，虽然我对心理咨询很感兴趣，但主要是自学，没有接受心理咨询的培训，因此看心理门诊后更感到自己能力的不足。此外，有点特殊的是，我母亲是 1990 年 4 月跟我父亲吵架后，喝农药自杀的，因此我对自杀相关的心理咨询特别关注。我刚到湘雅医院心理门诊坐诊时，患者不是很多，给患者的时间可能比其他的医生多一点。

"2008 年下半年，我在工厂的宿舍实施了自杀计划，……我的左右手都被我用锋利的水果刀割过。……我把我带的药拿出来，我吃了单单一种药，有 70 多粒，……想想，死了两次都没成功，或许我命不该绝，我再给自己一次机会，说不定会有希望的。……2009 年和 2010 年，我相继吃药自杀了两次。……2009 年的那次自杀可以说接近成功了。重度昏迷、小腿浮肿、失去意识，新陈代谢都停了，靠插导尿管排尿。住了几天院，恢复正常就出院了。那时的我还想死，不想活。这两次自杀前我都跟我妈发生了激烈的冲突，我想拿死报复她。2011 年我结婚了，那时还没断药，怀孕 1 个多月断的药。但小孩很正常，也较聪明。后来重新找你做咨询，你的专业水平大幅提升，我确信你能帮到我。"（邓丽君）

其实对自己在心理治疗上能帮助患者多少，我心里是有个大概的。我早就意识到了一个残酷的现实：不管是在专科医院住院部，还是在湘雅医院心理门诊时，最终还是会有患者死于自杀。这位患者并没有自杀身亡，但她的经历就是旁证——她就差那么一点点。虽然到目前为止，我的患者中还没有一位被证实死于自杀。我可以用"没有消息就是好消息"来安慰自己，或"我已经建议他们住院了""有时候，甚至最有能力的专家和危机工作者都不能成功地预防自杀"来减轻自责。但作为个人，我也曾体验过痛苦和无助，并得到过别人的帮助；作为医生，尽力提高自己的专业胜任力来帮助患者是我们的职责。虽然我已经是当地最好的医院之一的医生了，虽然我的诊疗看起来符合规范，但我知道自己可以也应该做点什么！所以，到湘雅医院工作后，我非常努力地学习心理咨询、听写咨询的逐字稿。2007 年，我考上了湘雅医院精神病学张亚林教授的博士，跟着张教授看门诊。在湘雅医院工作 3 年、跟着张教授看门诊快 2 年后，在张教授的建议下，我于 2009 年参加了中德班的认知行为治疗培训，同期又找到了对我帮助特别大的书《理智胜过情感》[1]，我的心理治疗学习才步入正轨。我用这本书作为治疗手册给那位患者做治疗，到 2011 年，我感觉自己入了认知行为治疗的门了。也就是她说的"专业水平大幅提升"。

"接连生了两个小孩，经济负担加重，我没有时间和精力经常去长沙。况且你对我病情过于乐观的态度，让我再次质疑你的专业水平，之后终止了治疗。此时我仍感觉对外界有点恐惧。……2016年 9 月 14 日，我去长沙找你做咨询，你那时正准备去美国洛杉矶。你让我找另一个医生做咨询。几次之后，我还是决定找你继续咨询。但你已经去了洛杉矶，只能视频，……每次约你咨询，我这里是晚上 10 点，你那里是早上，足见你很诚心。

现在的我专科毕业，本科也快毕业了。在超市上班比较清闲，有时间学习。生活渐渐步入正轨，唯独婚姻不顺、家庭不睦。我在学车，打算考个驾照，然后买辆车、找份合适的工作，兼顾家庭和工作之余，继续我的学业之路。"（邓丽君）

应该说，这位患者给了我多次实践机会。出国期间以及回国后，我和这位患者做的主要是视频咨询。她情况越来越稳定，特别是在让她记录支持新的积极信念的证据后。随后，咨询的间隔也越拉越长。目前，她自学考试的心理学本科马上要毕业了，她正在努力争取学士学位。在这位患者的咨询中，我一直没有对自杀做针对性的干预。因为那时候不会，后来没必要了。我只是帮助她学习认知重建、问题解决、行为实验、强化新信念等方法，应对情绪和现实问题。我不知道帮了她多少，但在与她一起工作时出现的难题成了我学习的动力，促进我不断地尝试、学习和成长。

---

[1] 本书的简体中文版由中国轻工业出版社"万千心理"于 2018 年出版。——译者注

　　为了能更专心地提高自己的咨询专业能力，并有更多时间进行认知行为治疗的培训，2020 年 1 月我从湘雅医院辞职，并创建了"湘飞心理"。也许是我的成长被老师们看在眼里，同年 12 月，李献云老师让我进行"认知行为治疗与自杀危机干预"的专题培训，我就找到了《自杀风险的评估与管理》[①]（ Collaborative Assessment and Management of Suicidality ）以及这本《自杀患者的认知治疗：研究与应用》（ Cognitive Therapy for Suicidal Patients: Scientific and Clinical Applications; Wenzel, Brown, & Beck, 2009 ）。《自杀风险的评估与管理》是一本不错的跨流派的关于自杀风险的书。后来我在与有自杀倾向的患者一起工作时也使用。但当我针对一个具体的患者进行个案概念化时遇到了困难，好像有些抓不到背后的逻辑，每次做临床决定时也有些无所适从。我的受训背景是认知行为治疗，还是看本书时感觉更好，脉络更清晰。同时我有点惊讶，这本书之前没有人翻译！虽然目前心理咨询理论与技术日趋整合，自杀风险的处理更具有实用主义倾向；但我们要尊重现实、尊重学习的规律。我想，既然我有这种感觉，很多同行也会有，所以我就与中国轻工业出版社"万千心理"的刘雅编辑联系翻译这本书。

　　该书英文版的电子文档的第 53 页有一部分文字缺失，在好几个网站下载的都是这样。于是我就给第一作者埃米·温泽尔（Amy Wenzel）发邮件，介绍了我的受训经历，并表示我正在翻译她的书，希望她把缺的那部分发我。很快她就把那一页扫描发给了我。我说等中文版出版后，想请她来中国培训，她表示非常期待。

　　我发现大多数同时代的心理门诊医生与 2009 年之前的我一样，没有参加过心理治疗系统的培训，基本上只是自学。有人会说，弗洛伊德（Freud）也没参加心理治疗的培训，但其实他也有老师，并且现在时代

　　[①] 本书的简体中文版由中国轻工业出版社"万千心理"于 2020 年出版。——译者注

不一样了。就像科学研究一样，科研培训和导师的帮助能让我们少走很多弯路。我的经历告诉我，参加心理治疗培训也能让我们少走弯路，更专业地帮助更多的人。在翻译这本书的过程中，我差不多把这本书读了近十遍，收获很大。现在和自杀患者工作的时候，我心里踏实了不少，但还是不时体验到胜任力欠缺的感觉，我正在改变和接纳中寻找平衡。期待和大家一起接受埃米·温泽尔的培训。希望这位患者和我的经历能让大家有所借鉴，也希望这本书的中文版能对大家有所帮助。

正如本书第十章所述，自杀患者是心理卫生工作者在治疗中遇到的最具挑战性的患者之一。许多从业者对治疗自杀患者感到犹豫不决，因为他们担心如果患者最终自杀，可能会给自己带来法律和伦理方面的不良后果。尽管自杀患者非常需要治疗，但矛盾的是，他们往往很难找到愿意治疗他们的从业者。但与自杀患者工作也有另一面：当亲眼见证患者从绝望和自杀转变为积极应对生活问题时，我们也会感到由衷的开心和满足。对最近经历过自杀危机的患者进行成功的治疗，有可能成为一种特别有意义的职业体验。我有时有更积极一点的想象：假如这位患者最终也走上了专业之路，能帮助与她有相似经历的人，对我和她来说，将是多么有意义的职业体验啊！不过，我也提醒自己，首先要立足当下，否则这篇译者序就差点难产了。

本书的翻译工作由笔者、刘光亚及笔者3年制培训的第二期学员合作完成。首先，由笔者翻译致谢、前言及第一、二章，刘光亚翻译第三、四、十章，常翼翻译第五、六章，王香玉翻译第七章，张玲翻译第八、九、十一章，刘晓敏翻译第十章的部分内容，谷晓波翻译第十二章，杨涵舒翻译第十三、十四章及附录，由刘川平绘制书中所有的图；接着笔者对整书进行了两遍校对；然后，杨涵舒、何昌秀、刘川平对全书进行通读，对感觉有问题的地方用修订模式进行标记，笔者再根据标记进行校对修改；最后，请肖水源教授对一些与自杀有关的专业词汇进行了把关。感谢所有为本书的研读和翻译付出了辛劳的人。

今天中午我看中央 9 台，讲的是人们在北京自发地研究并帮助处于困境的雨燕。我感觉我和他们一样，正在尽自己的微薄之力，试着弥补这个世界（社会）中能够补得上的短板。自杀患者非常痛苦，他们周围的亲人、朋友、同事和治疗师也都非常不易（我深有体会）。希望这本书中文版的翻译出版能补上一点短板。

李飞

2022 年 6 月 21 日于长沙

致　谢

　　我们要向许多研究人员和临床医生表示衷心的感谢。在我们发展自杀患者的认知疗法时，他们影响了我们的思路。我们的研究人员不知疲倦地实施认知干预，招募患者、在随访期间进行评估以监测进展，并为他们提供必要的服务，让他们留在我们的临床试验中。在研究中作为治疗师和评估者的博士后研究员和教员包括：米歇尔·伯克（Michele Berk）、苏尼尔·巴尔（Sunil Bhar）、贾森·查普曼（Jason Chapman）、丹妮尔·法拉博（Danielle Farabaugh）、兰迪·芬格赫特（Randy Fingerhut）、埃文·福曼（Evan Forman）、达拉·弗里德曼 – 惠勒（Dara FriedmanWheeler）、格雷格·亨里克斯（Gregg Henriques）、马扬·霍洛韦（Marjan Holloway）、朱莉·雅各布斯（Julie Jacobs）、伊丽莎白·杰格利克（Elizabeth Jeglic）、威廉·库肯（Willem Kuyken）、肯尼思·莱德劳（Kenneth Laidlaw）、珍妮弗·迈耶（Jennifer Mayer）、克里斯蒂娜·拉特（Christine Ratt）、萨宾·施密德（Sabine Schmid）、伊恩·夏普（Ian Sharp）、梅根·斯波卡斯（Megan Spokas）、香农·斯蒂尔曼（Shannon Stirman）、黛比·沃曼（Debbie Warman）以及约瑟夫·赖特（Joseph Wright）。为我们的研究招募被试的临床医生和教职员工包括德怀特·埃文斯（Dwight Evans）、约瑟夫·J. 加洛（Joseph J. Gallo）、贾德·霍兰德（Judd Hollander）、艾拉·R. 卡茨（Ira R. Katz）、戴维·奥斯林（David Oslin）、苏珊·拉帕波特（Susan Rappaport）、弗兰克·赛茨（Frank Sites）、杰弗里·斯塔布（Jeffrey Staab），以及宾夕法尼亚大学卫生系统和美国退伍军人事务部的许多其他医生、护士和学术助理。我们也感谢费城地区的执法部门、紧急医疗服务和危机应对中心的协助。

为我们的研究做出贡献的其他研究人员还包括：马克·凯里（Mark Carey）、萨拉·查尔斯沃思（Sarah Charlesworth）、迈克尔·克鲁克斯（Michael Crooks）、埃米·坎宁安（Amy Cunningham）、布赖恩·迪恩利（Brian Dearnley）、莫琳·恩德雷斯（Maureen Endres）、尼古拉斯·芬斯特伦（Nicholas Finstrom）、艾莉森·福克斯（Allison Fox）、卡莉·吉本斯（Carly Gibbons）、约翰·格里（John Guerry）、杰西·汉德尔斯曼（Jessie Handelsman）、帕梅拉·亨德森（Pamela Henderson）、纳撒尼尔·赫尔（Nathaniel Herr）、希思·霍奇斯（Heath Hodges）、埃伦·约斯塔德－斯坦（Ellen Jørstad-Stein）、班比·朱丽亚（Bambi Juryea）、雷切尔·金（Rachel King）、凯瑟琳·卢（Kathryn Lou）、布里安娜·曼（Brianna Mann）、约瑟夫·莫尔多弗（Joseph Moldover）、卡莉·罗密欧（Carly Romeo）、卡琳·瑞安（Carlene Ryan）、丹妮拉·索斯詹（Daniella Sosdjan）、丽莎·斯塔尔（Lisa Starr）、萨拉·塔奎尼（Sarah Tarquini）、罗兰多·维加（Rolando Vega）、罗伯特·惠勒（Robert Wheeler）、布莱尔·威斯科（Blair Wisco）、詹姆斯·亚达瓦亚（James Yadavaia）和戴维·泽布罗斯基（David Zembroski）。此外，如果没有尽职尽责的行政管理人员芭芭拉·马里内利（Barbara Marinelli），我们的研究就不可能进行。我们特别感谢埃米·坎宁安（Amy Cunningham）对本书的几版稿件的大量编辑。

这本书的临床章节部分基于未公开发表的《自杀未遂者的认知治疗手册》（*Cognitive Therapy Treatment Manual for Suicide Attempters*），我们在美国宾夕法尼亚大学的临床试验中使用了这本手册。我们要感谢许多临床医生，他们接受了我们关于这项干预的持续督导，并在整个费城的社区精神卫生场所执行这些干预。还有其他参加了工作坊的临床医生，他们就干预措施在实践环境中运作的方式提供了很好的反馈。

我们还要感谢自杀未遂青少年治疗研究（the Treatment of Adolescent Suicide Attempts study）的认知行为治疗团队，包括：戴维·布伦特（David Brent）、约翰·柯里（John Curry）、蒂娜·戈德斯坦（Tina Goldstein）、珍妮弗·休斯（Jennifer Hughes）、贝齐·肯纳德（Betsy Kennard）、金·波林（Kim Poling）、玛格丽特·施洛斯伯格（Margaret Schlossberg）、芭芭拉·斯坦莉（Barbara Stanley）和卡伦·韦尔斯（Karen Wells），以及其他为我们的工作做出宝贵贡献的同事，包括戴维·乔布斯（David Jobes）和 M. 戴维·拉德（M. David Rudd）。这些临床医生的洞见经常启发我们修改特定策略、开发新策略并针对特殊人群进行调整。

　　许多赞助机构支持了书中的研究。支持我们最近研究的机构包括：美国自杀预防基金会、疾病控制和预防中心（国家伤害预防和控制中心）、国家精神分裂症和抑郁症研究联盟、美国国立卫生研究院（国家物质滥用研究所和国家精神卫生研究所）以及退伍军人事务部。特别感谢国家精神卫生研究所的简·皮尔逊（Jane Pearson）的支持。

　　如果不提美国心理学会图书部的工作人员，尤其是苏珊·雷诺兹（Susan Reynolds），我们的致谢就不算完整，他们让我们这次的写作经历非常愉快。

　　最后，我们要感谢我们的家人，感谢他们在我们进行这项重要工作时对我们的支持。感谢你们的爱和奉献。我们将这本书献给那些依然在与自杀斗争的人们，我们希望这项工作可以帮助减轻他们的痛苦和挣扎，最终挽救他们的生命。

前　言

　　自杀是一个重大的公共卫生问题，2005 年美国有超过 32,000 人死于自杀。在整体人群的死亡原因中，自杀排第十一位；在 25—34 岁的成年人中，自杀排第二位（Centers for Disease Control & Prevention, 2008）。但自杀死亡的人数只能反映自杀行为对社会影响的有限部分。虽然没有关于自杀未遂（suicide attempts）的全国数据库，但流行病学调查表明，约 2.7% 的美国人曾有过以死亡为目的的自杀未遂行为（Nock & Kessler, 2006），约 13.5% 在生命中的某个时刻产生过自杀想法或愿望（Kessler, Borges, & Walters, 1999）。

　　这些冰冷的统计数据完全没有显出自杀者亲近的人受到的悲惨影响。朋友和家人感到极度痛苦，"我们怎么会错过那些迹象？""我们可以做些什么来阻止它？"治疗这些患者的临床医生也会问自己同样的问题。因此，本书旨在解决以下两个议题：（1）识别有自杀风险的患者的方法；（2）通过心理治疗预防自杀的方法。我们的材料来自我们的小组和其他研究人员积累的知识体系。直到 20 世纪中叶，自杀预防的方法依然主要来自临床经验。然而，近期的预防方法则基于科学合理的实证证据，这也是本书所强调的。

　　写这篇前言有三个目的。首先，我梳理了一些历史背景，来说明基于实证理解自杀行为的方法是如何发展的；其次，我概述了我的研究团队在理解导致自杀行为的心理变量方面做出的主要贡献；最后，我介绍了本书的组织结构，并着重说明了各章的内容。

历史背景

该学科在美国的第一个主要机构项目是 1958 年成立的洛杉矶自杀预防中心（the Los Angeles Center for Suicide Prevention）。其中的领军人物包括通常被认为是"自杀学之父"的埃德温·什内德曼（Edwin Shneidman），以及罗伯特·利特曼（Robert Litman）和诺曼·法布罗（Norman Farberow）。令我印象最深刻的是，那时他们就试图提供一个系统的研究框架，从心理和临床角度理解自杀行为，特别是完成自杀（completed suicides）的行为。随着"心理解剖（psychological autopsy）"的发展，他们改进了用于理解自杀动机的调查工具，涉及对死者亲属的深度访谈以及对相关尝试情况的数据收集，还包括分析遗书（如果有的话）。

几乎同时，在其他国家，特别是英国，针对该问题的实证方法取得了相当大的进展。施滕格尔（Stengel）和库克（Cook）在他们的著作《自杀未遂：社会意义和影响》（*Attempted Suicide: Its Social Significance and Effects*, 1958）中强调了评估自杀行为时意愿（intent）的重要性，因为意愿是一个核心变量，用于确定个体实施自伤行为时是否尝试或致力于自杀。然而，与社会行为学者的方法一致，苏格兰爱丁堡的诺曼·克雷特曼（Norman Kreitman）使用准自杀（parasuicide）一词来描述广泛的自伤类别，包括通常被认为是"真正的"自杀未遂和没有自杀意愿而故意自伤（self-injury）或自我毒害（self-poisoning）的行为（Kreitman & Philip, 1969）。与施滕格尔和库克（1958）不同，克雷特曼和他的团队指出，与外在的自伤行为相比，自杀意愿是一种主观、不可观察且无法进行可靠评估的状态。在我们的团队证明了自杀意愿量表（Suicide Intent Scale, SIS）的实用性之后，克雷特曼的团队承认确实可以对自杀意愿进行评估（Dyer & Kreitman, 1984）。然而，自杀意愿是否可以被确切用于识别"真正的"自杀未遂，这个争议始终没有得到充分解决。并且，在欧洲以及偶尔在北美，准自杀和自我伤害（self-harm）的术语仍然广泛使用，包括所有自我毒害或自伤的情况，无论个体是否有杀死自己的意愿。

美国国家精神卫生研究所成立了自杀研究和预防中心，由什内德曼担任首任主任，提供了充足的初创项目发展基金，并对个别项目提供资助，极大地推动了美国自杀行为的科学研究。其中一个项目由中心第二任主任哈维·雷斯尼克（Harvey Resnik）发起，探索了亚利桑那州凤凰城帕帕戈（Papago）印第安部落自杀率相对较高的原因，该部落是美国西南地区原住民部落普遍高自杀率的代表。酗酒（alcoholism）被确定为该人群中最常见的自杀未遂的先兆。研究人员提出了若干建议，并在随后实施以降低自杀率。同时，雷斯尼克召集了对自杀研究感兴趣的研究人员，组建协会，以评估该领域的现状并提出政策建议。在成立的各个委员会中，有一个关于自杀行为分类的委员会，由我担任主席。委员会得出了以下结论：（1）歇斯底里的自杀（hysterical suicide）、伪自杀（pseudo-suicide）和表演性自杀未遂（histrionic attempts）等术语的混淆，不仅阻碍对个体患者的帮助，还阻碍了研究框架的建立；（2）尚无令人满意的自杀行为分类系统（研究文献中经常将完成自杀与自杀未遂关联起来），因此应该构建一个将自杀意念（suicide ideation）、自杀未遂和完成自杀分开的新系统。我们还建议将描述性变量、自杀意愿的程度和医学致命性添加到系统中（当然，医学致命性仅适用于未遂者）。

然后，我在该领域研究问题的迷宫中开始了漫长的旅程。不同于现有的定性方法，我的主要目标之一是明确与自杀行为相关的各种因素的定量基础。在这方面，我得到了一批优秀研究人员的大力协助。我的计划是依次关注分类、评估、预测和干预。我们的大部分时间和精力都用在了开发和验证相关变量的各种测量工具上。

我们最初进行的研究旨在测量分类系统的相关描述变量。为了实现这一目标，我们开发了供临床医生使用的 20 条目的 SIS（有关该工具的全面描述见第一章）。这些条目来自患者对自己尝试自杀前的心理状态和实际行为的自我描述。前 8 个条目评估自杀行为的客观情况，例如写遗书、采取预防措施以防止被发现以及最近发出过自杀威胁。该分量表还可用于推断死者的意愿强度，以确定他们的死亡是否可以被归类为自杀。另一个分量表评估患者对自杀行为的主观认识，包括对致命性的预期和对自杀未遂的反应等变量。

基于实证数据，我们解决了许多具体问题，阐明了自杀意愿在自杀行为中的作用。例如，我们最初对自杀意愿和医学致命性之间的低相关感到困惑。然而，考虑到患者对尝试致命性的预期并校正后，量表得分与医学致命性的相关就显著了（A. T. Beck, Beck, & Kovacs, 1975; G. K. Brown, Henriques, Sosdjan, & Beck, 2004）。也就是说，当患者对其尝试的致命程度有准确的预期时，意愿与致命性密切相关。此外，我们想知道那些有强烈意愿并尝试自杀的人是否与因自杀而死亡的人具有相同的特征。结果确实如此（Lester, Beck, & Mitchell, 1979），这提示我们可以通过有强烈死亡意愿的自杀尝试来预测自杀完成的可能。我们提出的另一个问题是，那些进行尝试却被打断的人（即，患者尝试自杀，但因为他人的干扰而没有完成）是否有最终自杀的风险。我们发现他们与那些尝试没有被打断的人的风险一样大。在我们研究自杀未遂者特征的时期，一个流行的观点认为，自杀未遂代表着呼救。我们通过考察交流自杀意愿（SIS 中的 1 个条目）来评估这一假设。结果发现，自杀未遂者是否与人交流死亡的愿望：（1）更多意味着个人交流方式的功能，而非自杀未遂的一般动机；（2）与实际的死亡愿望无关（Kovacs, Beck, & Weissman, 1976）。然而，一项随访研究表明，没有交流自杀意愿的患者最终自杀的风险高于那些交流自杀意愿的患者（A. T. Beck & Lester, 1976）。总之，这些研究表明，自杀意愿是自杀未遂和完成自杀的重要组成部分。

我们研究的下一步是评估分类系统中自杀意念类别的效度。为了评估那些因自杀意念而非自杀未遂后住院的患者的自杀意愿，我们修订了 SIS 中针对未遂者的测量条目。我们发现该自杀意念量表（Scale for Suicide Ideation, SSI）也具有良好的一致性和结构效度（有关该工具的全面描述见第一章）。简而言之，这两个新量表都证实了新分类系统的恰当性。我们也相信，它们本身也可以作为有用的研究和临床工具。

自杀行为的心理学特征

我们研究的主题不仅是验证分类系统，还要确定那些有助于改变自杀意愿的心理变量。作为临床医生和研究人员，我们渴望找到降低患者自杀风险的方法。在工作的早期，我意识到，在自杀的抑郁患者中，绝望感（hopelessness）或对未来的负面预期起到核心作用。我观察到，这些患者越感到绝望，他们自杀的愿望就越强烈。我还发现，如果成功地对患者的绝望感进行了治疗，他们的自杀愿望似乎会消退。为了验证这些临床观察，开发一种针对绝望感的测量工具非常重要。我收集了一份患者的悲观表述清单，筛选后开发了一个 20 条目的量表［即，贝克绝望量表（Beck Hopelessness Scale, BHS）］，其中有 10 个正向条目（如，"我的未来很黑暗"）和 10 个反向条目（如，"我怀着希望和热情期待未来"）。BHS 有足够的心理测量特性，具有很高的内部一致性和 1 周重测信度（A. T. Beck & Steer, 1988），并与临床评估的绝望感（A. T. Beck, Weissman, Lester, & Trexler, 1974）、自杀意愿（如 A. T. Beck, Steer, & McElroy, 1982）和自杀意念（如 A. T. Beck, Steer, Beck, & Newman, 1993）显著相关。

随后，我们调查了 BHS 是否与自杀未遂个体样本的自杀意愿相关。我们发现，相比于抑郁，绝望感与自杀意愿强度的相关性更高（Minkoff, Bergman, Beck, & Beck, 1973）。一项验证研究发现，在 384 名因自杀未遂而住院的患者中，抑郁与自杀意愿的相关中，绝望感占76%（A. T. Beck, Kovacs, & Weissman, 1975）。对因抑郁症或自杀风险而非最近的自杀未遂住院的患者进行研究时，我们发现，自杀意愿的决定性因素不是抑郁症本身，而是绝望感（Bedrosian & Beck, 1979）。在被诊断为酒精依赖（A. T. Beck, Weissman, & Kovacs, 1976）和药物依赖（Weissman, Beck, & Kovacs, 1979）的自杀未遂个体中，绝望感与自杀意愿的相关性比抑郁更强。

无论是过去还是未来，对最终自杀的预测都是一个重要的公共卫生议题，因此我想知道，基线会谈时的高绝望感是否可以预测未来某个时间会完成自杀。为了调查这个问题，我们深入研究了 1970—1975 年间因自杀意念而非最近的自杀未遂住院的 207 名患者的情况。在 5~10 年的随访期间，有 14 名患者自杀。在住院时收集的所有数据中，只有 BHS 和贝克抑郁量表（Beck Depression Inventory, BDI）的悲观条目预测了最终的自杀。BHS 的得分大于等于 10 分可准确识别 91% 的最终自杀（A. T. Beck, Steer, Kovacs, & Garrison, 1985）。结合之前证明绝望感与自杀意愿之间存在相关的研究，这些结果表明，对有既往住院史的抑郁症患者来说，绝望感是长期自杀风险的重要指标。

我们还提出了一个问题：绝望感是否可以预测自杀未遂者样本的自杀？我们对 1970—1975 年期间因自杀未遂而住院的 413 名患者进行了随访，持续到 1982 年。我们使用多重逻辑回归分析来预测最终自杀的风险。酗酒诊断是最终自杀的最佳预测指标——酗酒患者最终自杀的风险是非酗酒患者的 5 倍多。SIS 的一个新的子量表——防范——也预测了最终的自杀，表明那些对不成功的自杀进行精心计划以防止被打断的患者，在以后的自杀尝试中更可能成功。然而，在这项对自杀未遂个体的研究中，BHS 并不能预测自杀（A. T. Beck & Steer, 1989）。这个发现让我吃惊，并让我困惑了很多年。在贝克和斯蒂尔（A. T. Beck & Steer, 1989）文章的讨论部分，我们提出，许多自杀未遂者可能在自杀未遂后经历了抑郁和绝望感的降低，或许可以解释这一点。例如，一些患者对尝试自杀后仍然活着表现出欣喜若狂的感受。这表明患者对自杀未遂的感受可能混淆了结果。

15 年后回顾这篇文章时，格雷格·亨里克斯（Gregg Henriques）在我们的数据里发现了可以解决这个问题的信息。他发现，通过分析患者对自杀未遂的反应——悲伤或是高兴——问题得到了解决。悲伤组患者的绝望感很高，也比高兴组更可能自杀（Henriques, Wenzel, Brown, & Beck, 2005）。

我和我的研究团队还在门诊样本中调查了与最终自杀相关的心理学变量。1978—2004 年，我们对宾夕法尼亚大学认知治疗中心（Center for Cognitive Therapy, CCT）的两个重叠队列进行了研究。这两个样本（样本量分别为 1958 和 6891）由在 CCT 接受评估和治疗的患者组成。对第一个队列的研究发现，BHS 最合适的划界分为 9 分，9 分及以上能够正确识别完成自杀的 17 名患者中的 16 名。高风险组完成自杀的可能性是低风险组的 11 倍（A. T. Beck, Brown, Berchick, Stewart, & Steer, 1990）。这些结果验证了早期在自杀和抑郁住院患者中的发现。G. K. 布朗等（G. K. Brown, Beck, Steer, & Grisham, 2000）对第二个队列的后续研究确定了有 49 人死于自杀。单变量生存分析（univariate survival analyses）表明，绝望感、自杀意念以及抑郁的严重程度是最终自杀的显著风险因素。对绝望感作为未来自杀的预测指标的一致发现，让人们猜测这些患者的绝望感具有"特质（trait）"的特征。如果个体会在某一时刻产生很高的绝望感，那么在完成自杀之前的绝望感也可能很高。事实上，我们发现间隔 1 周的 BHS 连续测量的相关性为 0.69（A. T. Beck & Steer, 1988）。

综合有自杀意念及自杀未遂的住院和门诊患者的研究结果，我们得出结论：这些心理和临床变量在患者的一生中都是自杀的重要风险因素。更重要的是，它们可以成为治疗干预的主要着眼点。然而，在开始预防自杀行为的临床试验之前，我们决定检查一些其他的临床 – 心理风险因素。我突然想到，许多在入院时没有特别强烈的自杀倾向的患者，过去可能有过更高的自杀倾向，而这种过去的自杀倾向可能更能预测未来的自杀行为。为了检验这个猜想，我修改了 SSI 的时间框架，让患者选择一生中最想自杀的时期［即 SSI- 最糟糕的点（SSI-worst point），或 SSI-W］。在对 3701 名患者的长期随访中，我们发现 SSI-W 的高分者比低分者更容易自杀。事实上，SSI-W 比当前的自杀意念和绝望感更能预测最终自杀（A. T. Beck, Brown, Steer, Dahlsgaard, & Grisham, 1999）。

在与患者的工作中，我还注意到，自杀愿望不是单一维度的。自杀患者常常对生与死的理由感到冲突，这种冲突表现为求生与求死愿望之间的内部斗争。我推断，那些对死亡的渴望超过了生存意愿的患者最终自杀的风险很高。科瓦奇和贝克（Kovacs & Beck, 1977）在一项针对近期自杀未遂的住院患者样本的研究中支持了这个推断。随后，在 CCT 的门诊样本中进行的重复研究（G. K. Brown, Steer, Henriques, & Beck, 2005）表明，那些声称更希望死亡而不是生存的患者，自杀的可能性大约是其他患者的 6 倍。

一个重要的临床问题是，这些心理变量（尤其是绝望感）与自杀之间的相关是否对治疗具有重要意义。鲁什等（Rush, Beck, Kovacs, Weissenburger, & Hollon, 1982）尝试将认知模型应用于自杀的治疗。我们发现，认知治疗对减少绝望感有显著影响。因此我推测，对认知治疗反应不良可能可以预测最终自杀。在回顾性分析中，我们发现，那些最终自杀的患者表现出的改善微乎其微——他们在 BHS 上有稳定的高分，并且违背临床医生的意愿，过早地退出了治疗（Dahlsgaard, Beck, & Brown, 1998）。这一发现表明，绝望感应该是治疗的一个关键靶，应该积极尝试让这个高危人群继续接受治疗。

回顾 35 年来的研究，我相信我们不仅建立了自杀行为分类系统的有效性和实用性，能通过合适的变量（即，意愿和致命性）及各种措施来探究自杀行为的各个方面，还提供了许多用以评估自杀风险的策略。SSI-W 和 BHS 对识别高自杀风险的个体特别有价值。此外，询问有自杀意念的个体对生存和死亡的愿望,以及自杀未遂的个体对未遂的反应,这些是所有专业人士都可以使用的有效方法。我们还发现,对于在治疗过程中绝望感没有得到改善的患者,需要给予特别关注和长期监测。

对于有自杀倾向的患者,治疗性干预的应用也很有前景。现在已经确定,认知治疗可以和药物治疗一样减少抑郁和自杀意念,并且可以更好地降低复发的可能性。不过,认知治疗对自杀率的影响还有待观察。我们针对最近自杀未遂的患者设计了一个持续十次会谈的门诊干预,包括两个目的:(1)关注自杀意念,并为患者提供应对自杀危机的策略;(2)精心设计治疗结构,使其可以在相对较短的疗程中进行,与精神卫生中心常规的治疗持续时间相匹配。我们发现,与接受常规护理的患者相比,认知治疗组重新尝试率降低了近50%(G. K. Brown, Tenhave, et al., 2005)。本书的第二部分将详细描述这种干预。

关于本书

这本书浓缩了我们过去几十年对自杀行为的基础、临床和治疗研究成果。我们将自己的研究纳入了与自杀行为的分类、评估、预测和治疗相关的全面的文献综述中。我们首次展示了我们针对自杀行为的认知模型,该模型可作为治疗和研究的蓝图。由于自杀未遂患者最终自杀的风险最高,因此我们在介绍治疗计划和策略时特别关注这一群体。不过,相同的程序可以调整用于所有存在自杀意念的患者的治疗。

本书分为三个部分。在第一部分中,我们综述并整合了为我们治疗的重点领域提供基本原理的科学文献。第一章描述了我之前讨论过的分类系统和相应的用以评估分类系统中重要概念的目录;第二章概述了自杀行为的相关因素和风险因素的大量文献,聚焦于人口统计学变量、诊断变量、精神病史变量和心理变量;在第三章中,我们将有关自杀行为的风险因素的文献,特别是那些本质上是心理因素(如,绝望感)的文献应用于发展自杀行为的认知模型；第四章描述了减少自杀行为的干预措施，这些措施已经经过了评估，并展示了认知疗法中干预措施的各个方面。阅读完这部分后，读者应该能对当代关于自杀行为的实证文献有深刻的理解，并对需要进一步研究的自杀行为的各个方面有了掌握。

本书的第二部分为将干预措施应用于成年自杀患者的临床医生提供了大量的指导。第五章提供了认知治疗一般原则的基本概述，包括会谈结构的组织以及常用的认知和行为策略；第六至第九章描述了干预的四个阶段，从治疗早期到认知个案概念化，再到治疗的中期和后期。在这些章节中，我们介绍了"贾尼丝（Janice）"的案例，她是我们临床试验中的许多自杀患者的复合体；第十章是这部分的最后一章，介绍了认知治疗师在治疗自杀患者时遇到的常见挑战，以及怎样用认知治疗策略应对这些挑战。

本书的最后一部分描述了如何将第二部分提出的方案应用于特殊人群，包括青少年（第十一章）、老年人（第十二章）和物质依赖障碍患者（第十三章）。目前，我们正在自己的和美国其他地方的临床试验中对这些章节描述的调整进行评估。这些章节中的案例是接受干预的患者的复合体，用来说明认知治疗策略的应用。在本书的最后，我们将我们的研究置于更宏观的国家自杀预防议程中，并确定该领域未来的发展方向。

本书由我的两位合作者埃米·温泽尔和格雷戈里·K.布朗（Gregory K. Brown）编写。我们一起进行了许多研究，也很高兴能够与专业群体分享我们的劳动成果。我对每一章都贡献了自己的想法，并对整体结果感到满意。我们希望临床医生能够利用我们的研究和经验来预防自杀，也鼓励研究人员建立科学基础并将工作拓展到新的领域。最后，我想对包括温泽尔博士和布朗博士在内的一大批杰出的专业人士表示感谢，感谢他们多年来一直与我合作研究和治疗自杀行为。

阿伦·T. 贝克（Aaron T. Beck）

目　录

第一部分　认知理论和实证研究

第二部分　临床应用

第三部分 特定人群中的应用

第一部分

认知理论和实证研究

第一章
自杀意念和自杀行为的分类与评估

贾尼丝是一名 35 岁的女性，患有复发性抑郁症，在与继父发生轻微冲突后，她服用了大约 20 粒安眠药。当她吞下药丸时，她的母亲和继父都在家。在病情稳定的几天后，贾尼丝说，她对自己的生活环境感到非常泄气，所以认为自杀是唯一的出路。她表达了对自杀未遂的矛盾心理：尽管对自己活了下来表示有些欣慰，但她依然对自己在生活中做出积极改变的能力感到绝望。这是贾尼丝第一次因自杀未遂而住院，尽管她说她之前曾进行过三次不需要医学看护的自杀尝试。

尼克（Nick），一名 25 岁的男性，多种药物依赖，从 15 岁起多次自杀未遂。最近一次，他在吸食冰毒后从桥上跳了下来。尼克经常表示他希望在 30 岁之前死去，而且他不害怕死亡。虽然他否认想自杀的感觉，但他会参与危险行为，例如过量吸毒、在高速公路上超速驾驶摩托车以及在酒吧打架。尼克很难记住他在事件发生时的想法，无法否认他曾尝试自杀。医务人员因他最近的自杀未遂提供治疗，但他并不合作。他拒绝回答许多问题，并问道："我现在可以离开这里吗？"

查德（Chad），13 岁，他的母亲看到他的左手腕上有轻微划痕，于是把他送到了急诊室。他的伤口很浅，所以不久就被允许离开了医院，并被转介给门诊心理健康专业人员。尽管他的尝试没有造成身体伤害，但查德清楚地表示，他试图自杀是因为厌倦了在学校被欺负。他是他们班里最小的男孩，几年来，他放学回家时一直受到附近其他男孩的嘲笑和殴打。查德报告说，如果继续受到霸凌，他将再次尝试自杀。

这些只是将人们带到急诊室的自伤行为的几个例子。鉴于本书是关于自杀患者的认知治疗，读者可能会将这些案例视为对三种不同类型的自杀未遂的描述。然而，正如本章将会提到的，临床医生确定自伤事件是否真的构成自杀未遂的方式存在很大差异。例如，贾尼丝服用这些药片时知道她的母亲和继父在家，这是否表明她希望他们能在为时已晚前发现她（的行为）？尼克有自杀未遂、药物滥用和其他危险行为的既往史，但他声称不记得是什么促使他跳下桥的，他是真的希望在这次尝试中死去，还是这只是一种由意识状态改变引发的危险行为？另一方面，查德是三个案例中最明确表现出自杀意愿的，但他的伤口只是皮肤表面的划痕。如果没有造成任何身体伤害，这种情况可以称为自杀未遂吗？研究人员发现，即使是那些专门与自杀患者工作的临床医生，在判断患者是否尝试自杀时也很难达成一致（Wagner, Wong, & Jobes, 2002）。

在本章中，我们对各种表现形式的自杀意念和自杀行为提出了公认的定义。当然，标准命名法对于读者理解本书其余章节中使用的术语是必不可少的。但从更宏观的角度来说，自杀学专家呼吁制定标准命名法，是为了促进：(1)精确和系统的风险评估；(2)临床医生之间以及医生与患者之间的准确沟通；(3)类似现象的研究结果之间的比较（O'Carroll, Berman, Maris, Mościcki, Tanney, & Silverman, 1996; Rudd, 2000; Silverman, 2006）。此外，我们还讨论了一个可用于自杀相关行为分类的系统（见 A. T. Beck, Resnik, & Lettieri, 1974）。最后，我们描述了符合当下心理测量标准的评估工具，可以在分类系统的几个维度上对患者进行量化评估。

自杀学的标准命名法

根据奥卡罗尔等（O'Carroll et al., 1996）的说法，**命名法**（nomenclature）是"一套大多数人理解的、合乎逻辑定义的术语。任何命名法的术语都可以被视为一种简略表达，可以促进关于更精确现象的类别交流"（p.240）。换句话说，命名法使用临床医生、研究人员、卫生保健管理人员、有自杀行为的个体的家庭成员以及患者自己都认可的语言，促进这些人员之间的交流。相比之下，**分类**（classification）方案通常涉及更多内容，包括：

> 全面性；将条目系统分组或分类，设置有序、嵌套的子类别；科学（如，生物学或病因学）有效性；穷尽性；足以进行研究或临床实践的准确性；具有一组明确的规则，用于将条目分配到分类方案中的单一位置。（O'Carroll et al., 1996, p.240）

在本节中，我们聚焦最近在该领域尝试的一种标准命名法，下一节将考虑一种分类的方法。

列表 1.1 总结了描述自杀相关行为的术语和定义。我们将**自杀**（suicide）定义为由自我伤害行为导致的死亡，并且个体存在因该行为而死亡的意愿（Crosby, 2007）。这个定义说明了三个关键因素：（1）个体死亡；（2）个体的行为造成了自己的死亡；（3）个体有**意愿**（intended）造成自己的死亡。第三个标准，即自杀意愿，在该领域中存在相当大的争议，但这可能是区分自杀死亡者和其他原因死亡者的最精确的变量（Andriessen, 2006）。文献中对自杀的定义也有类似描述（Silverman, Berman, Sanddal, O'Carroll, & Joiner, 2007；全面综述见 Silverman, 2006）。

列表 1.1　术语的定义

术语	定义
自杀	由自我伤害行为导致的死亡，并且存在因该行为而死亡的意愿。[1]
自杀未遂	一种非致命的、自我实施的、潜在的伤害行为，并且存在因该行为而死亡的意愿。自杀未遂可能会导致伤害，也可能不会。[1]
自杀行为	自我实施的、潜在的伤害行为，并且存在因该行为而死亡的意愿。自杀行为可能会、也可能不会导致死亡（自杀）。
自杀意念	个体报告的关于有意结束自己生命的任何想法、图像、信念、声音或其他认知。

注：术语"自杀"可以与术语"完成自杀"或"死于自杀"互换使用。[1]来自克罗斯比（Crosby，2007）。

　　自杀意愿的概念也是我们对**自杀未遂**（suicide attempt）的定义的核心，这是一种非致命的、自我实施的、潜在的伤害行为，并且存在因该行为而死亡的意愿（Crosby, 2007）。自杀未遂可能会导致伤害，也可能不会。此外，死亡意愿的证据可以是外显的或内隐的。外显意愿是个体直接表明结束生命的意愿。内隐意愿可以从行为的情况或个体认为该行为可能导致死亡的信念中推断出来（Crosby, 2007）。与自杀未遂的其他定义（如 O'Carroll et al, 1996; Silverman et al., 2007）一样，该定义表明，在确定自杀未遂时需要考虑两个独立的方面：（1）造成实际伤害的可能性；（2）行为发生时自杀意愿的程度。鉴于自杀意愿和医学致命性的评估非常困难，这两个方面都需要进一步讨论。

　　自杀意愿的评估可以简单地通过要求人们回忆他们在行为发生时是否意图自杀来完成。然而，有时确定是否存在自杀意愿很困难，因为人们可能会在尝试自杀时对自己希望生存还是死亡感到矛盾，或者他们对自己意愿的回忆不准确或不可靠。评估意愿的一种方法是从实施自杀行为的情况中推断，例如以更不可能获救或被发现的方式尝试自杀、为预期的死亡做最后准备（如，完成心愿或购买枪支）、留下遗书（A. T.

Beck, Resnik, et al., 1974）。然而，从客观情况推断意愿也受到评估偏差的影响。例如，一些人可能故意为自杀做准备或实施自伤行为，使自己看起来像在尝试自杀，但实际上并没有真正的自杀意愿（Freedenthal, 2007）。从行为的医学致命性推断意愿也是有问题的。正如本书前言中提到的，我们的研究小组发现，对于自杀未遂的患者，自杀意愿与医学致命性之间的相关最低（A. T. Beck, Beck, & Kovacs, 1975; G. K. Brown, Henriques, Sosdjan, & Beck, 2004）。只有那些对自己的尝试导致死亡的可能性有准确预期的患者，才呈现出预期的结果：对生命造成的危险与自杀意愿成正比。

我们对自杀未遂的定义的一个重要方面是存在自杀意愿。即使只有轻微的愿望，患者也会被视为自杀未遂。换句话说，专业人士会根据患者是否存在死亡意愿来对自伤行为分类。自杀未遂与**非自杀性故意自伤行为**（nonsuicidal intentional self-injury behavior）不同，后者是一种自我实施的潜在伤害行为，但个体不存在因该行为而死亡的意愿。当个体怀着死亡的意愿尝试自杀或实施自杀时，我们称该人有**自杀行为**（suicidal act）。

对于自杀未遂的定义，另一个值得进一步讨论的方面是行为在多大程度上导致了身体伤害。具体而言，该定义表明，将行为归类为自杀未遂并不一定需要发生实际的身体伤害。相反，需要考虑的是潜在的自我伤害。可以想象以下情况：一个人将一把上膛的枪放在嘴里并扣动扳机，但枪卡住了而无法发射。根据这个定义，虽然没有发生实际的自伤，但这种行为也会被归类为自杀未遂。

这些定义可用于理解本章开头介绍的案例。在接受临床医生的评估时，贾尼丝表示她吞下这些药丸有很多动机，包括想逃避、想惩罚她的母亲和继父以及因为看不到问题的解决方案而想死。虽然逃避的动机可能是这些原因中最突出的，但她的自伤行为被归类为自杀未遂，因为她有一定程度的死亡意愿。相反，尼克不记得他从桥上跳下来时的意愿，因为他的意识状态发生了变化。但是，有间接证据可以推断他在跳桥时存在某种死亡意愿，例如他多次自杀未遂的既往史、他预测自己会在30岁之前死亡，以及没有他人在场因此不太可能有救援的事实。而且，在心理评估中，尼克也无法否认他的行为是自杀未遂。因此，尼克的行为也被视为自杀未遂，但是比贾尼丝的确定性低。查德在手臂上划出浅浅的伤口时，明确表示自己想死。虽然没有造成医学上的严重伤害，但临床医生认为他的行为属于自杀未遂，因为：（1）切割皮肤有造成伤害的可能；（2）他在行动的时候有自杀的意愿。

如列表 1.1 中所述，我们将**自杀意念**（suicide ideation）定义为个体报告的关于有意结束自己生命（即，实施自杀）的任何想法、图像、信念、声音或其他认知。然而，我们提醒读者不要只因为一个人有明显的自杀想法就断定他 / 她有自杀意念，因为在某些情况下，个体存在侵入性的自杀想法（如，强迫症患者），但没有任何实施自杀的愿望或意愿。因此，当伴随着结束生命的愿望时，自杀意念与自杀行为的相关更密切。此外，正如前面提到的，**自杀意愿**（suicidal intent）是指有自杀的愿望，**并且**有意愿根据这种自杀的愿望采取行动。

最近，还有其他几种自杀行为被用于临床试验中的数据分析（Posner, Oquendo, Stanley, Davies, & Gould, 2007），但这些分析本质上是探索性的，还需要进一步研究。这些行为涉及所有意图杀死自己但未被归类为自杀未遂或自杀的行为。当个体以结束生命为意图开始实施潜在的自伤行为但被他人或外部环境打断时，这种行为被称为**中断的尝试**（interrupted attempt）。在这种情况下，如果潜在的自伤行为没有被打断或阻止，就可能发生自杀未遂。一个例子是，个体用枪指着自己并打算扣动扳机自杀，但枪被其他人拿走了。当个体打算杀死自己并开始采取行动，但在未造成自伤之前停止了，这被称为**放弃了的尝试**（aborted attempt）。例如，一个人意图自杀并准备从桥上跳下时，转身自行离开了。**准备行为**（preparatory behavior）指个体意图为自杀做准备时实施的行为，例如收集特定的自杀方法（如，囤积药丸、购买枪支）或其他结束生命的准备（如，赠送重要物品、写遗书）。我们认为计划尝试自杀的心理活动与自杀愿望和意愿有关。

一个不属于标准命名法但我们在整本书中使用的术语是**自杀危机**（suicidal crisis）。我们将自杀危机定义为一种间断的、强烈的自杀意念发作，伴有自杀愿望、自杀未遂或其他与自杀相关的行为。我们的认知治疗方案旨在防止有任何类型自杀危机的患者在未来实施自杀行为。

自杀意念和自杀行为的分类

分类以既定的命名法为前提，就像效度以信度为前提一样。由于自杀学家不断修订自杀意念和自杀行为的命名法，因此目前还没有一个分类方案被临床医生广泛采用和实施于自杀患者的工作。尽管如此，有一种 30 多年前设计的分类方案对自杀学领域产生了巨大影响（A. T. Beck et al., 1972）。目前，这一方案得到了最多的实证研究支持，证明了它在理解和定义自杀行为参数方面的重要性。根据这个方案，自杀现象被描述为**完成自杀**（completed suicides）、**自杀未遂**或**自杀意念**。大多数当代自杀学家现在也将完成自杀称为**自杀**或**死于自杀**（death by suicide）（见 Silverman et al., 2007）。每个概念都由特定维度限定，包括评估者的确定性、尝试的致命性、死亡意愿、减轻情节和方法。

贝克等（A. T. Beck et al., 1972）认为**确定性**（certainty）主要用于研究，以建立评分者信度。在这个方案中，确定性评分在 1% ～ 100% 的连续范围内。**致命性**（lethality）被定义为"医学、生物学意义上的生命危险"，指的是"自杀行为或预期行为的致死性"（A. T. Beck et al., 1972, p.9）。评分基于该行为客观的医学危险性，而不是个体预期该行为的伤害性。它与过去的自杀未遂有关，而不是未来自杀行为的风险，在一个 4 点量表（零、低、中和高）上评分。在下面的部分，我们将描述一种量化自杀未遂的致命程度的方法。

如前所述，**意愿**是区分自杀行为和非自杀行为的一个关键特征。与致命性一样，意愿在一个 4 点量表（零、低、中和高）上评分。如果想确定某个自杀未遂者对死亡的意愿，虽然最直接的方式可能是让他口头报告，但由于报告偏差，准确性可能存在问题。因此，还应在其他的特征背景下考虑意愿，例如与自杀行为相关的行为（如，是否采取预防措施以免被他人发现）、个体实施自杀行为前的情绪状态（如，抑郁、绝望）以及为自杀行为提供背景的个人史（如，回避型的问题解决风格、既往未遂史）。在下面的部分，我们将描述一种量化意愿的这些方面的测量方法。

贝克等（A. T. Beck et al., 1972）提出的分类的最后两个维度是**减轻情节**（mitigating circumstances）和**尝试的方法**（method of attempt）。根据贝克等（A. T. Beck et al., 1972）的说法，减轻情节包括"年龄、智力、毒性（toxicity）和器质性或功能性疾病的一些方面，可能改变患者对其行为后果的认识或暂时加剧其故意实施自我毁灭行为的倾向"（p.10）。减轻情节的存在意味着自杀行为可能不会发生。与致命性和意愿一样，减轻情节通过 4 点量表（零、低、中和高）评分。最后，贝克等（A. T. Beck et al., 1972）指出，应该对尝试自杀的方法进行记录，因为不同的方法与不同程度的致命性、意愿或减轻情节有关。例如，众所周知，使用枪支的人比服用过量药物的人更有可能死于自杀（Shenassa, Catlin, & Buka, 2003）。尝试自杀的方法是一种描述性指标（如，"枪支"），而不是在连续或顺序量表上进行的评分。

表 1.1 总结了如何根据该方案对本章开头介绍的三个案例中的自杀行为分类。贾尼丝承认她自杀未遂，意图通过过量服用安眠药而死。因此，我们 100% 确定她的行为定为自杀未遂。她是一名智力中等的中年妇女，没有受酒精或药物的影响，应该了解自己的行为后果，所以不存在减轻情节。她的意愿被评为中等。一方面，她的尝试是认真的，在尝

试自杀之前，她的绝望感加剧。她认为自杀是解决问题的唯一途径。另一方面，在病情稳定后，她承认她不认为自己服用的药物剂量会致命。而且，她清楚地知道她的母亲和继父在家里，这意味着她可能抱有获救的希望。

表 1.1 分类方案：应用

维度	分类
贾尼丝	
主类	自杀未遂
致命性	高
意愿	中
减轻情节	零
方法	过量服药
确定性	100%
尼克	
主类	自杀未遂
致命性	中
意愿	高
减轻情节	高
方法	跳桥
确定性	50%
查德	
主类	自杀未遂
致命性	零
意愿	高
减轻情节	中
方法	切割
确定性	100%

注：来自贝克等（1972）。

虽然从桥上跳下的致命性可能很高，但尼克受的伤只是腿部轻微骨折，所以被评定为中等致命性。他的意愿被评为高度，因为：（1）他有多次未遂既往史；（2）他预计自己会在年轻的时候死去，并且不害怕死亡；（3）他有许多符合自杀愿望的危险行为。然而，这次未遂中也有减轻严重性的情节，因为尼克受到药物的影响，实际上并不记得导致未遂的事件。因此，减轻情节被评为高。同时，临床医生的确定性被评为50%。虽然尼克经历的许多方面都表明他自杀未遂，但他的行为显然很可能受到药物中毒的影响。

最后，专门从事儿童和青少年工作的临床工作者可能经常看到查德这样的个案。虽然查德明确表示打算失血而死，但由于他只造成了很浅的划痕，没有流血，伤口几乎不需要护理，因此致命性水平被评定为零。但正如第十一章将用更大篇幅讨论的，应密切监测那些致命性为零或较低的自杀未遂儿童和青少年未来的自杀行为，因为儿童往往会低估自杀行为的致命性（H. E. Harris & Myers, 1997）。因此，查德的临床医生100%确定查德的行为是自杀未遂，因为他清楚地表达了意愿。但她提出，年龄是一个减轻情节，因为查德的认知发展阶段可能不能让他充分了解自己的行为后果。他的减轻情节被评为中等，因为他的未遂显然与减轻情节有关，尽管他声称做出了有意识的、合理的决定。

自杀维度的评估

贝克和同事设计了几种与分类维度相对应的标准化测量工具，包括未遂相关的意愿程度、未遂的致命性以及自杀意念的严重性。尽管这些量表主要用于研究，但我们也鼓励临床医生用它们对高危患者进行标准评估，因为它们提供了一种确定自杀意念和自杀行为特征的系统方法。

自杀意愿

自 杀 意 愿 量 表（Suicide Intent Scale, SIS; A. T. Beck, Schuyler, & Herman, 1974）是对自杀未遂患者自杀意愿严重程度的一种临床测量工具。SIS 包括 20 个条目，量化评估了个体最近一次自杀未遂前和当时的言语及非言语行为。每个条目 0—2 评分，前 15 个条目得分相加得到 0—30 的总分。SIS 的第一部分（条目 1—8）涵盖自杀未遂的客观情况，包括尝试前的准备和执行方式、场景、患者提供的可能有助于或阻碍自己被发现的线索。第二部分（条目 9—15）涉及患者对该方法致命性的主观认识、对可能的救援和干涉的预期、预先策划的程度以及自述的自杀目的。访谈大约需要 10 分钟。该量表还有自我报告版本，即**自杀意愿问卷**（Suicide Intent Questionnaire），并且与访谈者施测版本高度相关（$r = 0.87$; Strosahl, Chiles, & Linehan, 1992）。

SIS 具有良好的心理测量特性，包括高的内部一致性（$\alpha = 0.95$; A. T. Beck, Schuyler, et al., 1974）和评分者信度，范围从 0.81（Mieczkowski et al., 1993）到 0.95（A. T. Beck, Schuyler, et al., 1974）。有几项研究发现，SIS 的客观情况部分能够区分致命和非致命的自杀未遂（A. T. Beck, Schuyler, et al., 1974; R. W. Beck, Morris, & Beck, 1974）。进一步的效度研究发现该量表与抑郁（rs = 0.17~0.62; Minkoff, Bergman, Beck, & Beck, 1973; Silver, Bohnert, Beck, & Marcus, 1971）和绝望感（rs = 0.31~0.41; Kovacs, Beck, & Weissman, 1975; Weissman, Beck, & Kovacs, 1979）有中等程度的相关。

许多研究人员对 SIS 进行了因素分析，以确定有意义的分量表。例如，贝克等（A. T. Beck, Weissman, Lester, & Trexler, 1976）确定了四个因素：期望和态度；预先策划；对干涉的防范；口头表达。尽管这种因素结构后来得到了重复（Wetzel, 1977），但米茨科夫斯基等（Mieczkowski et al., 1993）的分析表明 SIS 包含两个维度——一个致命意愿因素和一个计划因素。贝克和斯蒂尔（A. T. Beck & Steer, 1989）为贝克等（A. T. Beck, Weissman, Lester, et al., 1976）确定的四个因素中的三个创建了子量表：严重性、防范、计划。严重性分量表的得分由患者自述的目的、对死亡的预期、尝试的严重性、对死亡的态度和对获救的感知等条目的评分相加得到；防范子量表包括隔离、时机和预防被发现的措施等条目；计划子量表由最终行为、积极准备、写遗书、公开表达意愿和预先策划程度等条目构成。严重性、防范和计划子量表的内部一致性系数分别为 0.86、0.73 和 0.61。

SIS 对自杀的预测效度已经在许多研究中得到了验证，包括流行病学社区的样本（De Leo et al., 2002; Hjelmeland et at, 1998）和住院患者样本（A. T. Beck & Steer, 1989; Harriss, Hawton, & Zahl, 2005; Hawton & Harriss, 2006; Holmstrand, Niméus, & Träskman-Bendz, 2006; Lindqvist, Niméus, & Träskman-Bendz, 2007; Niméus, Alsen, & Träskman-Bendz, 2002; Pierce, 1987; Samuelsson, Jokinen, Nordström, & Nordström, 2006; Skogman, Alsen, & Ojehagen, 2004; Tejedor, Diaz, Castillon, & Pericay, 1999）。其中一些研究发现，SIS 的分数可以预测自杀死亡（Harriss et al, 2005; Hawton & Harriss, 2006; Niméus et al., 2002; Pierce, 1987）。尽管贝克和斯蒂尔（A. T. Beck & Steer, 1989）发现 SIS 总分不能预测最终的自杀，但他们确定 SIS 的防范分量表与最终自杀风险的增加有关。此外，有证据表明，相比于主观看法部分，SIS 客观情况部分的分数与自杀有更高的相关（如 Harriss et al., 2005）。

SIS 可以在确定本章开头描述的自杀未遂的意愿水平时作为指南。虽然 SIS 没有确定意愿水平分为零、低、中和高的划界分，但量表的客观得分有助于合理的临床判断。例如，贾尼丝对 SIS 的回应表明她的自杀意愿是中等水平。虽然她在尝试时把自己单独关在房间里，但她的家人就在附近，因此干涉是可能的。因为没有提前计划，所以她没有为死亡做最后的准备，也没有写遗书。然而，她知道自己是可能死亡的，她想通过死亡来逃避问题。在进行 SIS 评分时，尼克的回应表明他的意愿等级是高度。当他从桥上跳下来时，没有人跟他有联系，因此他不太可能被干涉。虽然因为在尝试时受到药物的影响，他的观点的确定性值得怀疑，但他无法否认他的自杀意图（在后来的访谈中他承认这是可能的），并且他预期，就算获救，自己最终也会死亡。查德在接受 SIS 测试时的回应也表明他有高度的自杀意愿。他为尝试做好了准备：他从厨房偷了把刀，存放在地下室的浴室中，这很难被干涉。他计划了几天，并写了一份简短的遗书。而且，他一再表示自己想死，因为无法忍受被霸凌。

SIS 被广泛用于测量自杀未遂期间的意愿程度，帮助临床医生确定患者是否实施了符合本章所述的命名法的自杀未遂。本节中描述的研究支持将 SIS 作为自杀风险评估的一部分。事实上，我们将自杀意愿视为确定患者自杀风险最重要的变量之一。

致命性

致命性量表（Lethality Scales, LS; A. T. Beck, Beck, et al., 1975）被开发用于测量伤害的医学致命性。该量表包括八个分量表，由临床医生根据尝试的方法（如，枪击、跳桥、过量服药）进行评分。每个量表评分范围为 0（如，完全清醒和警觉）—10（如，死亡）。评分依据是入院时内科、外科或精神科时对患者身体状况的检查，并需要查看病历和咨询主管医生来确定。莱斯特和贝克（Lester & Beck, 1975）报告说 LS 具有很高的评分者间一致性（$r = 0.80$）。虽然使用 LS 的研究少于本章中描述的其他测量方法，但如果有可用的医疗记录，我们提倡在临床环境中使用这个工具，因为它提供了一种客观和系统的方法来量化致命性的维度。

LS 可以用来确定贾尼丝、尼克和查德自杀未遂的致命性。贾尼丝接受了 LS– 昏迷药物的评估。她的母亲在她尝试自杀后几小时发现了她，当时她昏迷不醒、反应迟钝，但呼吸正常。临床医生根据这些情况将致命性评定为 8，这意味着高度致命性。对于那些只是昏睡或虽然迟钝但没有丧失意识或睡着了但很容易被唤醒的未遂者，该量表的评分会较低。如前所述，尼克的尝试导致轻微骨折，需要打石膏，但没有重大的肌腱损伤，并且预计能完全康复。这些伤害的致命性的 LS- 跳跃评分为 4。如果尼克遭受了肌腱损伤、内出血或重要部位的严重损伤，或者无法完全康复，则会得到更高的评分。相比之下，查德在 LS- 切割上的评分为 0，因为他只制造了浅浅的划痕。如果损伤了主要血管或大量失血，则会被评为高致命性。

自杀意念

自杀意念量表（Scale for Suicide Ideation, SSI; A. T. Beck, Kovacs, & Weissman, 1979）是一个由临床医生施测的 21 条目评分量表，用来测量患者在访谈当天关于自杀的特定态度、行为和计划。每个条目在 3 点量表上根据自杀意念的强度 0—2 评分。前 19 个条目的评分相加得到 0—38 的总分。

SSI 的前 5 个条目被看作筛查条目。其中 3 个条目评估生存的愿望和死亡的愿望，另外 2 个评估通过主动或被动方法（如，过量服药与停止服用维持生命所需的药物）尝试自杀的愿望。这些条目都与列表 1.1 中自杀意念的定义一致。如果患者报告了任何主动或被动的自杀愿望，则继续另外 14 个条目的测量。这些条目评估了自杀想法和准备行为的特征，例如意念的持续时间和频率、对尝试的控制感、阻碍因素（deterrents）的数量以及为预期的尝试做的实际准备的数量。未包括在总分中的另外 2 个条目是既往自杀未遂的发生率和频率。实施 SSI 大约需要 10 分钟。该量表的自我报告版本，**贝克自杀意念量表**（Beck Scale for Suicide Ideation; A. T. Beck & Steer, 1991），与临床医生施测版本相关（$rs = 0.90 \sim 0.94$），并且相关结构的测量具有良好的内部一致性和同时效度（A. T. Beck, Steer, & Ranieri, 1998; Steer, Rissmiller, Ranieri, & Beck, 1993）。

SSI 是一种非常通用的工具，已经在许多场景中得到了检验。具体而言，研究者已经针对住院（A. T. Beck, Steer, Kovacs, & Garrison, 1985）和门诊（A. T. Beck, Brown, & Steer, 1997）的成年精神病患者，对 SSI 进行了标准化。它也已应用于初级保健实践、急诊科、康复项目和私人执业实践（如 Bruce et al., 2004）。此外，SSI 已经在多个年龄范围的个体中实施，如在校大学生（如 Clum & Curtin, 1993）、青少年（如 de Man & Leduc, 1994）和老年人（如 Bruce et al., 2004; Szanto et al, 1996）。

SSI 具有出色的心理测量特性。例如，它具有良好的内部一致性，α 的范围从 0.84（A. T. Beck et al., 1997）到 0.89（A. T. Beck, Kovacs, et al., 1979）。SSI 还具有很高的评分者间一致性，相关范围从 0.83（A. T. Beck, Kovacs, et al., 1979）到 0.98（Bruce et al, 2004）。SSI 与贝克抑郁量表和汉密尔顿抑郁量表（Hamilton Rating Scale for Depression）中的自杀条目（如 A. T. Beck, Kovacs, et al., 1979; Hawton, 1987）、自杀未遂既往史、抑郁症的严重程度（如 A. T. Beck et al., 1997）及每日监测自杀意念（Clum & Curtin, 1993）呈正相关。SSI 能够区分自杀住院患者与抑郁门诊患者（A. T. Beck, Kovacs, et al., 1979）、自杀未遂者与非未遂者（Mann, Waternaux, Haas, & Malone, 1999）。此外，从治疗前到治疗后，SSI 评分的变化与抑郁（$r = 0.65$）和绝望感（$r = 0.57$）的变化呈中等程度的相关（A. T. Beck, Kovacs, et al., 1979）。

SSI 是为数不多的对完成自杀具有预测效度的自杀意念量表之一。在一项前瞻性研究中，我们发现该问卷得分大于 2 的患者自杀的可能性是得分为 2 或以下的患者的大约 7 倍（G. K. Brown, Beck, Steer, & Grisham, 2000）。虽然自杀意念是重度抑郁发作的诊断标准之一，但布朗等人（G. K. Brown et al., 2000）的研究表明，自杀意念的存在是对自杀风险的独立估计，高于与抑郁症相关的风险。

SSI 可以用来评估本章开头介绍的三个案例中的自杀意念。虽然这个测量是在他们自杀未遂后进行的，但三个人的得分都表明他们存在持续的自杀意念，需要仔细监测（即，贾尼丝的 SIS 得分 = 19；尼克的 SIS 得分 = 26；查德的 SIS 得分 = 28）。这三个人都同意自己有强烈的求死愿望，并且他们死去的愿望大于生存的愿望。贾尼丝和尼克报告说，他们有再次尝试自杀的愿望很微弱，而查德则表示，如果他继续受到霸凌，他再次自杀的愿望会很强烈。贾尼丝表示自己只经历过短暂的、转瞬即逝的自杀意念；查德经历了更长时间的自杀意念；而尼克几乎持续经历着自杀意念。贾尼丝和尼克都相信没有什么能阻止他们再次尝试，而查德则表示担心会因为尝试自杀而伤害他的母亲。贾尼丝和尼克对将来如何尝试自杀有想法，但没有计划好细节。相比之下，查德有一个精心制定的计划（即，割腕）。贾尼丝不确定她是否有勇气再次尝试，而尼克和查德相信他们能够再次尝试。

正如前言中所述，SSI 已被改编用于测量个体自杀倾向最强的时期内对自杀的特定态度、行为和自杀计划的强度 [**自杀意念量表 – 最糟糕的点**（SSI-W; A. T. Beck, Brown, Steer, Dahlsgaard, & Grisham, 1999）]。患者被指导回忆他们经历最强烈的自杀欲望时的大概日期和情况。要求他们记住这段经历，然后临床医生根据他们对 19 个 SSI 条目的反应来评估他们当时的自杀倾向。SSI-W 对自杀的预测效度已经被验证，得分较高的精神病患者（即 SSI-W 总分大于 16）自杀的可能性是得分较低患者的 14 倍（A. T. Beck et al., 1999）。

贝克抑郁量表 – Ⅱ（A. T. Beck, Steer, & Brown, 1996）中"自杀想法和愿望"这一条目可以用来筛查自杀意念。患者在 4 点量表上描述自己的自杀愿望：0 = "我没有任何自杀的想法"，1 = "我有自杀的想法，但不会实施"，2 = "我想自杀"，3 = "只要有机会，我就自杀"。该条目的评分为 2 或以上即符合我们定义的"有自杀愿望的自杀意念"。我们的研究小组发现，在布朗等（G. K. Brown et al., 2000）的研究中，在这一条目上得 2 分及以上的精神科门诊患者比那些低于 2 分的患者自杀死亡的可能性高 6.9 倍。虽然 SSI 和贝克自杀意念量表能更全面地了解患者的自杀意念，但当临床医生无法进行全面的心理评估时，这个条目可能有助于筛查自杀想法和愿望。

总结与整合

本章介绍了将在本书其余部分使用的标准命名法。自杀意念、自杀未遂和自杀是相互排斥的类别，区别在于：（1）个体是否实施自杀行为（即，伤害是否确实发生）；（2）个体是否还活着。相比之下，本章中出现的其他术语本质上都是维度性的，描述了自杀想法或行为的严重程度，例如意愿和医学致命性。所有这些在临床上都是重要的评估变量，因为患者在这些维度上的得分越高，就越可能实施自杀行为。

研究表明，当被要求确定患者是否自杀未遂时，临床医生之间存在很大分歧（Wagner et al, 2002）。经验告诉我们，许多临床医生缺乏这些概念的操作定义来指导临床决策。在识别自杀患者时，临床医生可以采取的一个重要步骤是坚持本章给出的定义。我们还鼓励使用标准化评估来量化个体患者的自杀意念和意愿的程度。除了本章描述的测量外，该领域还有其他许多针对儿童（综述见 Goldston, 2003）、成人和老年人（综述见 G. K. Brown, 2002）的评估工具可以在临床场景中轻松应用。这些工具中评估自杀想法和愿望的条目，涉及一些临床医生可能不会马上想到的方面（如，个体是否会采取预防措施以保证自己活着，如服用医疗疾病的处方药）。虽然使用这些测量需要花费时间，但我们发现它们能提供有价值的信息，这将让临床医生在判断患者将来实施自杀行为的风险以及保证患者安全需要的看护水平时更有信心。

第二章

自杀行为的相关和风险因素

临床医生如何确定谁有试图自杀的风险？50多年来，这个问题一直是自杀文献中的核心问题。正如本章所示，有许多特征可以用来区分实施和不实施自杀行为的人。这些变量中的任何单一变量都不足以引发自杀行为，事实上，正是这些因素的累积和相互作用，增加了个体自杀行为的易感性（Mościcki, 1999）。不幸的是，这些变量的工作知识通常难以应用于所有患者的评估，因为绝大多数具有这些特征的个体不会继续尝试或实施自杀（Murphy, 1984; Paris, 2006）。

尽管如此，合理评估患者在多大程度上具有自杀行为相关变量的特征，可以实现两个重要的临床目标。第一，根据特定患者承认或表现出的变量的数量和严重程度，临床医生可以选择适当的护理水平（如，每周门诊、部分住院计划、住院治疗）。第二，它是临床医生对患者临床表现的认知个案概念化的起点（见第七章），可以据此假设自杀行为的远端背景因素和近端促发因素。反过来，该框架又为后续治疗提供了合乎逻辑的干预点。我们讨论了与成人自杀未遂和死亡相关的变量，分为四个主要类别：人口统计学变量、诊断变量、精神病史变量、心理学变量。

机敏的读者可能注意到，目前为止，我们在本章中避免使用**风险因素**（risk factor）这个术语。根据克雷默等人（Kraemer et al., 1997）的说法，风险因素是"特定**人群**（population）中每个**被试**（subject）的可测量**特征**（characterization），优先于感兴趣的结果，可用于将人群分组（构成整体人群的高风险组和低风险组）"（p.338）。这个定义的本质是特征必须先于结果。相比之下，多数关于自杀患者特有变量的研究使用的是横断面或回顾性设计，因此研究人员比较的是已经和没有尝试或实施自杀的个体，以确定自杀患者的不同之处。这些研究很有价值，提供了自杀行为伴随因素的丰富信息。然而，它们不一定是个体自杀行为的风险因素，因为只有在实证证明其在所观察的事件（即，自杀未遂或死亡）之前就存在时，才能将其标记为风险因素。因此，我们将这些因素视为自杀行为的**相关因素**（correlates），或者是在实证研究中发现的与自杀行为相关的变量。在前瞻性设计中，我们使用**风险因素**的术语，在这些研究中，被试在参加研究时接受评估，并随着时间的推移进行追踪，以确定特定变量对最终实施自杀行为的预测程度（Kraemer et al, 1997）。我们鼓励临床医生在确定个体患者的自杀风险时，给予已确定的风险因素最大的重视。

人口统计学变量

与自杀行为相关的人口统计学变量也许是临床医生最不感兴趣的，因为其中许多因素在治疗中无法改变（如，年龄、性别）。尽管如此，临床医生还是应该注意这些高危人群，以便在确定适合个体患者的监测和照顾水平时考虑到这些因素。例如，研究公认男性比女性更容易死于自杀（如 Oquendo et al., 2001; Suokas, Suominen, Isometsä, Ostamo, & Lönnqvist, 2001），也许是因为男性比女性更可能使用致命手段（Denning, Conwell, King, & Cox, 2000）。虽然许多研究发现女性比男性更多地尝试自杀（如 Roy & Janal, 2006），但有研究表明，相对于女性，男性更多是出于想死而非与他人交流的意愿尝试自杀（Nock & Kessler, 2006）。此外，自杀死亡在老年人（Loebel, 2005）、社会经济地位较低（Beauttais, 2001; Kreitman, Carstairs, & Duffy, 1991）和退伍军人

（Kaplan, Huguet, McFatland, & Newsom, 2007）的群体中更为常见。没有自杀死亡者的性取向的全国统计数据，因为各州的死亡证明上没有标明性取向。然而，实证研究结果表明，在 5 年内至少有一个同性伴侣的男性尝试自杀的可能性，是 5 年内只有异性伴侣的男性的 2.4 倍。相比之下，以过去 5 年内伴侣的性别作为区分，女性尝试自杀的发生率没有差异（Gilman et al., 2001）。

流行病学研究表明，自杀死亡在种族和民族上存在巨大差异。表 2.1 显示了 1999—2003 年期间美国不同性别和种族人群的自杀率。在所有种族和民族群体中，男性的自杀率远远高于女性，且非西班牙裔白人的自杀率最高。然而，一些研究表明，年轻非裔美国男性的自杀率正在急剧上升（综述见 Joe & Kaplan, 2001）。如表 2.1 所示，美洲印第安人和阿拉斯加原住民的自杀率高于其他非高加索种族或民族群体。但是不同部落的自杀率各不相同，有些部落报告了高达每 10 万人中 150 人的自杀率，而其他部落报告的自杀率为零（L. M. Olson & Wahab, 2006）。

表 2.1　美国按性别和种族划分的自杀率：1999—2003 年

种族／民族	性别	
	男性（所有年龄段）	女性（所有年龄段）
非西班牙裔白人	21.1	5.0
非西班牙裔黑人	9.8	1.8
西班牙裔	9.8	1.7
美洲印第安人或阿拉斯加原住民	16.7	3.9
本国的亚洲／太平洋岛民	8.3	3.0

注：数值代表每 10 万人中的自杀人数。

在一些前瞻性研究设计中，年龄、性别、社会经济地位、性取向、种族和民族等变量已被确定为风险因素。虽然它们在横断面或回顾性设计中作为相关因素出现，但通常也被视为自杀行为的风险因素，因为显然在观察到自杀行为之前，这些因素已经就存在了。克雷默等（Kraemer et al., 1997）将这些变量称为固定标记。我们将这些风险因素视为重要的远端背景变量，与那些在尝试自杀之前即刻出现并产生重大影响的因素相对应。

区分自杀和非自杀个体的一些人口统计变量可能在个体的生命过程中发生变化，虽然它们的可变性远远低于比本章后面讨论的心理变量，而这些变量往往是心理治疗的目标。例如，一些前瞻性研究发现，失业对自杀的预测超出了许多其他已确定的风险因素（A. T. Beck & Steer, 1989; G. K. Brown, Beck, Steer, & Grisham, 2000）。一些研究表明，自杀未遂（Mann et al, 1999）和死于自杀的人（Beautrais, 2001）受教育的年限比没有自杀倾向的人低。此外，许多研究表明，接受精神科护理的患者中，自杀患者更有可能是单身（Pokorny, 1983）、离婚（Cantor & Slater, 1995）或丧偶（Stroebe, Stroebe, & Abakoumkin, 2005）的状态。来自全国纵向死亡率研究（一项使用全国成年人样本的大型流行病学研究）的数据表明，离婚或分居的人自杀的可能性是已婚者的 2 倍（Kposowa, 2000）。没有配偶与自杀行为之间的相关可以用更广泛的问题来解释，比如社会孤立（social isolation）。实证研究表明，社会孤立与自杀死亡密切相关（综述见 Trout, 1980）。与本节讨论的许多其他变量不同，社会孤立是一个涉及许多心理因素的问题，可以在心理治疗中解决。正如本书的第二部分，我们的治疗计划的一个主要组成部分就是帮助自杀患者发展社会支持网络，我们预计这将减少他们的社会孤立感。

因此，对与自杀行为相关的人口统计学变量的研究表明，社会经济地位低、单身、离婚或丧偶的老年男性自杀的风险特别高。当然，拥有这些特征的绝大多数人都没有自杀行为，这表明仅由这些因素为依据的自杀行为模型还远未完成。此外，识别与自杀行为相关的人口统计学变量并不能说明这些脆弱个体出现自杀危机的具体机制。因此，必须根据已知的在自杀患者中起作用的心理症状和过程来解释这些人口统计学风险因素。

诊断变量

医学疾病，如艾滋病、癌症、慢性阻塞性肺病、慢性疼痛、终末期肾病和严重的神经系统疾病，与自杀意念、自杀尝试和自杀死亡的风险增加有关（Hughes & Kleespies, 2001; Levenson & Bostwick, 2005）。休斯和克利斯皮斯在对自杀和疾病的综述（Hughes & Kleespies, 2001）中指出，30%~40% 的自杀死亡者患有某种医学疾病。然而，这个比例因年龄而异，即自杀的年轻人患有疾病的比例较低，而老年人较高。虽然疾病本身很少会增加自杀风险，但它往往会通过激发绝望感、认为生活缺乏意义和失去重要的社会角色（Levenson & Bostwick, 2005）以及通过共病精神症状的发作（E. C. Harris & Barraclough, 1994; Suominen, Isometsä, Heila, Lönnqvist, & Henriksson, 2002）来增加自杀的易感性。

存在一种或多种精神失调是解释自杀行为的核心变量，因为 90% 或更多死于自杀的个体至少拥有一种精神障碍诊断（如 Beautrais et al., 1996; Bertolote, Fleischmann, De Leo, & Wasserman, 2003; Suominen et al, 1996）。我们将**精神失调**（psychiatric disturbance）定义为符合一种或多种精神障碍的诊断标准，或者报告或表现出与生活干扰、主观痛苦或与二者均相关的精神症状。精神失调通过对精神障碍的诊断性访谈或者对精神症状的维度进行评分的问卷（如，贝克抑郁量表）来确定。E. C. 哈里斯和巴勒克拉夫对与精神障碍相关的自杀风险进行了最全面的分析（E. C. Harris & Barraclough, 1997），他们收集了 1966—1993 年发表的研究，这些研究对至少有一种精神障碍诊断的患者队列进行了至少 2 年的追踪。他们将每种主要精神疾病观察到的自杀死亡率平均值与预期的自杀死亡率相比较，计算出每种精神障碍的标准化死亡率。

在所有类型的精神失调中，抑郁和自杀行为之间的关系得到了最广泛的研究（Lönnqvist, 2000），这可能是因为抑郁症的诊断标准中有自杀意念和自杀未遂的条目。约 15% 的抑郁症患者报告在生命中的某个阶段曾尝试过自杀（Chen & Dilsaver, 1996）。2%~12% 的抑郁症患者死于自杀（Bostwick & Pankrantz, 2000），而超过 50% 死于自杀的人拥有抑郁症诊断（Bertolote et al., 2003）。哈里斯和巴勒克拉夫在对与各种精神障碍相关的自杀风险的元分析中发现，具有相同人口学特征的情况下，抑郁症个体死于自杀的风险是非抑郁症个体的 20 倍（E. C. Harris & Barraclough, 1997）。

双相情感障碍也与自杀行为密切相关。例如，詹和迪尔塞佛（Chen & Dilsaver, 1996）发现他们的双相患者样本中有 29% 报告过至少 ·次自杀未遂，哈里斯和巴勒克拉夫计算出双相患者的自杀风险比具有相似人口学特征的非双相个体高出大约 15 倍（E. C. Harris & Barraclough, 1997）。霍坦等人的元分析（Hawton, Sutton, Haw, Sinclair, & Harriss, 2005）结果表明，那些因抑郁症入院、以混合情感状态接受治疗或被诊断为快速循环的双相情感障碍患者，出院后最有可能尝试自杀。换句话说，双相情感障碍与自杀行为有关，但似乎双相患者在疾病的抑郁或混合情感阶段发生自杀行为的风险最大（Maser et al, 2002）。相反，一些研究表明，接受锂预防治疗的双相情感障碍患者，自杀率相对较低（Müller-Oerlinghausen, Muser-Causemann, & Volk, 1992）。

除了情绪障碍之外，物质使用障碍经常被认为是使个体面临自杀行为风险的诊断因素。根据英斯基普等人（Inskip, Harris, & Barraclough, 1998）的说法，7%~8% 的酒精依赖患者死于自杀。酒精滥用或依赖的诊断与自杀风险有关，且该群体的自杀风险几乎是具有相似人口学特征的非酒精依赖个体的 6 倍（E. C. Harris & Barraclough, 1997）。一些研究表明，重度饮酒者的自杀风险非常高，而适度饮酒者的自杀风险只有轻微升高（如 Andréasson & Romelsjo, 1988）。哈里斯和巴勒克拉夫（E. C. Harris & Barraclough, 1997）还发现，药物滥用或药物依赖障碍个体的自杀风险是具有相似的人口学特征的非药物依赖个体的 4~20 倍（取决于使用的药物）。在使用多种药物（E. C. Harris & Barraclough, 1997; Vingoe, Welch, Farrell, & Strang, 1999）和共病其他精神障碍（Prigerson, Desai, Lui-Mares, & Rosenheck, 2003）的情况下，自杀风险增加得更多。我们将在第十三章具体讨论物质使用障碍患者的自杀行为。

精神分裂症和精神分裂症谱系障碍也与自杀未遂和自杀死亡的风险升高有关。根据哈里斯和巴勒克拉夫的研究（E. C. Harris & Barraclough, 1997），精神分裂症患者自杀的风险是具有相似人口学特征的非精神分裂症个体的 8.5 倍。多达 40% 的精神病性障碍患者曾在生命中的某个时刻尝试过自杀（Meltzer, 2003），9%~13% 最终死于自杀（如 Caldwell & Gottesman, 1990）。使精神分裂症患者特别容易产生自杀行为的变量包括抑郁（如 Heila et al., 1997; Steblaj, Tavcar, & Dernovsek, 1999）、绝望感（Drake & Cotton, 1986）、阳性症状（如 Fenton, McGlashan, Vistor, & Blyer, 1997）、社会退缩（Steblaj et al, 1999）、缺乏自知力（Steblaj et al., 1999）和急性发作（Mortensen & Juel, 1993）。伤害自己的命令性幻觉也与自伤行为有关（如 Rogers, Watt, Gray, MacCulloch, & Goumay, 2002）。因此，两类精神病患者的自杀行为的风险有可能升高：共病抑郁和阳性症状丰富。

研究还表明，具有某些轴 II 诊断的患者出现自杀行为的风险很高（如 Allebeck & Allgulander, 1990; Mann et al., 1999）。例如，在一项纵向研究中，在 2 年的追踪内，大约 20% 的边缘型人格障碍患者尝试过自杀（Yen et al., 2003）。有此诊断的患者报告说，一生中平均经历过三次自杀未遂（Soloff, Lis, Kelly, Cornelius, & Ulrich, 1994）。此外，表现出反社会异常行为特征的反社会人格障碍个体，实施自杀行为的风险会增加（如 Verona, Patrick, & Joiner, 2001）。可能存在一个共同的变量，例如冲动，可以解释这些障碍的患者自杀未遂和死亡的高发率。

在所有的精神失调中，只有焦虑提高自杀行为风险的证据尚不一致。在他们的元分析中，哈里斯和巴勒克拉夫发现，"焦虑性神经症"患者的自杀风险是一般人群的 6 倍，强迫症和惊恐障碍是 10 倍（E. C. Harris & Barraclough, 1997）。然而，这些结果仅仅是根据每种类型的焦虑症的一二项相关研究的结果计算出的。相比之下，贝克等人（A. T. Beck, Steer, Sanderson, & Skeie, 1991）发现，有证据表明，恐惊障碍只是自杀行为的间接风险因素，因为只在共病情绪障碍或物质使用障碍时，惊恐障碍患者的自杀风险才会增加。

因此，许多类型的精神失调与尝试自杀和自杀有关，包括抑郁症、双相情感障碍、物质依赖障碍、精神病性障碍和一些轴 II 障碍，尤其是 B 类人格障碍。事实上，哈里斯和巴勒克拉夫（E. C. Harris & Barraclough, 1997）得出的结论是"几乎所有的精神障碍都会增加自杀的风险，除了精神发育迟滞，可能还有痴呆症和广场恐怖症"（p.222）。尽管实证研究已经证实了精神障碍诊断与自杀行为之间的密切相关，但精神障碍的存在并不能解释人们为什么会尝试自杀，因为多数精神障碍患者并不会实施自杀行为。在第三章，我们将解释认知扭曲和情绪困扰的累积如何与精神失调相关，并增加与自杀行为相关的认知结构被激活的可能。

精神病史变量

也许最有效的自杀预测指标是自杀未遂既往史（如 Beautrais, 2001; Blumenthal, Bell, Neumann, Schuttler, & Vogel, 1989; Oquendo et al., 2004; Suokas et al, 2001），尤其是在未遂住院后出院的第一年（Nordström, Åsberg, Åberg-Wistedt, & Nordin, 1995）。哈里斯和巴勒克拉夫（E. C. Harris & Barraclough, 1997）估计，有过自杀未遂的人最终死于自杀

的可能性是预期的 38~40 倍。既往的未遂预测了多种情况下的自杀，从住院期间（Krupinski et al., 1998）到出院后（如 Goldstein, Black, Nasrallah, & Winokur, 1991）或终止门诊治疗后（如 G. K. Brown et al., 2000）数年。乔伊纳等人（Joiner, Conwell, et al., 2005）证明，即使在分析中校正了许多其他公认的自杀行为风险因素，未遂既往史仍然与自杀意念显著相关。多次自杀未遂与随后自杀行为的风险增加尤其相关（如 Oquendo et al., 2007）。事实上，卡特等（Carter, Reith, Whyte, & McPherson, 2005）发现，多次自杀未遂者的自杀尝试越来越严重，并且自杀尝试严重性增高与更高的自杀死亡率相关。拉德等人（Rudd, Joiner, & Rajab, 1996）在研究中提出了这样一种可能性，即多次自杀未遂的人面临着特别的自杀风险，因为相比于只尝试过一次和有自杀意念但从未尝试过的患者，他们的特点是有更严重的精神失调。

虽然不构成精神病学诊断，但童年期受虐史与精神失调增加的程度和自杀行为增加的可能性有关。许多研究发现，童年期的身体或性虐待与自杀未遂既往史相关（如 Anderson, Tiro, Price, Bender, & Kaslow, 2002; Glowinski et al, 2001; Joiner et al, 2007; McHolm, MacMillan, & Jamieson, 2003; Roy, 2003a, 2003b）。此外，一些研究表明，与仅尝试过一次自杀的患者相比，曾多次尝试自杀的患者报告了更多的童年期身体和性虐待（J. Brown, Cohen, Johnson, & Smailes, 1999; Talbot, Duberstein, Cox, Denning & Conwell, 2004; Ystgaard, Hestetun, Loeb, & Mehlum, 2004）。在一项使用全国共病调查数据的研究中，乔伊纳等人（Joiner et al., 2007）得出的结论是，与其他形式的虐待（如骚扰和言语虐待）相比，儿童时期的身体和暴力性虐待应该被视为未来自杀未遂的更大风险因素。总之，这些研究表明，在评估自杀风险时，应评估儿童期的身体虐待和性虐待。

患者的精神病学及治疗史的具体特征对理解自杀行为也很重要。戈德斯坦等人（Goldstein et al., 1991）发现，住院时精神病首次发作的慢性诊断与多年后自杀风险的增加有关。一些研究发现，相比于没有自杀过的精神科患者，接受精神科治疗的自杀患者此前更可能有药物治疗（如 G. K. Brown et al, 2000; Dahlsgaard, Beck, & Brown, 1998）、心理治疗（G. K. Brown et al., 2000）或精神病住院（如 Beautrais, 2001; G. K. Brown et al, 2000）既往史。这些数据表明，正如慢性精神障碍或既往治疗史所证实的，长期的精神失调会使个体面临实施自杀行为的风险。此外，治疗不依从也可能与自杀有关。达尔斯加德等（Dahlsgaard et al., 1998）发现，死于自杀的患者比其他患者更有可能过早退出心理治疗、参加治疗的次数更少，并在最后一次治疗时被认为具有更高水平的绝望感。但是，戈德斯坦等（Goldstein et al., 1991）发现对治疗的积极反应可以降低最终自杀的风险，这进一步说明，患者在当前治疗方案中的成功对他们的安全有持久的影响。虽然这个议题还没有得到充分研究，但我们认为，患者对精神病治疗的负面预期——包括他们的绝望感和对治疗的矛盾心理——可能与治疗不依从以及最终的自杀行为有关。我们将在第六章谈论这个问题的临床意义。

最后，自杀家族史也与自杀未遂（Murphy & Wetzel, 1982; Sorenson & Rutter, 1991）及死亡（Cheng, Chen, Chen, & Jenkins, 2000）有关。此外，自杀行为的家族史可以用以区分单次或多次自杀未遂的个体，多次尝试的人更有可能至少有一个家庭成员曾自杀未遂或死于自杀（Forman, Berk, Henriques, Brown, & Beck, 2004）。与没有自杀家族史的人相比，那些曾尝试自杀并有自杀未遂或死亡家族史的个体的特点是抑郁和绝望程度更高（Jeglic, Sharp, Chapman, Brown, & Beck, 2005），这可能进一步增加他们实施自杀行为的风险。

这些精神病史变量如何使个体易于实施自杀行为？正如第三章将详述的，个体精神失调越严重，就越有可能经历负性认知扭曲和信息处理偏差，从而加剧心境失调和功能损害。受虐史进一步导致了对自我、世界或未来的非适应性信念的发展。根据认知理论，精神失调或负面童年经历使这些消极认知模式在未来更容易被激活。如果个体经历过自杀未遂，与自杀相关的认知模式被激活的可能性就会增加。家族精神病史一定会增加个体精神失调的可能，这与前面描述的认知模式有关。此外，有证据表明，自杀行为风险的遗传传递高于精神失调（综述见 Brent & Mann, 2005），遗传因素解释了大约 43% 的方差（Bondy, Buettner, & Zill, 2006）。事实上，当先证者（proband）和后代都有性虐待史时，自杀未遂遗传传递的可能将非常高（Brent et al, 2002）。因此，这些精神病史变量很可能是通过心理、环境和生物学途径增加了自杀行为的风险。

心理变量

与人口统计学和精神病史变量相比，心理学变量（即，本质上是认知、情感或行为的变量）确实能够通过有针对性的心理治疗干预进行校正。我们相信，许多心理变量至少部分解释了人口统计学、诊断和精神病史变量与自杀意念和自杀行为之间的相关。也就是说，这些变量有可能解释自杀行为在特定个体身上出现的机制。接下来，我们将介绍文献中详细考察的五类心理变量：绝望感、与自杀相关的认知、增强的冲动、问题解决缺陷、完美主义。其中许多变量在第三章描述的认知模型中会很突出。

绝望感

当被要求解释为什么有人尝试自杀或死于自杀时，任何有思考的人可能都会提到抑郁。事实上，正如本章前面所说明的，抑郁是自杀未遂和死亡的重要预测因素。然而，任何解释自杀行为的理论都必须考虑到，绝大多数抑郁个体不会试图结束自己的生命，即使他们时不时地考虑这件事。这种认识促使临床研究人员考虑，抑郁是否存在某个特定方面，与理解有自杀倾向的抑郁个体有关。30 多年前，贝克和同事发现了这样一种特征——绝望感。

正如前言中所述，贝克及其研究团队的横断面研究发现，无论抑郁症状的程度如何，高水平的绝望感都与高度自杀意愿有关（A. T. Beck, Kovacs, & Weissman, 1975; Kovacs, Beck, & Weissman, 1975; Minkoff, Bergman, Beck, & Beck, 1973）。此外，在前瞻性研究中，对因自杀意念而住院的患者（A. T. Beck, Steer, Kovacs, & Garrison, 1985）和门诊患者（A. T. Beck, Brown, Berchick, Stewart, & Steer, 1990）的 10 年随访表明，绝望感预测了最终的自杀。麦克米伦等人的元分析指出，绝望感使最终自杀的风险增加了至少 3 倍（McMillan, Gilbody, Beresford, & Neilly, 2007）。并且，随着时间推移始终稳定的绝望水平似乎比单次测量中的绝望更能预测自杀行为（见 Dahlsgaard et al., 1998; Young et al., 1996）。在下一章中，我们提出了一个自杀行为的认知理论，该理论解释了稳定的，或者说特质的（traitlike）绝望感怎样使个体容易产生自杀行为，以及在自杀危机时状态的（statelike）绝望感是怎样起作用的。

与自杀相关的认知

如前一章所述，自杀意念是自杀行为的核心组成部分，正如预期的那样，实证研究表明自杀意念是自杀未遂和死亡的有力预测因素。例如，入院时的自杀意念预测了住院期间（如 Krupinski et al., 1998）和出院后 13 年内（Goldstein et al., 1991）的自杀死亡。如前所述，与当前评估时的意念或绝望感相比，当患者被要求描述他们生命中最糟糕的时刻时，自杀意念是最终自杀的一个特别有效的预测因素（A. T. Beck et al., 1999）。此外，在前一章中，我们指出，自杀意愿是对自伤行为的性质进行分类的关键因素。与自杀意念一样，自杀意愿基本上是一个认知变量，以与自杀动机相关的心理行为为特征。研究表明，自杀意愿与已知会使个体处于自杀未遂风险的人口统计学和临床变量呈正相关（Pallis

& Sainsbury, 1976），并且，与首次尝试（index attempt）相关的自杀意愿可以预测大约 5 年期间的最终自杀（Harriss & Hawton, 2005; Harriss, Hawton, & Zahl, 2005）。因此，自杀意念和自杀意愿不仅是患者当前自杀危机的核心特征，而且还与最终死于自杀的可能性有关。在下一章中，我们将解释这些与自杀相关的认知如何压缩患者的注意，让他们把自杀作为危机期间的唯一选择，以及它们以怎样的方式促进与自杀相关的认知结构的长期发展。

另一个与自杀行为相关的认知变量是杀人意念或意愿的存在，因为二者都与攻击和暴力有关。令人惊讶的是，只有少数研究调查了杀人意念和自杀行为之间的相关。有一个例外，阿斯尼斯等人（Asnis, Kaplan, van Praag, & Sanderson, 1994）指出，杀人未遂的精神科门诊患者报告的自杀意念和自杀未遂率升高。尽管缺乏关于该主题的研究，但在临床会谈期间，我们建议临床医生在评估其他与自杀相关的认知时也评估杀人意念和行为（如 R. I. Simon, 2004），因为他们负有保护他人以及患者生命的道德和法律责任（VandeCreek & Knapp, 2001）。

增强的冲动

在确定解释人们为何尝试自杀的因素的研究中，冲动可能是被研究得最广泛的个体差异变量。不幸的是，多数研究冲动与自杀行为之间相关的研究都是横断面而非前瞻性的，总的来说，这些文献得出的结论模棱两可，缺乏直接证据。限制我们对冲动与自杀行为关系的理解的一个主要问题是，研究人员对冲动的操作定义没有达成共识（Endicott & Ogloff, 2006）。一些人认为冲动是一种人格特质，以强调现在、快速决策、无法考虑决定的后果、没有条理和 / 或无法提前计划为特点（如 Barratt, 1959）。其他人认为冲动是对特定情况做出反应的一种行为方式，例如无法抑制反应（如 Dougherty et al., 2004; Swann et al, 2005）。当在同一项研究中用这两种测量方法检验冲动时，它们通常彼此不相关

（如 Swann et al, 2005），这提出了一种新的可能，即传统认为是"冲动"的东西存在多个方面。

多数检验冲动与自杀行为之间相关的实证研究都将冲动视为一种人格特质，并使用自我报告形式的巴勒特冲动量表（Barratt Impulsiveness Scale, BIS; Barratt, 1959; Patton, Stanford, & Barratt, 1995）来测量。BIS 要求被试在诸如"相对于将来，我对现在更感兴趣""我是仔细的思考者"和"我注意力不集中"等条目上评分。如果假定尝试自杀的个体的特点是冲动增强，并且冲动是一种稳定的、类似个性的特征，那么应该可以期望有自杀未遂史的人比从未尝试过自杀的人在这一测量上得分更高。这些发现将表明冲动与自杀行为有关。

有些研究报告了这种相关（如 Mann et al., 1999; Michaelis et al., 2004），而有些没有（如 Roy, 2001）。巴卡－加西亚等人（Baca-Garcia et al., 2005）将他们的自杀未遂者样本分为冲动性未遂（定义为缺乏预先策划）和非冲动性未遂。与预期相反，两组的 BIS 分数没有差异。对于这些意外发现，我们提出了两种可能性：（1）这些研究中的自杀患者缺乏对整体行为倾向的自知力，使得他们对这些问卷的回答不准确（见 Burdick, Endick, & Goldberg, 2005）；（2）BIS 的条目未能评估到情绪困扰期间发生自杀行为时出现的冲动。文献还报告了第三种结果。有证据表明，同时考虑 BIS 分数与测量攻击性和敌意的问卷，可以将未遂者与非未遂者区分开（Mann et al., 1999），这支持了下面的观点：冲动只是**去抑制性精神病理学**（disinhibitory psychopathology）这个更大的概念的组成部分，该概念更好地表征了自杀患者的外在行为。

如何理解文献中的矛盾结果？我们怀疑，自杀的个体并不都是冲动的，冲动是部分自杀患者的特征，通过间接方式增加了风险，例如为更重要的风险因素（如，酒精和药物的使用）提供背景，否则并不会增加风险。此外，冲动可能与许多其他变量共同作用，使人更容易经历各种精神失调的类似症状，并激活与自杀意念及行为相关的认知和行为倾向。因此，我们将冲动性视为**素质易感性因素**（dispositional vulnerability factors）之一，这些因素在某些（不是全部）自杀患者中起作用，并且会加剧应激、一般精神失调以及与自杀相关的认知过程。我们将在第三章对这个观点进行更深入的说明。

问题解决缺陷

长期以来，人们一直在研究与自杀行为有关的问题解决缺陷，因为经常有自杀患者表示，自己尝试自杀是因为看不到生活中的出路。事实上，我们在第二部分中描述的针对自杀患者的治疗方案的前提就是，自杀未遂在一定程度上是一种非适应性的问题解决方法。大量实证研究表明，问题解决缺陷确实与自杀相关变量有关。然而，几乎所有研究问题解决缺陷与自杀相关概念之间关联的研究都只关注了自杀意念，而没有关注自杀未遂和死亡。并且，与冲动性一样，问题解决缺陷也有许多不同的定义。

大量研究表明，与不认可自杀意念的人相比，认可自杀意念的人解决问题的能力较差。当问题解决被概念化为无法生成问题的解决方案（如 Priester & Clum, 1993; Schotte & Clum, 1982, 1987）、聚焦于解决方案的负面结果（如 Schotte & Clum, 1987）、回避解决问题的尝试（如 Orbach, Bar-Joseph, & Dror, 1990）以及对自己问题解决能力的预期很低（即较低的问题解决自我效能感；Dixon, Heppner, & Anderson, 1991; Rudd, Rajab, & Dahm, 1994）时，就会出现这一结果。很少有研究检查问题解决缺陷对未来自杀意念的预测程度。在一个例外中，普里斯特和克伦（Priester & Clum, 1993）证明，生成替代解决方案的能力与应激的交互作用能预测大学生的自杀意念，那些承受高压力且难以对问题生成相关替代解决方案的学生，报告了最高水平的自杀意念。

只有少数几项研究调查了自杀未遂者解决问题的能力。拉德等（Rudd et al., 1994）发现，较低的问题解决自我效能感对自杀未遂者的绝望感和自杀意念的预测水平，与只报告了自杀意念的个体相似。波洛克和威廉姆斯（Pollock & Williams, 2004）报告说，与没有尝试自杀的精神病患者相比，自杀未遂的精神病患者产生的解决问题的选择更少。杰格利克等人（Jeglic et al., 2005）发现，消极的社会问题解决倾向（即，对解决困难问题持消极观点）是自杀未遂家族史和未遂状态之间的中介，如果个体的成长环境认为自杀是一种可以接受的个人问题解决方案，就会增加他们尝试自杀的可能性。因此，在自杀未遂者样本中，问题解决缺陷与自杀意念者的自杀倾向之间的相关确实得到了验证。

总之，横断面研究表明，那些有自杀意念和尝试过自杀的患者有如下特点：他们无法产生问题解决方案，并对自己解决问题的能力持消极态度。因为这个结论几乎没有在前瞻性研究中得到过验证，所以目前没有证据表明问题解决缺陷可以预测未来的自杀行为。正如下一章将更详细描述的，我们推测问题解决缺陷构成了自杀行为的一些素质易感性因素，因为这些缺陷与精神和情绪失调有关，会引发生活压力，与冲动的个性风格作用相似。此外，在自杀危机期间，问题解决能力较差也可能有影响，当难以确定解决和应对生活逆境的方法时，自杀倾向者的自杀想法和绝望感会加剧。不幸的是，研究者很难检验后一种假设，因为他们通常在中性环境（如，医院或研究实验室）中评估问题解决能力，但这通常与过去的自杀行为或当前的自杀意念相关。在下一章中，我们提出了一个认知模型，可能可以解释在自杀危机中有效的问题解决是如何受阻的。

完美主义

实证研究确定了完美主义的许多方面，其中与绝望和自杀意念有关的是**社会规定的完美主义**（socially prescribed perfectionism），指"需要并且能够满足他人规定的标准和期望的人际维度"（Hewitt, Flett, Sherry, & Caelian, 2006, p.216; 也见 Hewitt & Flett, 1991）。许多研究结果表明，社会规定的完美主义对自杀意念的预测超过了抑郁和绝望（Dean, Range, & Goggin, 1996; Hewitt, Flett, & Turnbull-Donovan, 1992; O'Connor et al, 2007; 全面综述见 O'Connor, 2007）。在某些情况下，完美主义的另一个维度——**自我导向的完美主义**（self-oriented perfectionism），即"使自己完美的强烈动机，抱着不切实际的自我期望、全或无思维、着眼于自己的缺点"（Hewitt et al., 2006, p.216），比抑郁和绝望更好地区分了有和没有自杀意念的个体（如 Hewitt, Flett, & Weber, 1994）。完美主义可能以多种方式使人们面临产生自杀意念的风险，例如制造生活压力、增加对压力或威胁的厌恶、将注意力集中在缺陷或失败而不是优势或成功上（见 Hewitt et al., 2006）。

与检验自杀行为的许多其他相关因素和风险因素的研究相比，很少有研究调查完美主义与自杀未遂的相关程度。休伊特等人（Hewitt, Norton, Flett, Callender, & Cowan, 1998）在横断面研究中发现，曾有过严重自杀未遂的酗酒住院患者在社会规定的完美主义上的得分高于没有过自杀尝试的酗酒住院患者。亨特和奥康纳（Hunter & O'Connor, 2003）报告说，社会规定的完美主义能够区分准自杀（即，无论意愿如何进行自伤行为的人）和非准自杀的医院控制被试，而不仅仅是抑郁和绝望。此外，社会规定的完美主义在具有高度死亡意愿的自杀未遂青少年中有所上升（Boergers, Spirito, & Donaldson, 1998），在成人样本重复这一结果很重要。

因此，特质完美主义，尤其是社会规定的完美主义维度，似乎是自杀意念的一个素质易感性因素，并且与自杀未遂相关。完美主义很可能通过激活自杀想法或自杀意念而与自杀行为有关，尽管尚未有实证研究检验这个中介模型。完美主义本质上是关于他人期望以及不符合这些期望的后果的一系列扭曲认知。因此，旨在改变认知扭曲的认知治疗策略（见第五章）可以有效减少完美主义，进而可能减少自杀意念。

近端风险因素

本章到目前为止讨论的风险因素通常被视为远端风险因素，或那些"构成自杀未遂和完成自杀的基础"和"可能不会在自杀发生之前即刻发生"（Mościcki, 1999, p.44）的变量。相比之下，近端因素"与自杀事件密切相关，可以被认为是自杀行为的诱因或'触发因素'"（p.44）。正如本书第二部分将要描述的，我们鼓励临床医生识别与患者自杀危机相关的近端风险因素，制定策略应对未来的类似问题。

根据莫西契奇（Mościcki, 1999）的说法，近端与远端风险因素共同作用，创造了一个容易实施自杀行为的环境。也许最强的近端风险因素是家中存在枪支（Kellerman & Reay, 1986）。其他近端风险因素包括：存在可能致命的处方药物（Mościcki, 1995）、生活应激源（Rich, Warstadt, Nemiroff, Fowler, & Young, 1991），以及对于年轻人而言，接触到他人的自杀行为（即传播性；Gould & Shaffer, 1986）。莫西契奇（Mościcki, 1999）将内科疾病视为近端风险因素，而我们认为内科疾病是近端还是远端风险因素取决于病情的长期性和预后。因此，与渺茫的康复希望相关的慢性疾病是远端风险因素，而与急性疼痛、不适或伤残相关的疾病则是近端风险因素。利文森和博斯特威克（Levenson & Bostwick, 2005）指出，医学疾病患者在第一次得知诊断结果时发生自杀行为的风险最大，这表明首次得知重大医疗问题可能是自杀行为的近端风险因素。

有许多负面的生活事件可能会引发自杀危机，并且可以被视为近端风险因素。在芬兰的一项大型全国性自杀研究中，80% 实施自杀的人近 3 个月经历过生活事件（Heikkinen, Aro, & Lönnqvist, 1994）。该研究报告的最常见的生活事件包括：与工作相关的问题（28%）、家庭冲突（23%）、躯体疾病（22%）、经济困难（18%）、失业（16%）、分居（14%）、亲人死亡（13%）和家庭成员生病（12%）。与自杀意念和自杀行为相关的其他类型的压力生活事件包括近期监禁（Hayes, 1995）、近期出狱（Pratt, Piper, Appleby, Webb, & Shaw, 2006）和无家可归（如Eynan et al, 2002）。综上所述，这些研究表明，任何个人认为重要或高度重视的损失（如，人际关系、健康、财务）都可能与自杀风险的增加有关。然而，与重大损失相关的生活事件可能只是自杀危机的近端风险因素，或在其他风险因素（如诊断或心理风险因素）存在的情况下才起作用。

与近端风险因素密切相关的一个概念是警报信号（warning sign），它被定义为"最早可发现的、表明近期（即几分钟、几小时或几天内）自杀风险升高的迹象"和"会导致后果（自杀）的某些特征，而不是可以预测自杀或可能与自杀有因果关系的独特概念（如，风险因素）"（Rudd, Berman, et al., 2006, p.258）。最近，美国自杀学协会的一个专家工作组确定了提示需要立即干预的三个警报信号：威胁要伤害或杀死自己；寻找杀死自己的方法，例如寻求药物、武器或其他方式；谈论或撰写有关死亡、临死或自杀的内容（Rudd, Berman, et al., 2006, p.259）。相比之下，表明个体需要心理健康服务或治疗（不一定立即）以防止自杀行为的警报信号包括：绝望感；暴怒、愤怒或寻求报复；似乎不经思考地鲁莽行事或从事危险活动；感觉被困；酒精或药物使用加重；远离朋友、家人或社会；焦虑、烦躁、无法入睡或一直在睡觉；情绪的剧烈变化；没有生存理由或生活没有目标感（Rudd, Berman, et al., 2006, p.259）。这些警报信号是为公众开发的，以便人们在亲人表现出这些症状时知道寻求帮助。然而，对临床医生来说，在面对高风险患者时牢记这些信号也是有用的，随着对如本章所述的实证文献产生更充分的了解，在确定个体患者风险时，他们可以完善这个警报信号列表。正如第二部分所述，自杀患者的认知治疗中的许多策略正是旨在改变这些急性警报信号。

保护因素

与关于自杀行为风险因素的大量文献相比，确定**保护因素**（protective factors）或低自杀行为发生率相关因素的研究要少得多。一些最一致的发现表明，支持性社会网络或家庭是一种保护因素。具体而言，已婚（如 Heikkinen, Isometsä, Marttunen, Aro, & Lönnqvist, 1995）和成为父母，特别是成为母亲（如 Hoyer & Lund, 1993; Qin, Agerbo, Westergård-Nielsen, Eriksson, & Mortensen, 2000），与自杀风险降低有关。

在自杀文献中，一个比其他潜在保护因素更受关注的心理变量是个体识别特定生存理由的程度。研究者假设，个体生存的理由越多（或越强烈），他／她尝试自杀的风险就越低。莱恩汉等人（Linehan, Goodstein, Nielsen, & Chiles, 1983）开发了**生存理由清单**（Reasons for Living Inventory），这是一个 48 条目的自我报告问卷，用于评估不想自杀的信念和期望。他们发现，生存理由清单的四个子量表——生存和应对、对家庭的责任、与孩子相关的担忧以及道德反对——与社区志愿者和精神病患者的自杀意念和自杀可能性的测量都呈负相关。此外，在住院自伤患者的样本中，生存与应对子量表（即，对未来的积极预期及对无论未来生活中发生什么都可以应对的信念）与自杀意愿呈负相关（Strosahl, Chiles, & Linehan, 1992）。生存理由清单还能区分精神病控制组患者和尝试自杀的患者（Malone et al, 2000; Osman et al, 1999）。在另一种检查生存理由的方法中，乔布斯和曼（Jobes & Mann, 1999）要求有自杀倾向的大学生列出生存理由和死亡理由，发现最常被认可的生存理由包括家庭和未来计划。尽管生存理由被认为是防止自杀死亡而不是防止一般自杀行为的保护因素，但我们认为，帮助患者在自杀危机期间识别和回忆他们的生存理由是治疗的重要组成部分。

为了确定在自杀率特别低的某些人口亚群中起作用的保护因素，

研究者已经开展了一些小范围研究。例如，许多学者发现，参与宗教活动会降低非裔美国人，尤其是非裔美国女性自杀行为的可能（见 Griffin-Fennell & Williams, 2006; 综述见 Joe & Kaplan, 2001）。格里芬－芬内尔和威廉姆斯（Griffin-Fennell & Williams, 2006）推测，参加宗教服务能促进社区意识和支持感，并强化自杀是一种罪过的观念；J. B. 埃利斯和史密斯（J. B. Ellis & Smith, 1991）报告，个体的宗教幸福（对上帝的信仰）和对自杀的道德反对之间有很强的正相关。奥昆多等（Oquendo et al., 2005）在研究西班牙裔个体的低自杀率时发现，拉丁裔患者特别有可能报告许多生存理由，并且，像非裔美国人一样，他们更有可能虔诚地信奉宗教并经常去教堂。

克雷默等（Kraemer et al., 1997）将保护因素视为能够预测"好结果"的特征。然而，研究旨在识别符合自杀未遂和死亡的实例，并将它们与中性结果（即，没有自杀未遂或死亡的实例）进行比较。因此，我们并不能从这个群体中得出积极的结论（见 Murphy, 1984）。我们在第六章中提到了许多保护因素，而不仅仅是生存理由。此外，我们还提出了一种对自杀患者进行风险评估的方法，并鼓励临床医生关注可能阻止患者实施自杀行为的因素。我们承认，保护因素的概念是一种临床启发式的指导风险评估的方法，与自杀行为的许多相关因素和风险因素相比，缺少系统的科学证据。然而，临床医生会发现保护因素有助于平衡许多表现特征，因此，在确定个体患者的自杀风险时，必须将其作为一个整体考虑。

总结与整合

在这一章中可以清楚地看出，自杀行为与许多变量相关，并且临床医生可以评估患者当前自杀风险水平的总体情况。其中一些因素提供了临床医生在评估风险时需要的背景信息（如，人口统计学、精神病史），但不一定是治疗目标。其他因素，例如精神病学诊断和心理变量，不仅是治疗的目标，而且还提供了有关某个特定个体自杀危机产生机制的线索。有大量证据表明，认知治疗可有效减轻与多种精神失调相关的症状（综述见 Hollon, Stewart, & Strunk, 2006）。精神失调为自杀行为的产生提供了背景，治疗精神失调可以通过减少抑郁、绝望感和其他有问题的行为间接减少自杀意念和风险因素。然而，正如本书其余部分所见，我们相信治疗与自杀相关的心理症状（如本章中描述的那些），相比于治疗相关的精神失调，是一种更有针对性的减少自杀意念和可能的自杀行为的方法。这些心理过程，主要从讨论自杀行为相关因素和风险因素的文献中确定，是我们下一章描述的认知模型的重要核心。

尽管讨论自杀行为相关因素和风险因素的文献很多，但令人惊讶的是，在预测自杀行为方面仍有许多基本问题尚未得到充分研究。正如波科尔尼（Pokorny, 1983）指出的，多数风险因素的研究在几个月或几年时间里追踪患者，但临床医生必须在几分钟、几小时或几天内确定患者的风险。此外，即使研究人员通过精心设计的前瞻性研究确定了风险因素，并据此制定了复杂的自杀预测方案，但因为基础发生率很低，他们甚至无法预测一次实际的自杀（如 Goldstein et al, 1991）。因此，那些充分了解文献的临床医生可能也无法预测某个个体患者的自杀行为。我们认为，该领域非常需要对自杀行为的近端风险因素和具体触发因素进行研究，以补充我们对远端风险因素的了解。

本综述的另一个局限是，多数已发表的研究都集中在成人、非少数民族人群，在将这些研究的结果推广到特定年龄组和其他种族和民族的人群时应谨慎。我们在第十一章简要综述了青少年自杀行为的相关和风险因素的研究，第十二章综述了老年人的相关研究。然而，所有的年龄组都缺乏对特定种族和民族群体的自杀风险因素的研究，因此未来的研究尤其要关注这些人群。如前所述，已有少量研究表明，某些种族或民族群体可能存在独有的具有临床意义的保护因素，因此深入研究这些群体的自杀行为将大有裨益。

最后，我们也必须承认，关于自杀行为的神经生物学研究正不断发展。该领域的多数研究都是横断面的，这限制了我们将生物学变量视为自杀风险因素的程度。然而，正如本章所述，很明显，自杀有一个重要的遗传成分，独立于精神失调（如抑郁）的遗传传递（Brent & Mann, 2005）。自杀行为的具体的生物学基础很可能是 5- 羟色胺系统缺陷，尤其是在前额叶皮质中（Mann, 2003）。研究通过检查自杀死亡者的大脑，确定了两个与自杀的生物学机制有关的候选基因——一个编码色氨酸羟化酶 1（tryptophan hydroxylase 1），决定突触间隙中 5- 羟色胺的含量；另一个编码 5- 羟色胺转运蛋白，决定突触间隙中 5- 羟色胺的再摄取率（Bondy et al., 2006），这些科学进步提示了生物和心理因素在决定复杂行为（如自杀行为）方面的相互作用。本书描述的认知治疗方案致力于修改自杀意念和自杀未遂的心理特征，我们也期待未来的研究能确定这种治疗方法反作用于生物学相关因素的程度。

总之，尽管风险因素的文献在个体自杀患者中的应用存在许多局限，但它为了解自杀行为相关的潜在机制、评估相关背景因素和自杀行为的即刻先兆以及在最有可能减少未来自杀行为的节点进行干预提供了起点。在第三章中，我们将许多相关因素和风险因素纳入了自杀行为的认知模型。在第二部分中，我们描述了评估这些因素的方式，以及如何将其纳入患者的概念化并在认知治疗过程中进行修改。

第三章

自杀行为的认知模型

自杀患者的认知治疗框架结合了一般认知理论、针对自杀行为的认知理论以及旨在识别与自杀行为相关的重要认知过程的实证研究结果。在本章中，我们将这些元素整合到一个连贯、灵活的模型中，这样这些概念就可以或多或少地与特定个体关联起来。我们认识到，"自杀患者"的分类不是同质的，那些实施自杀行为的患者有许多不同的表型。例如，一些自杀学家认为，（至少）存在两类自杀患者——具有普遍的绝望感和强烈的死亡意愿的人，以及绝望感和死亡意愿并不突出但难以管理情感和冲动行为或试图与他人交流的人（如 Apter et al., 1995; Kashden, Fremouw, Callahan, & Franzen, 1993; Nock & Kessler, 2006）。正如本章后面所述，我们认为不同的自杀相关图式对应于这些不同表型的表征，但：（1）这些图式被激活的可能性取决于素质易感性因素、精神失调的程度和生活压力；（2）一旦被激活，这些图式就会与自杀危机中观察到的类似认知过程相关联。

了解自杀行为的认知模型将为自杀患者治疗的临床实践提供指导。我们认为，该模型对特定患者临床表现的概念化和特定干预策略的选择至关重要，在第七章我们将对这一过程做出更详细的描述。此外，我们相信该模型将有助于为临床医生揭开自杀行为的神秘面纱，建立一个系统的解释自杀行为的框架。在本章的开始，我们将描述一般认知模型，并解释其与自杀个体的相关性。接下来，我们转向讨论实证文献关注的自杀相关的心理概念。最后，我们将这些内容整合到自杀行为的认知模型中，包括素质易感性因素、与精神失调相关的一般认知过程以及自杀特定的认知过程。

一般认知理论

一般认知理论被应用于许多不同类型的精神障碍、情绪失调和问题行为，几乎在每一本关于认知治疗的书中都有详细的描述。我们在此简要回顾一下，帮助读者了解认知理论，并将其作为描述与自杀患者工作的具体过程的跳板。图 3.1 说明了一般认知模型的主要概念。

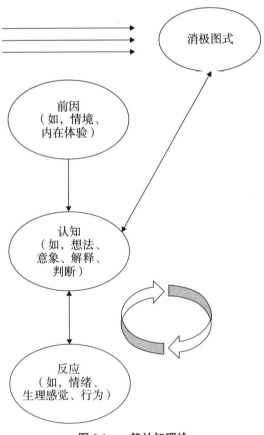

图 3.1 一般认知理论

认知理论的核心假设是，人们赋予特定环境刺激的意义对后续情感的塑造起着重要作用，而后者又与行为反应相关（如 A. T. Beck, 1967）。根据这一理论，不良事件（如失业）不会直接引发人们的消极情绪体验（如抑郁、焦虑和愤怒）。相反，人们的情绪体验在很大程度上取决于他们感知、解释和判断这些情境的含义的方式。反过来，这些情绪反应本身就令人痛苦，并会反馈人们对情境及后果的额外想法，这可能进一步加剧负面情绪和非适应性的行为。换句话说，认知和情绪之间存在一个反馈回路，因此它们有可能变得越来越消极，或越来越不适应。

举个例子，一位女士最近得知丈夫有了外遇，并正打算为了情妇离开她。如果她认为这种情况意味着她将孤独地度过余生，她很可能会感到抑郁；如果她认为丈夫在邻居们面前羞辱了她，她可能会感到愤怒；但如果她认为这种情况意味着生活质量会提高，自己会因为没有丈夫而生活得更好，她很可能就不会体验到极端、消极的情绪反应。正如我们将在第五章描述的，认知治疗的一个主要工作就是识别这些意义、感知、解释和判断，并系统评估它们在多大程度上客观地描述了情境的本质。这个过程背后的假设是：对个体所处环境进行客观评估，能降低其非适应性认知的极端性，从而减少消极情绪。

这些认知、情绪和行为反应的前因不一定总是日常生活中遇到的情境，它们也可以是个体的内在体验。例如，刚刚描述的那位女士在丈夫第一次告诉她自己有外遇时（前因＝事件），负面情绪可能会增加。当她回忆起丈夫直到深夜才回家的时候（前因＝记忆），或者想到离婚会毁了孩子的生活时（前因＝想法），也会体验到负面情绪的增加。人们并不总是需要通过想法、解释或判断来口头表达他们对特定前因的认知。相反，许多人报告他们头脑中出现了生动的意象，比如过去经历的创伤或未来最糟糕的情况。此外，反应也并不总是局限于情绪，它们也包含生理反应和随后的行为。在这种情况下，认为自己将孤独度过余生的女士可能会感觉胃里有肿块，并向周围的人过度寻求自己的价值的保证；假如这位女士认为丈夫在邻居面前羞辱了她，她可能会感到心跳加速、呼吸急促，也可能会通过散布丈夫的恶毒谣言来报复他；如果这位女士认为没有丈夫她会过得更好，她可能会意外地感到轻松，并开始在生活中做出一些适应性的改变，比如开立自己的支票账户。换句话说，对同一情境的不同解释会导致截然不同的情绪、生理和行为反应。

人们在特定情境下产生的认知并不是随机的。相反，它们在一定程度上是由个体过去的经历、当前是否存在精神失调的症状以及是否正在遭遇重大生活压力事件决定的。在图 3.1 的右上角，我们纳入了一个消极图式的概念。根据 D. A. 克拉克和贝克（D. A. Clark & Beck, 1999），图式是"相对持久的内在结构，储存着对刺激、想法或经历的基本理解，被用来以有意义的方式组织新信息，从而决定如何感知和概念化现象"（p.79）。也就是说，图式是一种假设的认知结构，指导人们处理信息或引导人们分配注意力以及编码、组织、储存和检索信息的方向。当人们在日常生活中遇到新信息时，图式会帮助他们组织和理解这些信息。因此，图式是人们观察世界的透镜。这些镜片不是透明的，相反，先前的经历决定了每个镜头的特定色度。这意味着，人们并非以完全客观的方式看待世界，而是根据当时运转的透镜或图式的功能，赋予输入的刺激以意义。

图式并不总是以有问题的方式扭曲现实，事实上，它们通常是适应性的，可以帮助人们在短时间内处理大量信息，并根据这些信息确定最恰当的行动方案。消极图式是那些与精神失调相关并导致信息加工偏差的图式，会使个体优先考虑与精神失调相关的内容。例如，抑郁图式包含了对失去和失败的消极态度，使得抑郁个体在处理信息时更重视消极而非积极信息（A. T. Beck, 1967）。危险图式包含了对伤害或痛苦以及自我应对能力的夸大信念，这使得焦虑个体在处理信息时更重视处理威胁迹象，而不是中性或安全迹象（A. T. Beck & Emery, 1985）。因此，图式与特定的内容（如，信念或态度）和信息处理模式相关联（见

Ingram & Kendall, 1986）。自杀个体往往具有多种类型精神失调（如，抑郁、焦虑、物质滥用）相关的消极图式，这些图式反过来加剧了他们有偏差的信息处理过程、负性情绪和随后的非适应性行为。然而，我们也认为，自杀个体有跨越多种不同类型的精神失调的、特定于自杀行为的自杀图式。我们将在本章的后面再讨论自杀图式的概念。

根据认知理论，消极图式不是始终活跃的。这些认知结构来源于早期经历，通常是童年时期，在人们经历重大压力之前，这些图式于休眠状态。压力源可能是某个不良事件，比如一段关系的破裂；也可能是随着时间不断累积的使人感到疲惫不堪的麻烦。应激源的特征与消极图式的本质越接近，消极图式被激活的概率就越高（见 D. A. Clark & Beck, 1999）。一旦消极图式被激活，输入的信息就会被塑造成适合该图式的形式，不一致的信息会被忽略，图式通过与越来越多的信息相关联而不断被增强。我们认为认知治疗是一种方法，帮助患者在输入的信息被整合进消极图式前，制定评估信息的策略，进而降低这些认知结构的强度，并帮助患者发展新的、更具适应性的认知结构。

这个一般的认知模型有助于说明自杀者经历的无数磨难。正如我们在第二章描述的，多数自杀个体被诊断出患有一种或多种精神障碍，而这些精神障碍反过来又与特定消极图式的激活有关。此外，许多自杀个体遭遇过一个或多个重大应激源，在这些逆境中，一系列与精神失调相关的消极图式被激活。然而，一些研究自杀的学者认为，自杀个体的认知过程与没有自杀倾向的个体存在根本的不同，尤其是当他们正处在自杀危机中时（如 Ellis, 2006）。这意味着我们需要一个超越一般认知模型的模型，来捕捉自杀个体特有的认知过程，并解释其在自杀危机发生前的特定认知过程。最近，人们提出了两种基于认知行为的心理学理论来解释自杀行为。我们将在下一节对这些理论进行综述。

自杀行为的认知理论

一个扩展了一般认知模型的框架是**自杀模式**（suicidal mode）。根据贝克（A. T. Beck, 1996）的理论，模式"是人格组织中的特定子组织，包含人格基本系统的相关组成部分：认知（或信息处理）、情感、行为和动机"（p.4）。这些组成部分构成了一个"完整的认知 – 情感 – 行为网络"，当个体对某个特定情境做出反应或者试图达到某个目标时，这个网络就会被激活。因此，关于自我、世界和未来的信念代表了系统的认知成分，而其他系统与认知系统一起被激活，以促进连贯的反应。根据贝克的说法，所有系统是同时处理数据的，在启动系统的环境消失后，系统仍会保持一段时间的活跃状态。

拉德（2004, 2006; 也见 Rudd, Joiner, & Rajab, 2001）将模式理论应用于自杀行为。他的模型与本书第二章中描述的风险因素相关文献有着复杂的联系。拉德认为，风险因素越多，个体的自杀模式就越可能被激活。那些具有弥漫的自杀相关信念、情感不稳定和缺乏行为应对技能的个体，自杀行为的基线风险更高。拉德提出，自杀危机是有时限的，需要所有四个系统（即，认知、情感、行为、动机）的激活水平上升，而这由某种加剧因素引起。个体的易感性，或者说基线风险，以及加剧因素的严重性，相互作用决定了自杀行为的严重性。因为加剧事件是负性的，所以将来类似的事件发生时，自杀模式再次被激活的可能性就会增加。

第二个关于自杀行为的心理学理论是由乔伊纳（Joiner, 2005）提出的，包括三个主要的概念，在个体实施自杀行为时都是必需的。首先，个体必须具备实施致命的自伤行为的能力。大多数人因为害怕痛苦和死亡而不敢尝试自杀。然而，那些通过受伤、非自杀性自伤、甚至文身及在身体上打洞来"练习"疼痛的个体，会适应或习惯疼痛。也就是说，随着人们获得更多身体受伤的经验，他们对疼痛的耐受阈限就会增加，他们会发现对疼痛的厌恶减少，甚至可能会体验到愉悦或轻松的感觉。乔伊纳和拉德一致认为，尝试过自杀的人，未来更容易出现自杀危机，但他们对这一现象有不同的解释——乔伊纳认为，这是因为个体获得了一种习得性行为；拉德则认为，自杀认知强化了它们与其他风险因素的联系，因此越来越多的事件能够触发自杀认知。此外，乔伊纳的理论表明，个体必须有两个与死亡渴望相关的心理因素——归属感丧失和感知到的负担。总之，他的理论表明，实施致命自伤行为（即习得行为）的能力，加上在两个主要领域对死亡的渴望（即认知因素），可以解释自杀未遂和死亡。

这两种理论都有良好的科学依据，并且与我们的理论相一致。自杀模式的概念有助于描述在自杀个体中起作用的各个过程（即，认知、情绪、行为、动机），并详细说明风险因素如何转化为自杀个体实施不同程度的自杀行为的可能性（如，轻度与重度、单次与多次尝试）。因此，它可以指导临床医生进行全面的自杀风险评估（见第六章），并据此选择特定的干预措施，以降低未来自杀模式被激活的可能。乔伊纳（Joiner, 2005）的理论是临床医生要记住的一个简洁优雅的模板，尤其是当他们只有有限的时间来做临床判断时。例如，临床医生会判定，一个尚未习得实施致命自伤行为的能力的患者，即使体验到归属感丧失及负担感，他的自杀风险也低于另一个同时具备这两种死亡相关的渴望且有过自杀未遂及自伤既往史的个体。

我们的认知模型从四个方面扩展了这些模型。第一，它整合了 A. T. 贝克的一般认知模型和自杀特定的认知过程，说明了与一般精神失调相关的认知过程如何加剧并激活自杀认知。第二，它说明了风险因素如何协同导致一般的精神失调、激活自杀图式，并加剧自杀危机期间的痛苦。也就是说，它不仅提出风险因素的累积会增加个人实施自杀行为的可能，还指明了这些因素发挥作用的多种途径。第三，它整合了在实证文献中有科学依据的其他自杀相关概念，比如冲动性和问题解决缺陷。第四，它提供了对自杀危机发生时的具体事件的分析。我们认为，在自杀行为的认知模型中明确这些机制非常重要，它们有助于我们捕捉自杀患者的主观现象学体验，进而优化临床医生对患者临床表现的概念化，并澄清干预点。接下来，我们将描述实证支持的自杀相关认知概念，以及它们在我们的自杀认知模型中的位置。

基于实证的自杀相关认知概念

正如第二章所强调的，实证研究表明，与没有自杀倾向的个体相比，自杀个体具有一些特征性的心理概念。在本节中，我们将阐述这些心理概念如何触发自杀危机。

绝望感

在第二章中，我们综述了一些研究，表明绝望感与自杀意愿有着独特的相关，并且有可能预测数年后的自杀。由于绝望感与自杀行为之间有密切联系，我们有责任尽最大努力将其纳入对自杀的整体理解中。从根本上说，绝望感是一种认知。它是一种信念，相信未来是暗淡的，而且个人的问题将永远无法解决。如前一节所述，扭曲的认知内容是消极图式的重要组成部分。从这个角度来看，绝望感可以被视为一种与自杀图式相关的信念，一旦被激活，个体就倾向于将认知资源分配给强化这一图式的加工线索。

此外，一些学者区分了状态绝望和特质绝望。状态绝望是指在某一特定时刻（如，尝试自杀前）被激活的绝望的程度，而特质绝望是指个体对未来的稳定的消极预期的程度（A. T. Beck, 1986）。根据贝克（A. T. Beck, 1986）的观点，个体的特质绝望越强，诱发自杀危机和状态绝望经历的逆境要求就越低。也就是说，当特质绝望被激活时，它会与环境应激源相互作用，使状态绝望升级。在我们的模型中，高水平的状态绝望与急性自杀念头的增加相关。

尽管实证研究的结果表明，绝望感是理解自杀行为的一个核心概念，但必须承认，这并不是所有自杀患者都具有的特征。例如，在那些死亡意愿低、缺乏预先策划、以引起他人注意和 / 或与他人沟通为目的的自杀患者中，绝望感似乎很少（Skogman & Öjehagen, 2003）。在这些情况下，当生活压力逐步累积到个体无法忍受相关痛苦的程度，状态绝望就会加重。因此，在我们的认知模型中，有（至少）两种类型的自杀图式——一种是以特质绝望为特征的图式，另一种是以无法忍受为特征的图式（见 Joiner, Brown, & Wingate, 2005; Rudd, 2004）。这与福西特等人的观点类似（Fawcett, Busch, Jacobs, Kravitz, & Fogg, 1997），他们推测自杀行为有多种途径，其中只有一种与绝望有关。过去的经历决定了个体具有哪种类型的自杀模式。

无论哪种自杀图式更突出，我们认为，一旦图式被激活，在持续的压力和逆境中，个体经历状态绝望的可能性就会越来越大（见图 3.2）。也就是说，任何自杀图式被激活都可能引发状态绝望，而不仅仅是以特质绝望为特征的图式。状态绝望可能包括未来不会改善的想法（如，"事情永远不会变好"），这意味着特质绝望；或者可能是"我无法再忍受了"之类的想法，这表明难以忍受。随着状态绝望的增加，个体经历急性自杀意念的可能性也随之上升。

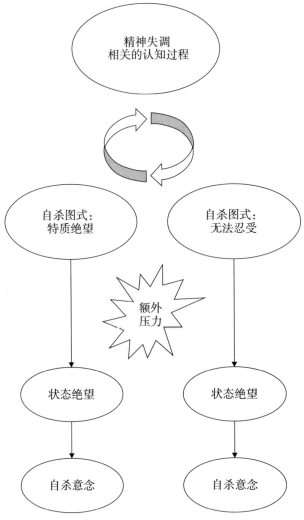

图 3.2　自杀相关图式、状态绝望和自杀意念

摘自"A Cognitive Model of Suicidal Behavior: Theory and Treatment," by A. Wenzel and A. T. Beck, 2008, *Applied and Preventive Psychology, 12*, p.194. Copyright 2008 by Elsevier. 经许可改编。

自杀相关认知

在第二章中，我们确定了许多与自杀相关的认知，这些认知预示着未来的自杀行为，如自杀意念和自杀意愿。自杀相关的认知内容可以与任何自杀图式相联系，无论是绝望、无法忍受还是其他主题。在我们的模型中，这些自杀相关认知的频率、持续时间和严重程度决定了个体实施自杀行为的可能性，即，个体经历这些认知的频率越高、持续时间越长、认知越严重，个体试图自杀的可能性就越大。在我们以及拉德和乔伊纳的模型中，诱发有自杀未遂史的个体的自杀行为所需的自杀相关认知"剂量"较小，因为自杀图式会随着每次自杀行为的实施而增强。图3.3结合个体自杀未遂的既往史，总结了自杀相关认知对个体自杀尝试的可能性的影响。

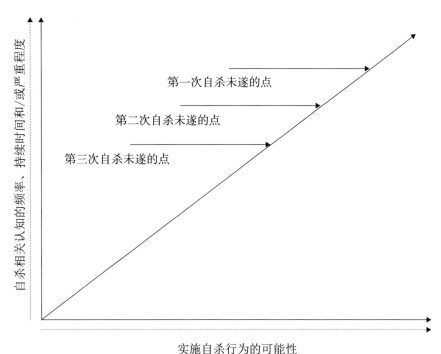

图 3.3　自杀相关认知及实施自杀行为的可能性

增强的冲动

如本书第二章所述，冲动性是一个难以捉摸的概念。一些研究发现，自杀未遂者比没有尝试过自杀的人更容易冲动，但也有其他研究没有发现这一点。乔伊纳（Joiner, 2005）提出了一种可能性：冲动是自杀行为的远端原因，它增加了个体遭受伤害的可能性，进而增加了他们容忍自杀未遂的可能性。换句话说，乔伊纳认为冲动性只是间接地与自杀行为相关，因为它通过其他机制发挥作用。难以确定冲动性在自杀行为中的作用的另一个原因是，冲动有许多不同的定义和概念，比如行为缺陷（如，无法抑制反应）、认知问题（如，无法提前计划）和人格特质（Endicott & Ogloff, 2006）。第三个原因是测量的时机。通常来说，自杀患者会在自杀未遂后接受包括冲动性在内的心理症状的测量。但在许多情况下，自杀危机已经解除时测量的冲动可能与急性自杀时的冲动有着巨大的差异。

在我们的自杀认知模型中，我们将冲动性视为自杀行为的素质易感性因素。之所以使用"**素质（dispositional）**"一词，是因为我们将这种概念视为个体的长期特征，像是一种人格特质。而"**易感性因素（vulnerability factor）**"一词则是因为，理论上来说，我们认为这种概念增加了某些人自杀行为的可能性。而根据我们在第二章中给出的定义，**风险因素**一词可能会导致误解，因为实证研究尚未充分证明这些概念会增加自杀行为的风险。评估素质冲动的评估工具通常评估几个方面（如，非计划性冲动、行为冲动、认知冲动、注意冲动；见 Barratt, 1985），所以我们认为这是一个广泛的、非特异性概念。

我们承认，素质冲动并不是每个自杀患者都具有的易感因素，因为一些试图自杀的个体并不是特别冲动的人，他们的自杀行为是经过精心策划和组织的。素质冲动可能与伴随无法忍受的感知或想要通过这种方式与他人交流的自杀行为最为相关，而不是绝望感或强烈的死亡意愿。也就是说，只有当无法忍受的自杀图式被激活时，素质冲动才会增加自杀行为的可能性。事实上，实证研究结果表明，冲动与绝望呈负相关（Suominen, Isometsä, Henriksson, Ostamo, & Lönnqvist, 1997），那些做出冲动尝试的人（即，尝试的预谋时间少于 5 分钟）比非冲动尝试的人体验到更少的抑郁（T. R. Simon et al., 2001）。这些发现表明，相对于非冲动个体，绝望感与冲动个体的自杀行为的相关更少。

同样重要的是，要考虑自杀未遂时个体表现出来的冲动现象。一些人的自杀尝试是有预谋的，而另一些人似乎很少有预告（如 T. R. Simon et al, 2001），而冲动的素质性测量并不总是能区分出这些截然不同的自杀尝试（如 Baca-Garcia et al, 2005）。目前尚不清楚自杀未遂中出现的各种冲动性是否表明个体在生活中的其他时刻也会更冲动。相反，我们认为，在自杀未遂中观察到的许多冲动指标，是在自杀未遂前经历的独特认知功能障碍的背景下发生的。

我们在临床上观察到，许多患者描述自己在尝试自杀前处于一种认知定向障碍的状态，他们似乎正在冲动地做出自杀决定，冲动地做出鲁莽的行为以减轻情绪困扰。他们通常会经历思维跳跃，伴随着强烈的不安和慌乱。他们处于"管道视野"中，将自杀作为解决问题的唯一办法，忽略了伤害较小的其他选择。他们的头脑被无路可走的想法困扰或占据，愿意尽一切可能结束痛苦。他们报告说自己处在无望（desperation）的状态中。其他学者也观察到了类似的现象。例如，西尔弗曼（Silverman, 2006）指出，许多自杀未遂者"认知受损，处于极度的心理痛苦之中，以至于根本无法做出结束生命的理性选择或决定"（p.528）。鲍迈斯特（Baumeister, 1990）认为自杀者出现了认知解构（cognitive deconstruction），或注意力被狭隘地困在当下，完全想不到更复杂的信息处理和问题解决方法。什内德曼（Shneidman, 1985）观察到，自杀患者的特征是认知变窄，因此出现"意识范围内的管道视野，或是选择范围聚焦或缩小的现象"（p.138）。我们认为，这些评论表明了一种被称作**注意固定**（attentional fixation）的认知现象，注意固定不仅包括认知收缩，还包括将自杀作为解决问题的唯一方法。

我们首先在惊恐障碍患者中识别了注意固定。贝克（A. T. Beck,

1988）将这种现象描述为"高级反思过程与自动认知过程的分离"
（p.101），指出惊恐障碍患者缺乏对所发生的事情的反思能力，因而也
无法使用该能力来减少惊恐发作时体验到的恐惧感。当被要求注意最
近一次惊恐发作时的内部体验时，惊恐障碍患者在"我能想到的只有
我的感受"和"我想象最糟糕的情况"等条目上得分较高，而在"我
能保持冷静"和"我能有逻辑地看待我的问题"等条目上的得分较低
（Wenzel, Sharp, Sokol, & Beck, 2006）。我们相信，自杀患者在尝试自杀
前的那段时间内也会经历同样的过程。一些相关的实证研究支持了这
个观点，研究证实，多数住院自杀患者在尝试自杀前的 7 天出现了显
著的焦虑和 / 或不安的心理特征（Busch, Clark, & Fawcett, 1993; Busch,
Fawcett, & Jacobs, 2003; Sharma, Persad, & Kueneman, 1998）。焦虑和不
安很可能是注意固定的情绪和行为表现。

　　换句话说，我们认为，在自杀尝试时看似是认知和行为的冲动，实
际上是注意固定的表现。虽然可以想象，那些具有素质冲动特征的个
体，注意固定被激活的速度比不具备该特征的个体更快，但我们认为这
两种概念是独立存在的。此外，我们认为注意固定与状态绝望相互作
用，形成一个向下的认知 – 情感螺旋，加剧了自杀意念的出现，并营造
出一个尝试自杀的环境。当自杀者处于状态绝望时，他们认为几乎没有
任何办法来解决自己的问题。因此，我们假设，他们有更高的风险将自
杀视为一种恰当的解决方案，而不是系统地考虑解决问题的替代方法。
越是只把自杀作为唯一的解决办法，他们对自己的生活环境就越感到绝
望，或者越难以忍受。日益严重的状态绝望进一步压倒了自杀个体，模
糊了他们的判断，使得他们更可能得出没有出路的结论。状态绝望增加
了注意固定，而狭隘地把自杀作为唯一的选择，又增加了状态绝望。

　　尽管我们相信这种以认知 – 情感 – 行为为特征的注意固定与许多
自杀未遂者有关，但它肯定不适用于所有人。例如，一些具有高度特质
绝望的个体会在很长一段时间内仔细地规划自杀，并表现为痛苦减轻而

不是焦虑、不安及困惑。我们仍然相信这些个体在这些情况下也表现出
认知方面的注意固定，因为他们相信自杀是唯一的解决办法，并且没有
考虑其他的选择。然而，这些个体没有与注意固定相关的无望的情感及
行为因素。

信息加工偏差

A. T. 贝克关于情绪和行为失调的认知理论指出，个体不仅会体验
到扭曲的认知内容（如，绝望），还会用有偏差的方式处理与当前关注
的问题相关的信息。换句话说，个体的信念会影响他们关注周围信息、
理解模糊信息以及从过去的经验中回忆信息的方式。这些信息加工偏差
可能使个体更加关注消极或非适应性信息，而忽视积极或适应的信息，
这进一步强化了他们的非适应性信念。目前已对自杀患者在注意和记忆
两个方面的信息加工偏差进行了研究。本书第二章未涉及这些结构，因
为它们在实证文献中很少受到关注，也没有研究将此类数据纳入对未来
自杀行为的预测分析。然而，我们将它们纳入了自杀行为的认知模型，
因为信息加工偏差是一般认知理论的核心，并且我们的患者如讲逸事般
地描述了这些现象，这对理解他们的自杀行为很重要。

有两组研究人员使用情绪斯特鲁普任务（emotional stroop task）检
验了自杀未遂者样本对自杀相关刺激的注意偏差。在这项任务中，被试
被要求无论单词的意思是什么，尽可能快地说出不同颜色的单词所使用
的墨水的颜色。在自杀患者的情绪斯特鲁普任务中，包括与自杀相关的
词（如自杀）、负性词（如孤独）和中性词（如雕像）三种。如果被试
说出某一类型单词的颜色所花的时间更长，就被认为表现出了注意偏
差，因为我们假设这类单词的内容吸引了他们的注意力，并干扰了他们
执行颜色命名任务的速度。实证研究表明，近期因服用过量药物而住院
的患者（Williams & Broadbent, 1986b）和过去 1 年内曾通过各种方式
尝试自杀的患者（Becker, Strohbach, & Rinck, 1999），在说出自杀相关

单词的颜色时，表现出显著的干扰效应。尽管有一些临床科学家质疑，斯特鲁普任务中的差异是否真的代表了注意偏差，而非其他类型的偏差，如反应偏差（见 MacLeod, Mathews, & Tata, 1986），但这些研究事实仍表明，近期尝试过自杀的患者处理自杀相关信息的方式与其他信息不同。

自杀相关的注意偏差与注意固定有何区别？我们认为，注意固定是认知加工的**全面**崩溃，在这个过程中，个体感到困惑，完全无法对环境进行理性良好的判断，最后只剩下自杀的选项。自杀相关的注意偏差代表了一种**选择性**加工，例如，在标准认知加工中，自杀患者会自动将注意力分配给自杀相关刺激。许多学者将选择性注意视为非自主和无意识加工的结果（如 McNally, 1995）。相反，注意固定是有意识和理性加工的中断。我们认为，与自杀相关的注意偏差会缩小自杀者的注意范围，让他们只关注与自杀相关的事物，而忽略如安全或生存理由等其他可选择的事物。我们认为，无论自杀者是否处于急性的绝望状态，这种情况都会发生，因为前述研究的被试在自杀未遂 1 年后——当时他们的自杀危机可能已经减轻——依然存在这些注意偏差。然而，当自杀图式被激活且个体正处于状态绝望中时，自杀相关刺激的出现会让他们变得不知所措，难以从刺激中解脱出来（这进一步加剧了状态绝望和自杀意念），最终只剩下逃避和自杀的选项（见图 3.4）。个体无法忍受这种痛苦并最终选择实施自杀时，就达到了阈限。耐受的阈限表示个体不再对自杀感到矛盾并做出结束生命的明确决定的时点。因此，我们认为，状态绝望、注意固定和自杀意念相互作用、螺旋上升，当超出个体对痛苦、状态绝望及迷失的耐受阈限时，个体就会尝试自杀。

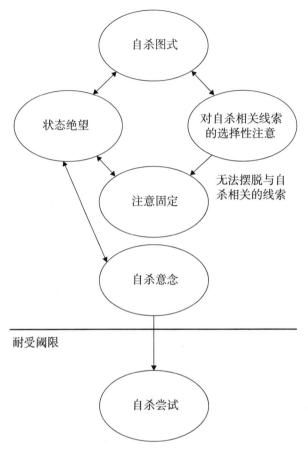

图 3.4　自杀危机中的信息处理模型

摘自 "A Cognitive Model of Suicidal Behavior: Theory and Treatment," by A. Wenzel and A. T. Beck, 2008, *Applied and Preventive Psychology, 12*, p.195. Copyright 2008 by Elsevier. 经许可改编。

　　然而，选择性注意只是与自杀未遂相关的信息加工偏差的一个领域。越来越多的研究表明，有自杀倾向的个体在记忆过程的某个方面也出现了功能障碍——记忆方式过于概括（Williams & Broadbent, 1986a; Williams & Dritschel, 1988; 综述见 Williams, Bamhoffer, Crane, & Duggan, 2006）。也就是说，当给出提示个体回忆过去经历过的线索时，自杀未遂者会给出模糊的回应，像是对一些事件的总结性描述（如，"每年夏天我和家人一起去海滩的时候"）。即使先让他们通过练习学习如何做，然后再回忆一个特定时刻的记忆，他们仍会继续用上述方式回应。威廉姆斯等人（Williams et al., 2006）的研究表明，当自杀者处于弥漫的绝望感中，过于概括的记忆会阻碍他们获取有助于有效解决问题和具体思考未来的信息。

自杀危机期间，过于概括的记忆方式很可能会加剧注意固定，因为自杀者很难回忆起具体的生存理由。此外，它还可能作为素质易感性因素从三个方面激活自杀图式。第一，自杀者不大可能从回忆起具体的积极经历，这强化了消极信念，并有可能导致他们错误地认为自己不值得活下去。不过，这一过程并非自杀者所独有。大量研究表明，抑郁症患者的记忆也具有这一特点（综述见 Williams, 1996）。第二，如前所述，过于概括的记忆会阻碍自杀者获取有效解决问题所需的具体信息，这可能造成额外的生活压力和逆境（Williams et al, 2006）。第三，它促进了一种整体上过于概括的思维方式，影响了自杀者具体思考未来的能力（见 Williams et al., 2006），并可能加强基于绝望感的自杀图式。

因此，自杀者存在两种信息加工偏差。他们总是优先处理环境中与自杀相关的线索，同时很难检索特定的个人记忆。当自杀图式被激活，患者处于状态绝望时，一旦出现与自杀相关的线索，他们就更有可能关注这些线索。过于概括的记忆方式会阻碍他们识别自我伤害的具体替代方式。这种以牺牲其他选择为代价的对自杀的关注，进一步增加了他们的状态绝望和无望的感觉。

问题解决缺陷

在前面的几节中，我们提到了无效的问题解决。它可能是过于概括的记忆方式导致的结果，在注意固定背景下的自杀危机中表现出来。认知模型将问题解决缺陷与自杀行为联系起来，提出在生活压力下，自杀者认为自己的处境无法忍受，并得出自己无力改变的结论，于是绝望感上升，进而增加了自杀意念（Reinecke, 2006）。实证研究证实，相对于没有自杀倾向的个体，自杀个体能够想到的问题解决方案更少（Pollock & Williams, 2004）、更有可能认为自己的解决方案会产生负面后果、更不可能使用想到的替代方案（Schotte & Clum, 1987），并且更有可能用否认或回避策略处理问题（D'Zurilla, Chang, Nottingham, & Faccini, 1998; Orbach, Bar-Joseph, & Dror, 1990）。

正如我们在冲动一节中看到的那样，问题解决涉及多个组成部分和过程（D'Zurilla, Nezu, & Maydeu-Olivares, 2004），但只在少数自杀个体中得到了系统的研究。当问题解决被定义为个体产生解决方案的能力时，问题解决缺陷与生活压力和自杀意念相关，但与绝望无关（Priester & Clum, 1993; Schotte & Clum, 1982, 1987）。相反，如果将问题解决定义为个体解决问题的自我效能感，或认为自己有能力影响问题的结果，问题解决缺陷则与绝望感密切相关，与自杀意念中度相关（Dixon, Heppner, & Anderson, 1991; Rudd, Rajab, & Dahm, 1994）。赖内克等人（Reinecke, DuBois, & Schultz, 2001）研究发现，抑郁和绝望感中介了问题解决的低自我效能感和自杀意念之间的相关。因此，产生问题解决方案的能力与生活压力相互作用，促进了自杀意念，但尚不清楚其机制，因为它似乎与绝望无关。然而，问题解决的低自我效能感与绝望相关，这使个体容易产生自杀意念。产生解决方案的能力和生活压力之间的相互作用可能会激活与无法忍受相关的自杀图式，而问题解决的低自我效能感会激活与绝望有关的自杀图式。

虽然早期理论将问题解决与自杀意念相联系时，认为问题解决是一种特质性易感因素（如 Schotte & Clum, 1982），但一项研究的结果表明，至少在某种程度上，这是一种随情绪和情境变化而变化的状态性现象（Schotte, Cools, & Pavyar, 1990）。克伦和费布拉罗（Clum & Febbraro , 2004）提出了一种可能，问题解决缺陷只在慢性自杀个体（如，多次自杀未遂的人）中才是一种特质性缺陷。赖内克（Reinecke, 2006）指出，问题解决缺陷可能是既是近端又是远端的自杀风险因素，因为它们是精神失调的风险和伴随因素，也是自杀行为的预测因素。我们认为，问题解决缺陷和冲动性一样，是自杀行为的素质易感性因素。产生问题解决方案的能力过低，可能会使个体在生活压力的环境下面临自杀风险。事实上，这本身就可能引发不必要的生活压力，并激活与无法忍受相关的自杀图式。相反，通过激活以绝望为特征的自杀图式，问题解决的低自我效能感与自杀行为相关（见 Rudd et al., 1994）。然而，我们也认为，在自杀危机期间，问题解决能力和自我效能会进一步受损，而这会增加状态绝望和把自杀作为解决问题唯一方式的注意固定。因此，自杀行为的认知行为治疗非常重视发展问题解决技能，这并不奇怪，因为根据我们的理论假设，这些技能通常能降低自杀患者在生活中的压力，并在自杀危机期间提供打破注意固定的策略。如后续章节所示，关注问题解决也是我们对自杀患者的认知干预的重要组成部分。

功能失调的态度

任何与自杀患者打交道的临床医生都知道，患者们经常表达对自己、世界和未来的扭曲信念。尽管这些认知扭曲显然不是自杀患者所独有的，但一些实证研究表明，有自杀倾向的个体比其他精神障碍患者更认同功能失调的态度（T. E. Ellis & Ratliff, 1986），而功能失调的态度与自杀意念相关（Ranieri et al., 1987），并且其中的几个领域在理解与自杀意念和自杀行为相关的认知过程中尤为重要。例如，相比于没有自杀倾向的精神病住院患者，有自杀倾向的患者在功能失调态度的测量上得分较高，该测量评估了赞同需求、应得感以及"情绪上的无责任感"或对引起情绪状态的原因的自知力缺乏等领域（T. E. Ellis & Ratliff, 1986）。

有一种特殊类型的功能失调态度在文献中受到广泛关注，这就是特质的完美主义。如本书第二章所述，特质完美主义的一个方面，即社会规定的完美主义，与绝望（如 Dean, Range, & Goggin, 1996）、自杀意念（Hewitt, Flett, & Turnbull-Donovan, 1992）和自杀未遂相关（Hewitt, Norton, Flett, Callender, & Cowan, 1998）。完美主义者容易认为失败是全或无的，忽视了灰色地带。此外，最近的研究提出了一种可能性：社会规定的完美主义可能通过人际机制与自杀意念相关。例如，社会规定的完美主义程度较高的个体经常表现出人际间的敌意（Haring, Hewitt, & Flett, 2003），这有可能使他们与他人疏远。此外，这类个体还报告了较高的人际关系敏感性（Hewitt & Flett, 1991），这有可能助长他们对社会脱节的错误认识。而社会脱节又使个体面临自杀行为的风险（Trout, 1980）。

自杀患者认可的功能失调态度在许多方面反映了消极图式的激活，其中许多与精神失调普遍相关，而非自杀所特有。然而，T. E. 埃利斯和拉特利夫（T. E. Ellis & Ratliff, 1986）的研究表明，与其他非自杀性精神障碍患者相比，自杀患者的功能失调态度更具特征性，这增加了自杀患者的消极图式变强或在更大程度上被激活的可能性。如下一节所述，我们认为，与一般精神失调相关的一个或多个消极图式的激活增加，与自杀图式激活的更高的可能性相关。此外，休伊特、弗莱特和同事在研究中测量的素质完美主义（dispositional perfectionism）很可能是另一种素质易感性因素，不仅与精神失调相关的消极图式的激活有关，也与自杀图式的激活有关。与冲动和问题解决缺陷一样，素质完美主义很可能只是部分个体的特征。然而，它很可能：（1）与其他素质性风险因素共同作用，增加对精神失调和自杀行为的易感性，这与拉德（2004, 2006）在其自杀模式理论中讨论的方式非常相似；（2）增加了个体在经历失败时绝望图式被激活的可能性。

自杀行为的认知模型

自杀行为的认知模型必须能够与一般认知理论、自杀相关的理论概念以及实证证明与自杀行为相关的心理概念相结合。图 3.5 展示了我们为实现这一目标而构建的自杀行为综合认知模型。该模型包括三个相关的主要概念。

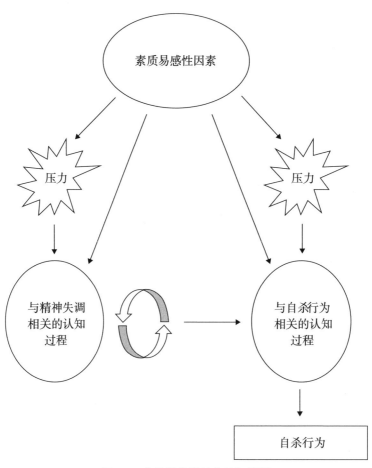

图 3.5　自杀行为的综合认知模型

摘自 "A Cognitive Model of Suicidal Behavior: Theory and Treatment," by A. Wenzel and A. T. Beck, 2008, *Applied and Preventive Psychology, 12*, p.191. Copyright 2008 by Elsevier. 经许可改编。

　　顶部的椭圆形代表素质易感性因素，包括冲动、问题解决缺陷、完美主义和其他功能失调的态度，以及过于概括的记忆方式。虽然我们在本章中强调了心理层面的素质易感性因素，但实际上，第二章中描述的许多风险因素都可以包含在这一概念中（如，低社会经济地位、低教育程度）。我们认为这些概念本身虽然并不会直接导致精神失调和自杀行为，但是它们通过三种方式与自杀行为相联系。第一，它们可能在个体经历生活压力时激活与精神失调相关的消极图式。消极图式的具体内容则很可能取决于个体具有的素质易感性因素的特定组合。第二，这些素质变量本身可能会引发压力，要么是在加剧精神失调的应激源的背景下，要么是更直接导致自杀行为的应激源中。例如，如前所述，完美主义与人际间的敌意有关，而人际敌意可能破坏个体与他人的联系。第三，这些素质变量会影响自杀危机期间的认知过程。如前所述，注意固定的一个重要特征是个体无法理性思考自己的问题，因而将自杀作为唯一的出路。因此，素质性的问题解决缺陷更可能让自杀个体：（1）在状态绝望下出现注意固定；（2）尝试自杀而不是做出更具适应性的选择。过于概括的记忆方式可能会加剧注意固定，因为它降低了自杀个体识别具体的生存理由的可能性。此外，素质冲动可能会加快自杀者陷入注意固定的速度。

左边的椭圆代表与一般精神失调相关的认知过程，更详细的过程如图 3.1 所示。如前所述，在压力状态下，消极图式会被激活。由外部或内部的前因，或二者共同触发的非适应性的想法、解释、判断和意象，让个体想起这些消极图式的内容。反过来，个体表现出的非适应性的情绪、生理和行为反应进一步强化了消极图式。然而，绝大多数经历过这种负反馈循环，或者具有素质易感性因素的个体随后并不会尝试自杀。因此，自杀行为的认知模型必须阐述这些变量仅导致一部分人的自杀想法和行为增加的机制。

我们认为，在自杀个体中，非适应性认知与情绪、生理和行为反应之间的负反馈循环不断升级，从而使消极图式具有强大的力量（如，与严重的轴Ⅰ障碍相关）或额外的消极图式被激活（如，与共病轴Ⅰ障碍相关），这个反馈循环由这个椭圆右边的箭头表示。当消极图式增强且额外的消极图式被激活时，自杀模式被激活的可能性就增加了，当个体同时具有素质易感性因素的特征时尤其如此。换句话说，消极图式的运作不断累积，直到个体对未来感到绝望，无法忍受当前的处境，或兼而有之。我们相信这是大多数尝试自杀的个体的特征，因为他们中的多数都被诊断出至少一种精神失调。那些试图自杀但未被诊断出精神障碍的个体很可能存在非常多的素质易感性因素，或者正处在特别高水平的环境压力中。

右侧椭圆代表自杀行为特有的认知过程，如图 3.2 和图 3.4 的详细描述。当自杀图式被激活且个体正处于生活压力中时，他们可能会经历状态绝望。当发现自杀相关的线索，同时又处在绝望的状态下，个体可能更难以摆脱与自杀相关的信息。这些信息会缩小他们的注意范围、限制他们有效解决问题的能力、加重无望的感觉，并增加他们的自杀意念。当这种状态绝望、自杀意念和注意固定叠加超过临界阈限时，个体就会尝试自杀，即底部的矩形。每个人的临界阈限是不同的，这可能是由个体过去忍受痛苦的经历、先前的疼痛和受伤经历（见 Joiner, 2005）以及心理弹性（或心理弹性的缺乏）等素质变量决定的。例如，既往自杀未遂是未来再次尝试的有力预测因素，因此过去的自杀未遂可能降低了个体的临界阈限。

本章始终强调的一个重点是，自杀模型是维度性的。换句话说，这些概念中的任何一个都不能确保个体一定实施自杀行为。更确切地说，素质易感性因素、消极图式和生活压力相互作用，增加了自杀图式被激活的可能性。如果个体几乎没有素质易感性因素和/或仅存在轻度精神失调，那么激活自杀图式就需要大量的生活压力。相反，如果个体具备很多素质易感性因素和/或存在严重的精神失调，那么很小的生活压力也能激活自杀图式。另外，自杀图式被激活也并不意味着个体一定会实施自杀行为。确切地说，自杀相关认知（如，状态绝望、自杀意念）和自杀相关的认知过程（如，对自杀相关线索的注意偏差、注意固定）之间的相互作用，增加了个体实施自杀行为的可能性。此外，对同一个体而言，这些认知过程也不一样，因为实施自杀行为的可能性取决于是首次还是重复尝试（见 Joiner & Rudd, 2000），以及是否制定了成功应对自杀危机的策略。我们认为，本书第二部分描述的认知干预为患者提供了必要的工具，用于改变自杀图式、应对状态绝望和自杀意念，以及摆脱与自杀相关的线索。

我们相信，自杀行为的认知模型与精神失调和自杀行为的现有理论观点是相容的。二者并不冲突，并且认知模型更精确地说明了：（1）素质易感性因素使个体面临自杀行为的风险；（2）精神失调相关认知过程的发展会激活与自杀行为相关的认知过程；（3）一旦自杀危机发生，心理事件就会发生。我们同意拉德（Rudd, 2004）的看法，即个体具有的风险因素（如我们模型中的素质变量）越多，自杀模式被激活的可能性就越高。正如拉德所说，自杀危机具有以下特征：认知（如绝望）、情感（如无望的状态）、动机（如结束生命的愿望）和行为（如自杀尝试），我们怀疑其中许多都被体验为自杀图式的激活，之后在注意固定的背景下成为关注的焦点。事实上，有人可能会说，图 3.5 所示的结构更准确地表示了自杀模式的认知成分。

此外，对生活中的失败的认知，如丧失归属感或感到负担，在自杀危机的发展中是必需的，这一点我们与乔伊纳（Joiner, 2005）的意见一致。这些失败的认知会注入自杀图式，特别是基于绝望的图式。虽然我们没有明确地将习得的实施自杀行为的能力纳入模型，但这可能是另一个素质易感性因素。我们认为，随着个体实施致命伤害的能力增强，这种素质易感性因素转变成与自杀行为相关的认知过程的可能性也会增加，并且，相比于其他素质易感性因素，这个概念占据着核心地位。

总结与整合

在本章中，我们描述了自杀行为的认知模型，该模型结合了一般认知理论、实证文献中确定的心理风险因素以及我们认为自杀行为特有的其他理论概念。这里描述的自杀行为的认知模型还远不完整，虽然有大量实证文献支持某些概念对解释自杀行为的作用，如绝望和问题解决缺陷，但也有其他概念才刚开始受到研究人员的关注，如信息加工偏差。我们的模型部分来自患者报告的尝试自杀之前的经验，因此我们面临着设计创新的研究方法对这些过程进行前瞻性调查的挑战。此外，该模型必须作为一个整体接受实证检验，因为某些概念（如，完美主义）可能会被其他一般因素（如，以不正常的态度应对逆境的倾向）解释。我们还怀疑，有许多其他素质性心理变量使个体面临精神失调和自杀行为相关消极图式被激活的风险。我们热切期待未来的研究提供实证基础，重新验证这个模型，以更好地理解自杀行为。

该模型怎样帮助接待自杀患者的临床医生呢？首先，我们认为，该模型为临床医生提供了理解自杀模式被激活的原因的逻辑框架，同时也可以帮助他们预测哪些环境因素可能增加个体的自杀行为（如，处于存在许多自杀相关线索的环境中）。在以强烈情感或付诸行动为特点的会谈中，这些知识可以为临床医生提供基础。此外，正如第七章将详细讨论的那样，患者临床表现的认知个案概念化源自相关理论，通过了解与患者自杀意念和自杀行为最相关的因素，临床医生能够确定最可能有效的干预措施。例如，临床医生将为处于极度绝望状态的患者和自杀意念模糊但有多个素质易感性因素的患者选择非常不同的策略。在第二部分中，我们扩充了在素质易感性因素、与一般精神失调相关的非适应性认知以及自杀危机中明显的自杀相关认知过程的层面进行干预的策略。

第四章
预防自杀行为的循证治疗

在介绍基于认知模型的干预方案之前，我们将回顾现有的预防自杀和自伤行为的治疗方法，以便读者了解可用干预的范围。关于精神疾病的治疗（包括药物治疗和心理社会干预）是否可以预防自杀，目前存在不同的观点。一些专家认为，如果精神失调个体接受并依从特定疾病的推荐治疗方案，那么他们的自杀是可以预防的（如 Lönnqvist et al, 1995; Mann et al, 2005），也有其他学者认为自杀不可预防（如 Gunnell & Frankel, 1994; Wilkinson, 1994）。这些卫生保健专业人士意见不同的一个原因是，很少有实证研究明确验证自杀是一种可预防的行为。由于缺乏明确的、实证支持的自杀预防治疗，临床医生和研究人员会根据临床经验，或可以减少自杀相关风险因素的循证治疗的研究结果得出自己的结论。

许多采用前瞻性和回顾性设计的临床流行病学研究支持了以下结论：接受精神疾病治疗的个体比未接受治疗的个体死于自杀的可能性更低（综述见 Mann et al, 2005）。然而，评估治疗疗效和有效性的最科学严谨的研究设计是随机对照试验（randomized controlled trial, RCT）。将患者随机分入干预组或对照组，并进行前瞻性随访，以确定两组患者的自杀率，这是确定干预是否能预防自杀的最严格的科学方法。

可惜的是，很少有随机对照试验研究精神疾病治疗是否比对照情境在更大程度上减少了自杀。随机对照试验可以通过两种方式来研究这个问题。**疗效**（efficacy）研究旨在评估混淆变量可控的最佳情况下的干预效果。而在"真实世界"的环境中进行的**有效性**（effectiveness）研究，更难控制混杂变量。在本章后面的部分，我们使用**疗效或有疗效的**（efficacious）来描述与前一类研究相关的结果，使用**有效性或有效的**（effective）描述与后一类研究相关的结果。在本章回顾的许多研究中，控制条件是**常规护理**（usual care），或患者通常在社区接受的治疗。将常规护理作为控制组有两个重要优势：（1）将感兴趣的治疗与社区的标准护理比较，这意味着只有当该治疗的益处超过患者通常接受的治疗的相关益处时，才会被认为是有疗效或有效的；（2）研究中所有患者都至少接受了社区的标准护理，因此无须等待一段时间再接受治疗或是接受无效治疗。

据我们所知，莫托和博斯特罗姆（Motto & Bostrom, 2001; Motto, 1976）执行了唯一一项证明干预可以预防自杀的随机对照试验。在这项有效性研究中，共有 3005 名因抑郁或"自杀状态"住院的患者，研究者在这些患者出院后 30 天联系了他们，以确定他们是否按照建议参加了门诊治疗。在 1 个月的随访中拒绝或停止治疗的患者（ $n = 843$ ）被随机分入实验干预组或对照组。干预措施包括一封简短的信，由患者住院期间访谈过他们的研究人员发给患者。这封信的目的只是让患者知道研究人员清楚他们的存在，并对他们保持积极的态度。它没有要求患者采取任何行动，也不要求提供任何具体信息。一个例子是"亲爱的_____：你已经有一段时间没来医院了，我们希望你一切顺利。如果你想给我们写信，我们很期待收到你的回信"（Motto & Bostrom, 2001, p.829）。每封信还包括一封写好自己地址的无印信封，这样患者可以在愿意的情况下回信，回信的患者会继续收到信件。干预组的患者在前 4 个月内每月收到一封信，后 8 个月每 2 个月一封，最后 4 年每 3 个月一封。分入对照组的患者则不会收到任何信件。

自杀是由州记录、临床资料和家庭成员的报告确定的。研究结果表明，在前 2 年的随访中，干预组患者的自杀率显著低于对照组的患者。

但是，在整个 5 年的随访期内两组没有显著差异，前 2 年随访的显著差异也没有得到重复。尽管如此，莫托和博斯特罗姆（Motto & Bostrom, 2001）的这项研究是我们所知的唯一一项证明自杀干预有显著效果的研究，至少在 2 年内如此。这项研究的临床意义在于，临床医生通过写信与患者保持联系、表达对患者的关注和支持，尤其是那些没有按照建议参与门诊治疗的患者，可能有助于降低他们出院后 2 年内的自杀风险。

为什么研究者很少用随机对照试验来调查自杀干预的效果？实施这些研究的一个主要的方法学上的困难是，自杀是一种罕见事件（Hawton et al., 1998）。一般来说，基础概率越低，要检测的治疗效果越细微，显示干预组和对照组之间显著的统计学差异所需的样本量就越大。一些研究人员估计，要在 90% 的置信区间内确定一般人群中每10 万人中 5 人左右的总体自杀发生率，需要约 10 万人的非常大的研究样本（Goldsmith, Pellman, Kleinman, & Bunney, 2002）。莫托和博斯特罗姆（Motto & Bostrom, 2001）所描述的干预研究在大样本中是可行的，因为经济成本较小。然而，进行大型、多站点的精神疾病治疗的随机对照试验（如，16 周的药物治疗或心理治疗干预），还要具备足够的能力来检测可能的干预效果，这将产生非常高的财务成本。

研究自杀干预效果的另一种成本较低的策略是选择与自杀高度相关的结果指标。如第二章所述，自杀未遂是自杀的最强风险因素之一。因此，一个可能的替代测量指标是自杀未遂的发生。与自杀死亡相比，自杀未遂的发生是一个更可行的结果测量标准，因为自杀未遂比自杀死亡的发生率更高，特别是在可能实施自杀行为的人群中。这样就可以针对那些在有限的随访期内可能尝试自杀的个体设计随机对照试验，以检测干预的效果。此类研究通常会招募最近尝试过自杀或多次自杀未遂的人入组，因为他们在研究随访期内极有可能再次尝试自杀。

预防自杀未遂的循证治疗

尽管评估降低自杀未遂率的治疗具有公共卫生价值，但很少有临床试验针对这一问题开发或评估新的治疗，或是评估该问题现有的治疗方法。一些文献对评估药理学和心理社会干预的随机对照试验进行了综述（Comtois & Linehan, 2006; Gunnell & Frankel, 1994; Hepp, Wittmann, Schnyder, & Michel, 2004; Linehan, 1997）和元分析（Arensman et al., 2001; Hawton et al., 1998; Hawton, Townsend, et al., 2005; Van der Sande et al, 1997），这些研究均聚焦于预防自杀未遂或自伤行为。随机对照试验的结果并不一致：一些研究报告了特定干预措施在减少自杀未遂和自伤行为方面的效果，另一些则没有发现干预有效的证据。对这些研究进行元分析是有问题的，因为他们把采用不同治疗方法、研究设计、结果测量和入组标准的研究组合在了一起。因此，这些元分析的结论依据研究的分类方式而有所不同（Comtois & Linehan, 2006）。例如，一项元分析发现认知行为治疗（cognitive behavior therapy, CBT）对减少自杀行为有效（Van der Sande et al., 1997），而另一项元分析则发现 CBT 对减少自杀行为无效（Hawton et al., 1998）。由于这一主题的元分析结果并不一致，甚至有时相互矛盾，因此我们逐个回顾了每个随机对照试验的设计和结果。

我们选出了聚焦于药物治疗或心理社会干预对预防自杀未遂或自伤行为的疗效或有效性的研究。我们分别纳入了将自伤行为和自杀未遂作为结果变量的研究，因为许多研究没有区分这两种行为（如 Linehan, Armstrong, Suarez, Allmon, & Heard, 1991）。我们在综述中纳入的所有临床试验都必须具有以下特征：（1）在同行评议的期刊上发表；（2）被试在进入研究前有过自杀未遂或自伤行为；（3）被试被随机分入干预组或对照组；（4）将自杀未遂或自伤行为作为主要结果变量。我们通

过下列途径确定了入选的随机对照试验：已有的综述和元分析；在
MEDLINE[①]、考克兰图书馆（Cochran Library）和 PsycINFO[②] 电子数据
库中检索；已发表文献的参考文献；以及私人交流。我们回顾了下列领
域：药物治疗、强化随访和病例管理、住院治疗、初级保健治疗、青少
年治疗、心理动力学治疗、辩证行为治疗（dialectical behavior therapy,
DBT）、问题解决治疗（problem solving therapy, PST）、认知治疗。之
后，我们对未来研究的影响进行了讨论。虽然这篇综述仅关注预防自杀
未遂或自伤行为的干预措施的疗效和有效性，但我们也认识到，有许多
其他研究已经报告了关于其他相关风险因素（如抑郁）或相关变量（如
治疗依从性）的重要发现。

药物治疗

很少有药物治疗研究将自杀未遂或自伤行为确定为治疗目标，或在
随访期间对这些行为进行系统评估。虽然抑郁在自杀未遂的个体中很
常见，但即使在个体自杀未遂后，抑郁也常常得不到或缺乏足够的治
疗（Oquendo et al., 2002）。对情绪障碍的抗抑郁药物治疗研究的元分析
发现，这种干预方法对预防自杀通常是无效的（Agency for Health Care
Policy & Research, 1999）。少数研究抗抑郁药物治疗对自杀行为影响的
随机对照试验发现，这些药物对预防自杀未遂或蓄意自伤行为无效（D.
B. Montgomery et al., 1994; S. A. Montgomery, Roy, & Montgomery, 1983;
Verkes et al., 1998）。然而，弗尔克斯等（Verkes et al., 1998）报告说，
帕罗西汀（paroxetine 或 Paxil）——一种选择性 5- 羟色胺再摄取抑制
剂，对预防随后的自杀未遂比安慰剂更有效，但仅适用于进入研究前自
杀尝试少于五次的患者。该二次分析的发现尚待重复。

---

① 生物医学文献数据库。它是由美国国立图书馆创建的。——译者注
② 心理学文摘数据库。它是由美国心理学学会创建的。——译者注

有研究报告，在使用锂（lithium）治疗的重度情感障碍患者和使用氯氮平（clozapine 或 Leponex）治疗的精神分裂症患者中，自杀未遂的预防效果更好。蒂斯－弗莱克纳等人（Thies-Flechtner, Müller-Oerlinghausen, Seibert, Walther, & Greil, 1996）比较了锂与卡马西平（carbamazepine 或 Tegretol）和阿米替林（amitriptyline 或 Elavil）的疗效，在随访期间发生的 9 例自杀和 5 例自杀未遂中，没有一例发生在锂治疗期间。在多站点随机对照试验中，梅尔策等（Meltzer et al., 2003）比较了氯氮平和奥氮平（olanzapine 或 Zyprexa）在精神分裂症或分裂情感障碍患者中的疗效。结果表明，在 2 年的随访期内，接受氯氮平治疗的患者中尝试自杀的人数显著少于接受奥氮平治疗的患者。纳入额外（或联合）精神药物的潜在作用的后续分析也支持了这一发现（Glick et al., 2004）。从这段简短的综述中，我们可以得出结论：抗抑郁药物对降低自杀未遂率通常无效，但锂和氯氮平显示出一些前景。

强化随访和病例管理

几项研究检验了临床病例管理或包括外展服务的强化随访方法对降低再次尝试或追加自伤行为的可能性的疗效或有效性。其中多数没有报告干预措施对减少随访期间这些行为的显著效果（Allard, Marshall, & Plante, 1992; Cedereke, Monti, & Ojehagen, 2002; Chowdhury, Hicks, & Kreitman, 1973; Hawton et al., 1981; Van der Sande et al., 1997; Van Heeringen et al., 1995）。一个例外是，韦卢（Welu, 1977）研究发现，与常规护理相比，综合随访干预减少了重复自杀尝试。基于对患者需求的临床评估，该研究的干预措施包括心理治疗、危机干预、家庭治疗和药物治疗。心理健康临床医生会在干预组患者出院后尽快与他们取得联系。随访接触通常包括一次家访，以及在 4 个月的随访期内每周或每 2 周一次接触。与其他未发现显著治疗效果的研究不同，韦卢（Welu, 1977）的研究证据表明，提供综合心理健康治疗并强调出院后随访和持续护理的外展计划可以防止患者重复自杀尝试。

根据后续接触的类型和频率，其他三项研究也发现了令人鼓舞的结果。首先，特曼森和拜沃特（Termansen & Bywater, 1975）进行了一项随机对照试验，比较了自杀未遂者在出院后接受当面随访、电话随访和无随访情况下的差异。研究发现，与无随访情况相比，接受当面随访的患者的重复自杀尝试显著减少。此外，瓦伊瓦等（Vaiva et al., 2006）研究发现，蓄意服用过量药物并在 1 个月后接到精神科医生电话随访的自杀未遂患者，与接受常规治疗（即没有电话联系）的患者相比，后续自杀的可能性更小。然而，在 3 个月的随访评估中，接到电话的患者与常规护理组的患者之间没有显著差异。

卡特等人（Carter, Clover, Whyte, Dawson, & D'Este, 2005）部分重复了莫托和博斯特罗姆（Motto & Bostrom, 2001）的研究，他们从一个地区的毒理学部门招募了澳大利亚新南威尔士州急诊科的患者。所有蓄意中毒（如药物、非法药物、一氧化碳、除草剂或灭鼠剂、胰岛素或其他未知物质）的患者均接受了评估。他们将 772 名患者随机分入干预组或对照组。干预与莫托和博斯特罗姆（Motto & Bostrom, 2001）的研究非常相似，出院后 12 个月内向患者发送 8 张无要求的明信片（用密封信封）。这项研究发现，在 1 年的随访期内，重复服用过量药物的**被试比例**（proportion of participants）没有显著的组间差异。然而，当考虑到同一患者在随访期间的多次尝试时，收到明信片的个体重复尝试的次数约为对照组的一半。亚组分析表明，干预主要减少了女性的自杀未遂次数。

有几项研究检验了出院后治疗的一致性的影响（Moller, 1989; Torhorst et al., 1987）。莫勒（Moller, 1989）报告说，患者出院后继续接受在住院期间为其提供治疗的同一位医生的治疗，与出院后接受其他临床医生的治疗相比，在预防患者的自杀未遂或自伤行为方面，前者并未获得更好的结果。然而，托尔霍斯特等人（Torhorst et al., 1987）报告说，在出院后继续接受同一个医生治疗的患者，其自杀未遂和自伤行为发生率显著低于出院后更换医生的患者。

总之，我们有理由对强化随访和病例管理对减少自杀未遂和自伤行为的有效性持谨慎的乐观态度。尽管并非所有研究都发现干预条件比对照条件更能减少这些行为，但至少有一些证据表明，在患者出院后当面、电话及邮件联系他们，对自杀患者是有益的。

住院治疗

研究者对住院患者进行了几项随机对照试验。然而，这些研究在下列对照情境中未能发现对自杀未遂或自伤行为的显著治疗效果：（1）行为治疗和自知力导向治疗（对照组）（Liberman & Eckman, 1981）；（2）认知治疗、PST 和非指导治疗（对照组）（Patsiokas & Clum, 1985）；（3）没有紧急医疗或精神科需求的患者的普通住院和出院（对照组）（Waterhouse & Piatt, 1990）。有针对住院患者的其他研究检查了给患者发放"绿卡"是否有助于减少自杀未遂和 / 或自伤行为。绿卡的作用是，如果患者有需要，可以保证住院或提供随时能联系到的精神科医生。然而，这些研究发现，在预防自杀未遂或自伤行为方面，获得住院或即时精神科医生资源并不比常规护理更有效，结果在青少年（Cotgrove, Zirinsky, Black, & Weston, 1995）和成年人（J. Evans, Evans, Morgan, Hayward, & Gunnell, 2005; Morgan, Jones, & Owen, 1993）中均相同。因此，研究人员尚未找到一种常规治疗之外的、可以降低自杀或自伤行为发生率的住院治疗方法。

初级保健治疗

初级保健治疗对于管理自杀未遂或有蓄意自伤行为的患者可能至关重要，因为这些患者通常对门诊精神病治疗的依从性较差，但可能更容易被初级保健医生关注（Kreitman, 1979; Morgan, Bums-Cox, Pocock, &

Pottle, 1975; O'Brien, Holton, Hurren, & Watt, 1987）。在为数不多的针对初级保健场景进行的研究中，本内威思等（Bennewith, 2002）的研究评估了一种干预措施对反复出现的自伤行为的发生率的效果。医生的临床实践（而非患者自己）被用作与常规护理对比的干预措施。被分配到干预组的全科医生收到了写着患者真实情况的信件，在信中他被告知他服务的一名患者有自伤行为，这是由追踪该行为的研究团队确定的。收到信的同时，医生还收到了一本自伤行为临床管理的共识指南。信中还包括一封给患者的信，内容为邀请患者预约咨询。结果表明，与常规护理相比，该干预措施对降低总样本的自伤行为的重复发生率并没有效果。然而，亚组分析表明，干预对有反复蓄意自伤行为史的患者有益，但对无自伤史的患者有害。也就是说，对于没有自伤行为史的患者，相比于一般护理条件，干预条件反而让患者更可能出现后续的自伤行为。因此，没有证据表明在初级保健环境下追踪自伤行为能有效地降低风险，事实上，它可能有相反的效果。

青少年的心理社会治疗

许多针对有自杀或自伤行为的青少年的心理社会治疗都包含了几种不同理论方法的元素。例如，伍德等人（Wood, Trainor, Rothwell, Moore, & Harrington, 2001）评估了发展性团体治疗对自伤行为青少年的疗效，由问题解决、CBT、DBT 和心理动力学团体心理治疗的策略组成。患者参加了围绕特定主题组织的六次"急性"团体会谈（即，人际关系、学校问题和同伴关系、家庭问题、愤怒管理、抑郁和自伤、绝望和对未来的感觉），之后每周接受团体治疗。结果表明，与仅接受常规护理的青少年相比，接受两次或以上的团体治疗的青少年后续出现蓄意自伤行为的可能性显著降低。

两项旨在调查家庭治疗对青少年自杀未遂的疗效的研究得出了不同的结果。在第一项研究中，休伊等人（Huey et al., 2004）评估了相对于常规精神科住院治疗，多系统治疗（multisystemic therapy, MST）降低被转介到精神科急诊住院的青少年（主要是10—17岁的非裔美国青少年）自杀未遂的有效性。MST是一种以家庭为基础的干预措施，主要关注家庭：（1）赋予照顾者与孩子有效沟通、监督和管教孩子所需的技能和资源；（2）协助照顾者让孩子参与亲社会活动，同时使青少年远离不良同伴；以及（3）解决有效育儿的个人和系统性障碍。此外，MST要求家庭成员移除家中任何可能致命的物品，以确保安全。结果表明，在16个月的随访期内，MST在减少自杀未遂方面显著比精神科住院更有效。然而，这项研究的一个局限性在于，被分配到MST条件下的青少年比住院条件下的青少年在此前有更高的自杀未遂率。因此，治疗结果可能可以通过回归平均值或统计事实（即在一种场合表现出极端行为的群体，在随后的测试场合中会倾向于表现出较少的极端行为）来解释。

在第二项研究中，哈林顿等人（Harrington et al., 1998）调查了儿童精神病社会工作者对蓄意服用过量药物来伤害自己的儿童和青少年的家庭进行的干预是否比常规护理更能减少他们随后的蓄意自伤行为。干预包括一次评估会谈和四次家访，重点是家庭问题解决。研究发现，在随访期内，两组的蓄意自伤行为并没有显著差异。然而，作者提出了一种可能性，即由于研究社工在必要时也与被分配到常规护理条件的患者进行了接触，因此干预措施的某些方面也被纳入了常规护理。

金等人（King et al., 2006）调查了青年提名支持团队（Youth-Nominated Support Team）第一版对有自杀倾向的精神科住院青少年的疗效。这项创新性干预包括要求青少年在生活的各个领域（包括学校、邻里和社区、家庭）中确定关心他们的人。在父母或监护人的许可下，这些支持人员参加了心理教育课程，旨在帮助他们了解青少年精神障碍以及治疗计划、自杀风险因素、与青少年沟通的策略和紧急联系信息。支持人员被鼓励每周与青少年接触。然而，这项研究的结果表明，与常规护理相比，这种治疗在减少自杀未遂方面并不更有效。因此，虽然研究人员已经为有自杀倾向的青少年设计了一些创新的综合性心理社会治疗方法，但还需要更多的工作来确保这些方法能够有效地减少自杀和自伤行为。

心理动力学心理治疗

格思里等（Guthrie et al., 2001）试图确定一种短期心理动力学人际心理治疗对蓄意服毒患者的干预效果。这种治疗以霍布森（Hobson, 1985）开发的"对话模型"为基础，侧重于识别和帮助患者解决导致他们心理困扰的人际困难。在心理治疗研究中心，患者被随机分配到由护士治疗师在患者家中进行四次会谈的治疗条件或不包括人际心理治疗的常规护理条件下。与对照组的患者相比，在 6 个月的随访期内，接受研究干预的患者在治疗期间蓄意伤害自己的可能性显著降低。

贝特曼和福纳吉（Bateman & Fonagy, 1999）比较了精神分析导向的部分住院治疗与常规精神科护理对边缘型人格障碍（borderline personality disorder, BPD）的有效性。治疗包括个体治疗（每周）、精神分析团体心理治疗（每周三次）、心理剧技术导向的表达性治疗（每周）、社区会议（每周）、与病例管理员的会议（每周）以及药物管理（每周）。治疗由受过精神分析培训的护士提供。如果患者缺席，他们会接到电话、信件，必要时会受到家访。结果显示，在 18 个月的随访期内，自伤行为和自杀尝试显著减少。本节回顾的两项研究都使用了心理动力学方法结合家访的方案，虽然他们在治疗类型（人际心理治疗、精神分析心理治疗）和强度上有所不同。但是，这些研究依然提出了一种可能性，即以心理动力学为主的综合治疗方法可以减少自伤行为。

辩证行为治疗

辩证行为治疗（dialectical behavior therapy, DBT）是一种认知行为

干预，由莱恩汉（Linehan, 1993a, 1993b）开发，用于治疗符合 BPD 标准的自杀患者。DBT 按以下顺序针对三种类型的行为：（1）危害生命的行为（如，自杀未遂、自伤行为）；（2）干扰治疗的行为；以及（3）干扰生活质量的行为。根据莱恩汉等人（Linehan et al., 2006, p.759），DBT 通过五种机制实现目标：

（1）提高行为能力；（2）提高行为练习的动机（通过权变管理和减少干扰情绪及认知）；（3）确保将收获推广到日常环境中；（4）构建治疗环境，从而强化功能性行为而非功能失调行为；（5）增强治疗师有效治疗患者的能力和动机。

DBT 通过四种服务模式执行：（1）每周一次个体心理治疗；（2）每周一次团体技能培训；（3）根据需要进行的电话咨询；（4）每周一次治疗师咨询团队会议。

莱恩汉等（Linehan et al., 1991）最初在 44 名至少有过两次自伤行为（无论是否有自杀意愿）且被诊断为 BPD 的女性中研究了 DBT 的疗效。患者被随机分入 DBT 组或社区提供的常规护理组。DBT 组的治疗持续了 1 年，其后两组都接受了 1 年的随访。在随访的 1 年中，DBT 组的患者重复发生自伤行为的比例显著低于常规护理组的患者。随后研究者执行了一项重复试验，来确定 DBT 是否比非行为心理治疗专家提供的治疗更有效（Linehan et al., 2006）。研究样本包括 101 名最近有过自杀尝试或自伤行为的女性，且被诊断为 BPD。研究对象被分入 DBT 组或由专家提供的社区治疗组，治疗为期 1 年，并进行 2 年的随访评估。结果表明，DBT 组患者后续自杀未遂的可能性约为专家社区治疗组患者的一半。目前的研究尝试澄清 DBT 的哪些组成部分是必要的，以及需要在多大程度上忠实于 DBT 手册才能获得与前述研究类似的结果。DBT 是为数不多的针对自杀患者的干预措施之一，并且已有多项随机对照试验支持 DBT 的疗效。

问题解决治疗

问题解决治疗（problem solving therapy, PST）是一种认知行为干预，临床医生和患者共同使用问题解决策略处理问题。多数研究发现，与常规护理相比，这种治疗方法对预防后续的自伤行为并不会更有效（Gibbons, Butler, Urwin, & Gibbons, 1978; Hawton et al, 1987; Salkovskis, Atha, & Storer, 1990）。此外，麦克利维等人（McLeavey, Daly, Ludgate, & Murray, 1994）发现人际问题解决技能训练和以问题为导向的危机处理方法对服毒自杀未遂者的作用没有差异。此外，唐纳森等人（Donaldson, Spirito, & Esposito-Smythers, 2005）针对最近自杀未遂的青少年的研究表明，问题解决和情绪技能管理治疗与支持性关系治疗之间没有差异。

除了这些研究，还有两项研究值得注意，因为研究人员试图在两个独立的临床试验中评估一种治疗方法的疗效，并且其中一项研究的样本量比本章综述的多数疗效研究大得多。这两项研究检验了手册辅助的CBT对自杀和非自杀性自伤行为治疗的疗效。手册辅助的CBT是一种整合了PST、认知重建、减少酒精和物质滥用的策略以及改编自DBT的一些策略的综合干预措施。患者会收到一本治疗手册和最多七次的个体治疗。尽管这种干预包括几种不同的策略，但其核心特征是帮助患者处理特定的问题，这些问题被认为导致了他们的自伤行为，并且可以通过问题解决策略加以解决。一项初步的试点研究发现，与常规护理条件相比，手册辅助的CBT对减少自伤行为没有治疗效果（K. Evans et al., 1999）。随后，一项大型临床试验（$n = 480$）也未能发现该干预措施相对于常规护理在减少自伤行为方面的显著效果（Tyrer et al, 2003）。

总之，关于问题解决策略对减少自杀和自伤行为的疗效的研究结果令人失望。然而，我们注意到，尽管索尔科夫斯基等（Salkovskis et al., 1990）在1年的随访期内没有发现PST对重复自杀未遂的干预效果，但在 6 个月的随访评估中确实发现了显著的治疗效果。鉴于样本仅由 20 名患者组成，而小样本量通常只能检测到大的治疗差异，同时，抑郁和绝望感的测量中也发现了治疗效果，因此，这些结果尤其令人印象深刻。索尔科夫斯基等人的研究结果启发我们进一步发展针对自杀患者的认知干预，关注问题解决、制定认知和行为应对策略，并评估其疗效。

认知治疗

在 20 世纪 90 年代中期，我们开始探索认知治疗作为一种短期危机干预方法的可行性，我们将它用于帮助那些因自杀未遂来到急诊科的患者。当时，我们的临床倾向是，最近自杀未遂的患者愿意接受短期的问题解决干预，因为我们观察到的多数自杀未遂都是由最近的压力性生活事件引发的。这些压力性生活事件通常涉及某种类型的丧失，比如关系破裂、躯体疾病、毒品复吸或失业。我们观察到，这些急诊室患者中，有一些人愿意倾听我们提出的问题解决建议，另一些人则不愿意，或拒绝与我们交谈。一些患者报告说他们"犯了个错误"，自杀未遂已经"过去"了，他们认为自己的自杀未遂行为不需要精神科治疗，因为他们已经决定好好地活下去，因此进一步的治疗是不必要的。但另一些患者因为过于沮丧而无法详细谈论他们的问题，并且坚信直接面对问题会导致情绪上的持续痛苦。还有一些患者无法与我们交谈，因为他们的身体条件不允许（如，由于服用过量药物而陷入半昏迷状态）。一些患者拒绝讨论他们的问题，也拒绝给出任何理由。

我们很快发现，患者在入院时或出院后，情绪更加稳定，更愿意与我们合作；我们发现，在急诊科进行初步医院评估后的 24~72 小时内，是接近患者并邀请他们参与研究的最佳时机。通常，我们会在患者住院期间进行心理评估，并开始确定患者的自杀动机。鉴于住院时间通常很短，我们会在出院后提供门诊治疗。最初，我们认为一个非常简短的认知治疗过程（大约四五次会谈）就足以解决患者最紧迫的困扰。但后来我们意识到，仅仅是尝试了解之前发生的事件的时间线，并对患者的临床表现进行个案概念化（如第七章所述），就需要多次会谈。此外，我们发现，患者通常需要更多的时间与临床医生建立信任关系，这样他们才能感觉舒适来应对情绪上的痛苦，并建立希望感。

我们的初步临床试验将患者随机分入大约十次的认知治疗组和常规护理组。两组患者都被允许参与社区通常提供的任何其他治疗。患者在入院时或出院后立即接受基线评估，并在 1、3、6、12 个月后分别接受随访评估。

在研究进行了大约 1 年后，我们开始关注患者的脱落率。我们注意到大多数患者没有参加随访的评估会谈。这一发现让我们震惊，因为完成和未完成研究的被试之间可能存在重大差异。例如，临床状况的改善可能导致患者得出结论，认为研究对他们不再有益，并且自己无须继续参与研究。相反，症状恶化的患者也可能认为研究对他们无益，并在接受完整的治疗之前停止参与。无论脱落的原因是什么，留在研究中的患者比例过低，会严重影响关于疗效和研究发现的普遍性的结论。

鉴于这一重大方法学问题，我们决定努力改进，让被试留在研究中并投入治疗。我们迅速意识到需要雇用额外的工作人员，我们将他们指定为研究病例管理员（study case managers, SCM）。SCM 的主要作用是让患者投入并促进他们持续参与研究（Sosdjan, King, Brown, & Beck, 2002）。SCM 通常在患者住院期间（急诊科或者病房）与患者建立关系。他们帮助患者持续投入研究，并根据需要提供其他转介服务。我们希望患者逐渐认识到，SCM 是他们在整个研究过程中始终可使用的有价值的资源。

虽然 SCM 的主要任务是为即将到来的预约提供书面和 / 或口头提醒，但 SCM 也会通过电话或信件与患者保持定期和持续的联系。根据莫托和博斯特罗姆（Motto & Bostrom, 2001）研究的结果，为了与患者保持联系，SCM 还向患者发送了其他非要求的卡片和信件。考虑到治疗过程中可能出现的高脱落率和不依从，我们的团队将优先直接联系患者，而不是给他们留言，因为我们的经验表明，这种做法更有可能使患者参加后续的治疗会谈。在与 SCM 联系的过程中，患者报告了参加研究评估和治疗的各种障碍或困难，包括交通问题、照顾儿童的责任、身体残疾、缺乏组织技能以及遗忘。SCM 会帮助患者解决参加治疗或评估时遇到的问题。

无论是在认知治疗还是在常规护理条件下，即便收到许多提醒电话和信件，但患者仍不来参加评估和治疗会谈。患者经常报告说他们对这些预约感到矛盾或不愿意参加，原因包括：(1)对治疗感到毫无希望或认为治疗没有帮助；(2)对讨论个人问题感到焦虑；(3)意识到尝试自杀是个错误，认为自己不再需要治疗（关于应对这些挑战的策略，见第六章和第十章）。SCM 了解患者对待治疗的态度，倾听并共情这些担忧。一旦患者感到被理解，SCM 就可以帮助患者形成更具适应性的想法并克服潜在的障碍。我们很快看到，来参加评估和治疗会谈的患者大幅增加。

鉴于研究病例管理方案在保持患者接受治疗和研究方面取得了成功，我们进行了一项规模更大的临床试验，以评估相比于常规护理，认知治疗预防重复自杀的有效性（G. K. Brown, Tenhave, et al., 2005）。本研究评估的认知治疗方案正是本书第二部分的主题。尽管我们在研究设计中纳入了病例管理方法，但值得注意的是，研究的主要重点仍然是认知治疗的疗效评估，而不是病例管理的效果，因为所有被分入任一治疗条件的患者都接受了研究病例管理。接下来，我们将简要介绍该研究的程序和结果，以提供背景支持本书第二部分中对干预的广泛讨论。

样本包括 120 名自杀未遂患者，他们在尝试自杀后 48 小时内接受了医学或精神科评估。患者从宾夕法尼亚大学医院精神科或医学急诊科招募而来。可能合适的被试最初是因自杀未遂（如，药物过量、撕裂、枪伤）在急诊科被识别的。其他入选标准包括：（1）16 岁及以上；（2）说英语；（3）可以完成基线评估；（4）可以提供至少两个有效联系人，以便追踪后续评估；（5）可以理解和提供知情同意。如果患者患有可能妨碍参与门诊临床试验的疾病，则被排除在外。

在基线评估后，患者被随机分入两种治疗条件中的一种：认知或非认知治疗。认知治疗组的患者被安排接受十次基于治疗手册（G. K. Brown, Henriques, Ratto, & Beck, 2002）的个体治疗会谈。两种条件下的患者均接受社区的常规护理。我们在 18 个月内对所有个体进行了随访评估，以确定他们是否再次尝试自杀。

患者的年龄范围在 18—66 岁，61% 为女性。我们通过患者的自我报告来描述样本的种族特征，60% 为非裔美国人，35% 为白种人，5% 为西班牙裔、美洲原住民或未指明种族的人。在基线评估时，92% 被诊断有抑郁症，68% 被诊断有物质使用障碍。具体包括酒精（30%）、可卡因（23%）和海洛因（17%）依赖。多数患者（85%）有一个及以上的精神病学诊断。超过半数（58%）试图通过过量服用处方药、非处方药或非法药物来自杀。其他方法包括：刺穿或撕裂皮肤（17%）；跳楼（7%）；上吊、开枪或溺水（4%）。

我们发现接受认知治疗的患者中，24% 再次尝试自杀；而只接受常规护理的患者中，这一比例达到了 42%。研究最重要的发现是，与未接受认知治疗的患者相比，接受认知治疗的患者在随访期间再次尝试自杀的可能性大约降低了 50%。我们还发现，在 18 个月的随访期内，接受认知治疗的患者比只接受常规护理的患者抑郁和绝望程度显著降低。事后分析表明，相比于仅接受常规护理的患者，接受认知治疗的患者在 6、12、18 个月的随访期内贝克抑郁量表得分更低，在 6 个月的随访期内 BHS 得分更低。*

因此，我们得出结论，认知治疗对预防自杀未遂是有疗效的。这种效果超出了 SCM 提供的病例管理，因为认知治疗和常规护理组的患者都接受了这项服务。我们认为，掌握更多处理急性痛苦的适应性方法的患者能够更好地避免未来的自杀危机。尽管制定有效的问题解决策略是我们干预的重中之重，但有其他几项内容同样重要，包括专注于改善患者的社会支持网络和提高患者对辅助服务的依从性的行为策略，这反过来又让患者投入社区。而认知策略侧重于改变自杀危机中出现的非适应性想法和信念，并提醒患者生存的理由。本书后续的部分将专门描述这种干预的组成部分和应用。

对未来研究的启示

整体来说，只有少数研究检验了预防自杀治疗的疗效和有效性。除了一项研究发现向出院后没有接受治疗的患者发送无要求的联系信有效果外（Motto & Bostrom, 2001），几乎没有其他关于自杀预防的疗效或有效性文献。然而，有少量随机对照试验支持各种治疗策略对预防自杀未遂和蓄意自伤行为的疗效。针对成年人的成功干预包括强化随访和病例管理（Termansen & Bywater, 1975; Vaiva et al., 2006; Welu, 1977）、心理动力学心理治疗（Termansen & Bywater, 1975; Vaiva et al., 2006; Welu, 1977）、对 BPD 的 DBT 治疗（Linehan et al., 1991, 2006）、认知治疗（G. K. Brown, Tenhave, et al., 2005）、锂治疗重度情感障碍

---

* 在本书的最后准备阶段，我们了解到另一项 RCT，该研究考察了短期认知行为干预对青少年和成年早期患者的自伤行为（无论是否有自杀意图）再次出现的疗效（Slee, Garnefski, van der Leeden, Arensman, & Spinhoven, 2008）。研究结果表明，主要基于我们的认知方案（见 Slee, Arensman, Garnefski, & Spinhoven, 2007）的研究干预对预防自杀是有疗效的。

（Thies-Flechtner et al., 1996）以及氯氮平治疗精神分裂症（Meltzer et al., 2003）。对于青少年，发展性团体治疗（Wood et al., 2001）是一种有效的方法，MST（Huey et al., 2004）也显示出一些希望。尽管有一些令人鼓舞的发现，但尚无足够的证据能够证明哪种治疗方法对自杀未遂或有蓄意自伤行为的患者最有效，因为这些干预措施的有效性还未得到直接比较。

在本节中，我们对文献的现状做了一些讨论。多数评论对于理解这些研究的研究设计的优势和局限性有重要意义。对评估自杀患者治疗方法的研究人员来说，未来设计研究时考虑这些建议很重要。同时，我们也认为，临床医生了解这些问题也很重要，他们是研究文献的严格的使用者，可以据此评估这些研究结果在多大程度上能够应用于临床实践。

本综述引用的多数研究的一个局限性是在报告试验结果方面缺乏标准。具体而言，报告不充分会使结果的解释变得困难（如果不是不可能），并且有风险使得有偏的结果获得错误的可信度（Moher, Schulz, & Altman, 2001）。为了提高报告的质量，一个由临床试验研究人员、统计学家、流行病学家和生物医学编辑组成的国际小组发布了"报告试验统一标准（Consolidated Standatds of Reporting Trials, CONSORT）"指南（Begg et al., 1996）。CONSORT 指南提供了一份检查表和流程图，以帮助提高 RCT 报告的质量。检查表包括报告中应提及的项目；流程图为读者提供了一幅清晰的图片，展示从随机分组到研究结束的过程中所有被试的进展情况。这些指南的目的是让实验过程更清晰，无论是否有缺陷，以便数据使用者能够更恰当地评估其有效性，以达到他们的目的。例如，指南要求 RCT 报告用于生成随机化序列的方法、用于实施随机化（包括隐藏）的方法，并指明生成随机化序列的人员、被试招募人员和将被试分配到组的人员。本综述中的很多试验未能报告所用随机程序的重要细节。CONSORT 指南已得到著名医学和心理学期刊的认可，如《柳叶刀》（*The Lancet*）、《美国医学会杂志》（*Journal of the*

American Medical Association）和《咨询与临床心理学杂志》（*Journal of Consulting and Clinical Psychology*）。希望未来有关自杀预防的临床试验能够采用更严格的报告标准。

几乎所有试验都存在一个主要的方法缺陷：对于检测潜在的干预效果，试验包含的被试太少（Arensman et al., 2001; Hawton et al., 1998）。很少有临床试验报告在研究前进行了功效分析，但这能增加招募足够的样本以检测干预组和控制组之间显著差异的可能（例外情况见 G. K. Brown, Tenhave, et al., 2005; Carter et al., 2005; Linehan et al., 2006）。阿伦斯曼等人（Arensman et al., 2001）对检测出重复尝试自杀率的统计学显著差异所需的患者数量进行了样本量估计，并得出结论：对于他们审查的大多数随机对照试验，实际纳入的患者数量与检测效果所需的样本量之间存在相当大的差异。

相关的一点是，许多被认为有较高自杀风险（如，需要立即住院治疗）的患者，被排除在研究之外，尽管这些研究正是为了评估减少自杀行为的治疗的疗效或有效性。研究精神药物疗效的研究人员通常会排除自杀风险最高的患者，也许他们担心这些患者在门诊治疗时风险太大，或者很难留在临床试验中。根据这一行业标准，研究其他旨在降低自杀风险的治疗效果的研究人员也采用了类似的方法。例如，莱恩汉（Linehan, 1997）综述了 13 项门诊随机对照试验，其中 6 项排除了高危人群（Allard et al., 1992; Chowdhury et al., 1973; Gibbons et al., 1978; Hawton et al., 1981; McLeavey et al., 1994; Waterhouse & Piatt, 1990），而这 6 项研究均未发现显著的治疗效果。纳入高危患者可能可以提高统计效力，并增加将自杀预防研究结果推广到高危个体的可能性（Comtois & Linehan, 2006）。

将随机对照试验结果普遍化基于以下假设：研究被试代表了被抽样的人群。不同的研究招募模式带来的患者亚组偏差，可能导致对干预有效性的高估或低估。涉及因精神问题接受治疗的个体的研究可能特别容易受到被试偏差的影响（Patten, 2000; Vanable, Carey, Carey, & Maisto, 2002），因为症状严重程度和社会环境（如，无家可归、贫困）可能会导致患者亚组的参与差异。具体而言，相对于症状严重程度较低和社会资源较多的个体，症状更严重和社会资源较少的个体更可能参加心理健康（Shadish, Matt, Navarro, & Phillips, 2000）和药物滥用治疗试验（Rychtarik, McGillicuddy, Connors, & Whitney, 1998; Strohmetz, Alterman, & Walter, 1990）。因此，从纳入症状较重、社会资源有限和自杀风险较低的被试的临床试验中获得的信息，可能会限制这些研究的普遍性。

被招募参加临床结果研究的自杀未遂或有自伤行为的个体，其被试偏差的性质和程度几乎是未知的（Arensman et al., 2001）。例如，本综述中引用的随机对照试验中，只有 11 项研究报告了拒绝参与的患者比例（Allard et al., 1992; G. K. Brown, Tenhave, et al., 2005; Carter et al., 2005; Evans et al., 1999; Guthrie et al., 2001; Hawton et al., 1981; Linehan et al., 2006; Verkes et al., 1998; Waterhouse & Piatt, 1990; Welu, 1977）。在这些研究中，符合条件但拒绝参加临床试验的患者比例从 0%（Waterhouse & Piatt, 1990）到 49%（Allard et al., 1992）不等。此外，只有 2 项研究调查了与被试偏差相关的因素。韦卢（Welu, 1977）发现，研究被试和拒绝者之间在人口统计学变量上没有显著差异。在我们的研究中，白种人拒绝参与的可能性大约是非裔美国人的 2.6 倍（G. K. Brown, Tenhave, et al., 2005）。目前正在进一步研究这种潜在偏差的原因和影响。

许多研究的另一个问题是，对感兴趣的概念使用了一种特殊的、研究特定的命名法。使用一个通用术语来描述自杀未遂和蓄意自伤行为对比较研究结果至关重要。自杀行为的定义（如第一章所述）往往没有包括在这些研究的报告中。临床试验报告中没有包括自杀行为的定义，意味着它遗漏了一些重要细节，而这些细节对重复研究或者使用元分析对特定类型治疗有效性的研究结果得出结论可能是必要的。

一个相关的问题是，这些试验使用的结果测量方法缺乏一致性，多数研究没有描述提高测量质量的方法（如，评估员的培训）。更大的问题是，许多研究没有完全使用标准化的结果测量方法。如第一章中综述的，自杀未遂和其他自杀相关变量的许多结果指标都具有足够的信效度。自杀未遂，特别是那些致命程度较低的自杀未遂，往往难以可靠地评估，并且需要不了解治疗分组的评估者达成盲评一致。此外，很少有研究描述评估者是否确实不了解治疗分组，以及，如果是，研究者又如何评估盲评是成功的。盲评是设计的一个关键组成部分，用以防止评估者根据治疗条件有意或无意地调整评分。然而，我们也认识到，当被评估的患者正在经历自杀危机时，盲评尤其有问题，因此可能需要打破盲评以有效管理有自杀倾向的被试。

治疗真实性是另一个令人担忧的领域，并且多数干预试验都达不到标准。为了保证干预研究能够重复，需要治疗手册来防止治疗的混淆。此外，大多数随机对照试验未能提供关于临床医生如何接受干预培训的任何描述，也没有包括对治疗技能的依从性或胜任力的测量。在心理治疗的研究中，应该对会谈进行录音或录像，并用有良好信效度的胜任力测量工具进行评估。例如，在我们的临床试验中，我们使用了**认知治疗评分量表**（Cognitive Therapy Rating Scale; Young & Beck, 1980），并补充了侧重自杀预防的特定干预措施相关的附加条目。当会谈由多个独立评估员进行评估时，治疗的真实性可能会进一步增强。

对随机对照试验数据的处理我们也有几点建议。所有疗效或有效性分析均应遵循意向治疗原则，该原则要求包括所有被随机分配到治疗组的被试，无论其方案依从性、实际接受的治疗，或者后来从治疗或评估中脱落的情况如何。当结果变量是自杀未遂是否出现或出现的时间时，可以使用生存分析解释脱落的情况。也可以采用分层线性（或 logit）模型估计重复测量的变化，而无须进行最后一次观察或排除缺失数据的被试。使用适当的分析策略分析研究损耗对于确定治疗是否真正有疗效或有效至关重要。例如，如果检查疗效的分析只包括实际完成研究的被试，那么退出研究的患者的临床表现可能更差（或更好）。这种策略可能导致研究者对干预疗效得出有偏差的结论。

最后，我们注意到，这篇综述包括专注于预防自杀行为的研究，而没有包括专注于减少自杀意念的研究。有几种有希望的治疗方法可用于解决自杀意念。例如，《自杀风险的评估与管理》（Jobes, 2000, 2006），这是一种针对自杀意念患者临床护理的特定的手册化评估和治疗方法。自杀风险的评估与管理基于**自杀状态问卷**（Suicide Status Form; Jobes, Jacoby, Cimbolic, & Hustead, 1997），这是一份评估患者自杀行为的测量工具，并导向可用于告知和制订治疗计划的潜在概念。该方法的有益效果已经得到了初步支持（Jobes, Wong, Conrad, Drozd, & Neal-Walden, 2005），目前正在 RCT 的背景下接受评估。

总结与整合

本章综述的研究支持"自杀行为是可以预防的"这一观点。尽管研究数量有限，而且其中许多研究存在方法上的缺陷，但有几种循证治疗方法已被证明能有效降低自杀未遂率，如认知治疗。我们强烈建议治疗自杀风险患者的临床医生完善循证治疗方面的知识和技能。对于那些可能对治疗感到矛盾甚至绝望的高危患者，循证治疗尤为重要，因为临床医生可以向他们传达治疗成功的可能性的具体信息。

重要的是要认识到，将这些发现推广到各类高危人群还存在一些局限性。到目前为止，已经进行的多数治疗试验都使用了成人样本，因此我们建议在将这些研究结果推广到其他年龄组时要谨慎。虽然有一些针对青少年的治疗试验，但我们没有发现任何专注于预防老年人或大学阶段年轻人的自杀行为的 RCT。此外，很少有针对下列少数群体的干预试验：少数种族或民族；同性恋、双性恋或跨性别群体；其他弱势群体（如，囚犯）。未来还需要开发和测试针对这些特殊人群的其他创新或文化适应的干预措施。而对于目前的循证干预措施，需要更多的研究，以测试这些治疗在社区环境中的有效性，了解与治疗反应相关的变化机制，并评估向公众传播这些治疗的有效性。

我们设计了 RCT，评估认知治疗与常规护理对降低高危患者再次尝试率的疗效（G. K. Brown, Tenhave, et al., 2005），并希望：（1）扩展 PST 的前景；（2）对这一主题的严格研究，能改进其他研究在方法上的许多局限。从治疗的角度来看，我们的干预措施不仅包括对制订有效的问题解决策略的关注，还关注其他认知和行为策略，以管理未来的自杀危机、寻找生存理由、改善社会关系，并提高患者对其他医学和心理治疗的依从性。这种干预源自下一章中的一般认知治疗原则，并在本书前三章所述的研究工作背景下展开。从方法学的角度来看，我们的随机对照试验使用了足够的样本量、坚持了严格的标准，以确保评估的可靠性和治疗的真实性，并采用复杂精巧的统计技术来准确描述数据集中出现的趋势。

我们努力的结果是确定了一种相对于常规护理更有效的治疗方法，可以降低重复自杀尝试的发生率。如前所述，我们发现，在 18 个月的随访期内，接受认知治疗和社区常规护理的患者与单独接受常规护理的患者相比，重复尝试自杀的可能性约低 50%。与普通护理条件下的患者相比，认知治疗条件下的患者体验到较少的抑郁和绝望，而这是导致患者出现自杀行为风险的两个变量。我们会继续评估这种干预的疗效和有效性（创新应用见第十一至十三章），但已有坚实的实证证据支持将认知治疗视为成人自杀患者的一种治疗方法。在后面的部分，我们将描述实施这种治疗的具体方式。我们提供了一个系统指南，帮助读者简要了解认知治疗（第五章），并深入理解自杀患者认知治疗主要阶段的相关目标和策略（第六至九章）。在这些章节中，我们将通过一个案例来说明该方案的应用。

第二部分

临床应用

第五章

认知治疗：一般原则

　　认知治疗是建立在坚实的认知理论基础之上的。在这种特定的结构化会谈中，治疗师可以根据患者的认知个案概念化（即，基于认知理论对患者临床表现的理解）选择一系列认知和行为策略。针对自杀患者的认知治疗与其他精神障碍患者的认知治疗在基本上有许多相似之处，例如抑郁症（A. T. Beck, Rush, Shaw, & Emery, 1979）、焦虑症（A. T. Beck & Emery, 1985）、人格障碍（A. T. Beck, Freeman, Davis, & Associates, 2004）及物质使用障碍（A. T. Beck, Wright, Newman, & Liese, 1993）。本章将概述多数认知治疗干预措施共有的认知治疗一般原则（见 J. S. Beck, 1995; Wright, Basco, & Thase, 2006），并提供将这些标准策略应用于自杀患者的方式的相关建议。专门针对自杀患者的策略将在后续章节中介绍。

　　认知治疗的基本特征之一是结构化和有时限。患者理解他们需要在治疗中保持积极、系统的问题解决立场，并与临床医生合作，采取以目标为导向的方式解决他们的生活问题。与其他类型的患者不同，自杀患者的认知治疗涉及针对生活问题的工作，尤其是与他们最近的自杀危机相关的生活问题。也就是说，重视自杀预防是对这些患者进行认知治疗的核心。自杀预防包括直接方式（如，改变自杀意念和自杀意愿的策略）和间接方式（如，鼓励患者找一份工作，这会给他们的未来带来希望，并为他们的生活增添意义）。患者需要理解，家庭作业是他们与临床医生合作制订的，以便他们把会谈中讨论的策略应用于自杀危机相关的生活问题。

认知治疗的另一个基本特点是，干预措施的很大一部分集中在患者对情况的解释和以现实的态度评估这些情况的方法上。临床医生对患者进行认知模式的教育，并说明他们解释或误解情绪体验和行为反应的方式。通过患者生活中的例子，认知模式得到加强。患者会明白，他们将培养识别和评估消极想法的技能，这些消极想法通常与痛苦和自杀危机相关。此后，他们能够将在特定情况下出现的消极想法与更基本的信念联系起来，这些信念影响了他们看待自己、世界和未来的方式，并且他们将努力修改那些不合理的信念。

认知治疗还包括本质上是行为的策略。例如，焦虑的患者经常被教授放松技巧；而抑郁的患者经常进行行为监控，以便他们从生活中找到获得愉悦的方式，并更多参加这些活动。行为策略有助于患者从令人痛苦的症状中缓解，并在未来出现症状时发展出管理症状的技能。另外，行为策略也能促进认知改变，因为它们向患者证明他们自己有能力忍受和管理痛苦，而且问题并非无法解决。

尽管认知治疗的大部分内容集中在产生有意义的认知和行为变化的积极策略上，但它需要建立在临床医生和患者之间良好的治疗关系的前提下。临床医生必须表现出温暖、共情、合作和不评判的态度（A. T. Beck & Bhar, 待刊）。为治疗提供方案的全面的概念化基于对患者病史和当前问题的详细了解。这种理解最好通过专注倾听和共情来获得。具有更好的倾听和共情技能的临床医生更有可能促进行为改变，因为这些技能对加强治疗联盟至关重要。因此，认知治疗的目标不是让临床医生就如何更好地解决生活问题给患者提供建议。相反，它提供了一种手段，帮助患者通过协同经验（collaborative empiricism）找到生活问题的替代性解释和反应；或者让患者能够和临床医生共同用一种系统、科学的方法来处理问题。只有当临床医生表达出接纳和肯定的立场时，才能实现这一目标。

本章分为两个主要部分：（1）会谈结构；（2）一般认知治疗策略。这两部分的内容在多数形式的认知治疗中是通用的，细节在一些参考书中有详细描述，如 J. S. 贝克（J. S. Beck, 1995）的《认知疗法：基础与应用》（*Cognitive Therapy: Basics and Beyond*）和赖特、巴斯科、塞斯（Wright, Basco, & Thase, 2006）的《学习认知行为治疗：详细指南》（*Learning Cognitive-Behavior Therapy: An Illustrated Guide*）。但是，我们在本书中展示了如何将这些一般策略具体应用于自杀患者。

会 谈 结 构

认知治疗会谈遵循基本会谈结构，包括简短的心境检查、与上一次会谈的连接、设置议程、回顾家庭作业、讨论议程议题、定期总结、布置家庭作业以及最终总结和反馈。遵循这一会谈结构可以持续评估患者的症状和自杀风险，让患者在治疗过程中承担越来越多的责任，并有机会从认知角度系统地解决自己的担忧。本节描述的会谈结构为每次会谈设定了有形的目标，并在会谈之间形成一条主线，使会谈过程着眼于患者生活中有意义的变化。

简短的心境检查

在每次会谈开始时，认知治疗师会简要评估患者自上次会谈以来的心境。一种有效的方法是让患者提前 5~10 分钟到场完成标准自评量表，例如贝克抑郁量表 – Ⅱ 和贝克绝望量表。在会谈开始时，临床医生可以快速扫视患者的量表结果，并解决那些特别突出的症状以及有显著改善或恶化的问题。

我们发现，许多临床医生无法及时获取标准化的自评量表，并且一些患者表示在每次会谈之前完成这些量表有困难。在这种情况下，临床医生可以口头评估患者的情绪，例如让他们按照 0—10 的等级（0 = 情绪极差，10 = 情绪极好）对他们的情绪评分。这也有助于临床医生关注让患者特别痛苦的症状，例如睡眠障碍或疲劳。正如下一章将详细描述的，简短的心境检查为临床医生进行自杀风险的评估提供了机会。此外，由于自杀患者通常会接受各种医疗、心理健康、成瘾及社会服务，临床医生可以利用这个机会检查他们是否依从其他治疗方案，尤其是使用精神药物及定期参加其他预约的情况。最后，临床医生会评估上次会谈以来患者的酒精和物质使用情况，因为这些因素与自杀意念和危险行为的增加密切相关。

这个简短的心境检查应该不超过 5 分钟。临床医生可能遇到的一个困难是，患者开始详细描述上次会谈以来他们经历的困难。我们建议临床医生在这些情况下温和地干预：承认患者的问题听起来很困难，并邀请他们将其列入讨论议程。这种巧妙的干预让患者参与到认知治疗的会谈结构中，并为他们提出的问题示范了一种系统的、解决问题的方法。

简短的心境检查有多种目的（J. S. Beck, 1995）。首先，它帮助临床医生追踪患者不同时间段的治疗情况，并使患者清楚了解治疗进展，这为患者带来了希望并产生动力。其次，它为临床医生提供了一个机会，以表达对患者最突出的议题的关心和关注。此外，简短的心境检查能揭示"危险信号"，例如物质使用增加、绝望感或不遵守医嘱用药，以便临床医生在后续会谈中处理。

与上一次会谈的连接

与上一次会谈的连接是一个非常简短的策略，用以确保患者准确理解并记住上次会谈的内容。它还将上一次会谈的内容与当前的会谈联系起来，以便临床医生能够跟进上次会谈中提出的问题，并与患者一起达成合适的解决方案。与上次会谈的连接有助于在整个治疗过程中形成一条连贯的主线，以确保会谈符合长期的治疗目标。为了与前次会谈建立联系，临床医生可以提出以下问题，例如：（1）"我们上次会谈讨论哪些对于防止再次尝试自杀很重要的内容？你学到了什么？"（2）"上次的会谈中有任何困扰你的内容吗？"（3）"你做了什么作业，没做什么？你学到了什么？"（J. S. Beck, 1995）。

有时，患者表示他们记不清上一次会谈的内容，这无疑会让临床医生感到沮丧。这种困难在自杀患者身上尤其常见，他们往往长期生活在高度的痛苦中、使用酒精和药物，并表现出模糊的判断和决策能力。我们鼓励临床医生在这些情况下要有耐心，在完成连接时要比对无自杀倾向的患者更有指导性。尽管理想的做法是让患者承担起与上次会谈连接的责任，但临床医生可能需要帮助患者参与这个过程并做出示范。

设置议程

设置议程是一个明确的医患协作过程，用来确定将成为会谈焦点的议题。临床医生和患者都将需要处理的问题放在议程中。如果需要讨论多个问题，那么议程设置还涉及对这些问题的排序，包括说明解决每个问题所需的时间。议程项目通常与治疗早期合作设定的治疗目标有关，以便会谈之间有一条连贯的主线。有时，患者会提出与治疗目标无关的议程项目。解决患者认为重要的这些问题更有利于良好的治疗关系。在许多情况下，当讨论这些问题时，临床医生会找到创造性的方法将它们与治疗的总体目标联系起来。也就是说，临床医生需要温和地指导议程设置过程，以确保在满足患者需求的同时朝着初始治疗目标迈进。随着患者逐步融入认知治疗的过程，他们会为设置和组织议程项目承担更多责任。一般来说，议程设置可以提高会谈的效率，而且示范了一种有组织的方法来确定生活问题的优先次序并解决它们。事实上，我们发现议程设置给一些患者带来了希望，因为它传达了一种信息，即生活问题可以以一种系统的方式得到解决。

设置自杀患者的议程包括确定哪个具体的问题或议题最有可能预防未来的自杀危机。应优先考虑临床医生和患者认为最危及生命或最危险的问题或技能缺陷。我们认识到，自杀患者往往有长期的、未解决的问题，这使他们很容易在未来出现自杀行为。我们建议临床医生首先解决与近期的自杀危机最相关的议题，而不是关注长期议题。因此，对自杀患者进行认知治疗的主要焦点应该是：（1）与自杀危机最密切相关的议题；（2）临床医生和患者都认为最有助于预防未来的自杀行为的干预措施；（3）影响治疗维持或依从性的想法、信念或行为。我们把这看作以预防自杀为重点的治疗的急性（acute）阶段。长期和慢性的问题最终将在治疗的持续（continuation）阶段得到解决，但在此之前需要明确，患者已经有所成长并能够运用策略来管理自杀危机。在第九章中，我们将讨论如何判断该目标是否达成。

议程设置是认知治疗的一个核心特征，因为它可以组织患者的问题、将它们与治疗目标联系起来，并确保有效利用会谈时间。然而，并非所有患者一开始都对议程设置反应良好，因为一些患者不熟悉议程设置，而且这与他们处理生活中其他议题的方式大不相同。因此，在治疗早期，临床医生必须明确描述议程设置的过程并解释其原理。临床医生可以征求反馈，以评估患者是否对议程设置或工作方式有不同意见。一些患者发现他们不喜欢"议程（agenda）"这个词，因为它看起来太正式或太官方了。在这种情况下，临床医生可以询问以下问题："我们今天要关注的重点是什么？"以更随意的方式达到相同的目标。

我们识别了议程设置中的一些常见问题，并制订了解决这些问题的策略。例如，当被问及想把哪些项目放进议程时，一些患者开始非常详细地描述问题。当患者开始讨论没有条理的问题时，他们通常会变得焦躁不安，并将问题与其他更离题的议题联系起来，这反过来又会加剧他们的痛苦。如果发生这种情况，重要的是教会患者议程设置仅涉及对问题的命名，而不是详细描述。例如，临床医生可以说，"这听起来是应该提上议程的重要问题。我们可以称这个问题为'你男朋友的问题'吗？我们今天还有什么需要解决的问题吗？"这个过程为患者示范了如何清楚地识别问题和界限。

有时，当被问及想把哪些项目列入议程时，患者会回答"我不知道"。导致这种反应的原因可能有很多：他们确实不知道如何最好地表达他们的问题；对治疗是否有帮助感到绝望；或者回避直接谈论问题。在这种情况下，临床医生可以对上一次会谈进行总结，提醒患者到目前为止的治疗轨迹和目标。如果这种策略无法引出议程项目，临床医生可以提供一个与治疗目标有关的选择菜单，或者是以前的会谈中有关自杀预防的话题。此外，临床医生还可以建议患者思考他们在下一次治疗中想谈些什么，或者让他们写一份议程项目清单作为家庭作业。临床医生甚至可以设计一个工作表，列出供患者在下一次会谈前思考的问题。所有这些策略都有助于患者发展识别和组织生活问题的技能。

有时，在被问及议程时，患者会有负面的情绪反应。如果这种情况发生，临床医生可以通过询问患者"当我问你想把什么列入议程时，你的脑海中闪过了什么？"通过这样的问题来确定他们的想法。患者对设定议程产生负面反应的原因有很多。例如，他们可能对治疗感到无望，认为设置议程是徒劳的。他们也可能认为自己很软弱，担心如果讨论特定的情绪话题，事情会变得更糟。一旦临床医生认识到并共情患者的担忧，他／她就可以帮助患者对这些想法做出适应性的反应。此外，临床医生可以帮助患者识别讨论特定话题的利弊，并制订策略来处理对特定议程项目的负面情绪反应。

议程的内容可能会随着会谈的进展而改变。即使是最有经验的临床医生也会发现，他／她偶尔会对讨论某个特定议程项目所需的时间做出不准确的估计。在这种情况下，临床医生可以让患者知道这种两难的情况，以便共同解决问题，找到做出调整的最好方式。如果患者选择等到下周再讨论某个具体项目，那么在下一次会谈中就要强调与本次会谈的内容连接。此外，当临床医生和患者讨论议程项目时，他们可能会发现有一个更紧迫的议题要在会谈剩余的时间里解决。在这种情况下，临床医生应当明确表示他们将偏离议程，并说明这样做的原因。

回顾家庭作业

如前所述，家庭作业是认知治疗的一个必不可少的部分，因为它确保患者有机会将在会谈中发展起来的技能应用于生活问题。我们经常发现，患者在会谈中非常善于谈论问题，但只有当他们能够将这种讨论以有意义的方式转化到生活中时，才会发生持续的变化。临床医生必须将家庭作业的回顾列入议程，并关注上次会谈的作业。如果临床医生不回顾作业，那么他 / 她有可能向患者传递了一个信息，即作业并不重要。

有时，患者可能会带着危机来就诊，特别是对于自杀患者，这些危机需要优先处理。如果临床医生认为，放弃家庭作业并专注于当前的危机对患者是最有利的，那么他 / 她要明确地做出这个决定（如，"很明显这个新问题给你带来了很大的困扰，需要在我们的工作中占据首要地位。让我们把对上周家庭作业的讨论留到下周。"）。

讨论议程议题

对议程项目的讨论是认知治疗的核心。在这个阶段，患者描述了对他们来说有问题的情况，而临床医生使用本章所述的一般认知治疗策略和后续章节中与自杀有关的具体认知治疗策略帮助患者理解这些情况的意义，识别对这些情况更平衡的解释，并且以问题解决的方式应对这些情况的后果或应对未来的类似情况。临床医生在这部分会遇到的典型问题包括：讨论没有重点、节奏不准确以及未能进行适当的治疗性干预（J. S. Beck, 1995）。但是在有经验的认知治疗师的督导下，结合临床医生根据专业经验进行的反思，这些问题很容易得到纠正。

定期总结

定期总结为临床医生和患者提供了一种方法，来总结从治疗会谈的不同部分展开的主要主题。定期总结通常在每个议程项目的讨论之后，它包括对问题的重述、从讨论中得出的主要结论以及患者计划解决该问题的方式。定期总结能确保临床医生和患者对问题有相同的理解，并为临床医生提供了共情的机会。定期总结还有助于安排会谈的节奏，并为临床医生和患者留出时间反思所讨论的问题。与认知治疗结构中的其他阶段类似，在治疗早期，临床医生通常会提供定期总结的示范。随着患者逐渐融入认知治疗过程，他们会对定期总结承担越来越多的责任。

布置家庭作业

尽管我们在本章的最后部分才讨论布置家庭作业的问题，但在讨论议程项目时，任何适当的时候都可以处理家庭作业。认真思考如何制订家庭作业非常重要。如果患者对家庭作业的安排不投入，他们就不会坚持完成作业，进而治疗也不可能顺利或迅速进行。鉴于家庭作业在认知治疗中的核心重要性，应该为其留出足够的时间，以便解决遇到的任何问题。

有时，患者对作业（homework）这个词感到厌恶，此时临床医生可以与其合作设计一个替代说法，这将更有助于任务完成。有时，患者认为家庭作业是分配给他们的，他们对作业的安排几乎没有发言权。重要的是要记住，认知治疗从根本上说是一个协作过程，治疗的所有方面都应该从协作的立场进行安排。有时，患者会觉得作业让人崩溃，这要么是因为任务非常复杂以至于当他们走出医生的办公室时无从开始，要么是因为安排了太多内容。根据我们的经验，制定一个能让自杀患者将注意力完全集中的具体任务是最有帮助的。

临床医生可以采用多种策略来确保家庭作业成功。例如，可以要求患者估计他们完成家庭作业的可能性，范围从0%（绝对不打算做家庭作业）到100%（绝对计划完成家庭作业）。如果估计的可能性低于90%，则应进一步讨论家庭作业的方案，直到确信患者会执行。临床医生可以要求患者回忆家庭作业布置的基本原理，这有助于重申他们通过认知治疗实现积极改变的承诺。在患者清楚了解家庭作业的基本原理后，临床医生就可以要求他们预测可能干扰完成作业的任何障碍，并对克服障碍的方法进行头脑风暴。经过这些讨论，临床医生可以重新评估患者完成家庭作业的可能性。如果患者依然表示完成家庭作业的信心低于90%，那么可以继续修改作业或考虑新的作业。

还有其他几种策略可以提高患者成功完成家庭作业的可能性。如果可以，在会谈中开始作业是有帮助的，这样患者可以跟随示范，并感觉已经成功地迈了一步。临床医生也可以和患者讨论做作业的具体日期和时间。我们强烈建议临床医生和患者都把家庭作业写下来。书面家庭作业能提醒患者完成任务，并阐明基本原理和具体说明。我们发现，书面家庭作业是一种视觉提示，可以提醒患者适应性应对策略，并增加他们在危机期间实际使用这些策略的可能性。

最终总结和反馈

治疗的最后5分钟用于对整个会谈涉及的材料进行最后总结，这也是患者向临床医生提供反馈的机会。有时，患者会发现对特定话题的讨论，尤其是那些与自杀有关的问题，让他们感到厌恶或不安。获得反馈有助于识别这些问题，以便临床医生和患者确定管理这些情绪的策略。这些策略可能包括：利用本章后续部分介绍的技能，帮助患者识别和应对各种负面认知；帮助患者参与转移注意力或自我安慰的活动；安排一次随访会谈或在24~48小时内打电话评估患者的状况。反馈是另一种传达治疗合作性的沟通方式，即如果有任何不满意的体验，临床医生愿意调整。

认知治疗的基本策略

　　评估非适应性或无益的认知是认知治疗的一项核心活动。在实际练习如何识别消极情绪体验相关的想法和画面之后，患者系统地发展了质疑这些负性认知有效性的策略，并整合所有可用的信息，发展出替代的、更适应的观点。随着时间的推移，患者报告的典型认知中会出现主题，它们是患者对自己、对世界和 / 或对未来的功能失调的想法。当这些功能失调信念在治疗过程中被识别和调整时，就会发生持久的认知变化。此外，可以根据需要将行为策略纳入认知治疗。这些策略的作用通常是提高患者的活动水平，并在他们的生活环境中检验功能失调的信念。在接下来的部分，我们将更详细地描述其中一些标准的认知和行为策略。

评估想法和信念

　　认知治疗中的一项重要活动就是对扭曲或非适应性想法和信念的评估。在专门针对自杀患者的认知治疗中，治疗中讨论的多数想法及信念都与自杀意念、自杀意愿和绝望感有关。下面描述了识别和调整这些认知的标准策略。

识别自动思维

　　自动思维（automatic thoughts）是在特定情境中出现并与情绪的负面变化相关的想法。它们被称为"自动"是因为在许多情况下，它们出现得太快以至于患者无法完全意识到它们，并且可能没有意识到它们造成的情绪或行为后果。调整问题认知的第一步是帮助患者开发工具，用以在经历这些认知时识别它们。

　　识别自动思维最直接的方法是简单地询问："那一刻，你想到了什么？"然而，根据我们的经验，患者有时难以回答这个问题，特别是在认知治疗的早期。识别自动思维的其他方法包括："猜猜看当时你脑子里在想什么？"或"你当时是否在想 ____ 或 ____？"临床医生还应该意识到，除了令人苦恼的自动思维之外，患者还可能体验到令人苦恼的意象。J. S. 贝克（J. S. Beck, 1995）提供了很好的例子，用以说明如何激发患者的自动思维。

临床医生在指导患者识别自动思维和意象时，重要的是要明确地将这些认知与患者的情绪体验联系起来，以强化认知模型（即，认知与情绪密切相关）。此外，让患者在 0—10 或 0—100 的尺度上（10 或 100 是他们曾经经历过的最激烈的情绪）评价他们的情绪强度很有帮助。这个练习有几个目的：第一，它帮助患者将情绪体验分类，使他们善于区分各种情绪，而不是使用诸如"心烦意乱"这样的整体性词语；第二，正如下一节所述，它为判断修改这些认知的策略的有效性提供了基础；第三，它为临床医生提供了有关报告情况及患者反应严重性的信息；第四，它帮助患者评估自己的观念——不能忍受强烈的情绪而不得不实行自杀行为。

在本节的临床部分，我们将重点放在第一章介绍的患者贾尼丝身上，以说明这些认知治疗的原则。贾尼丝代表了我们在临床试验中见到的几个典型女性患者的综合体，试验旨在评估认知治疗对自杀患者的疗效。贾尼丝在递交工作申请前、向主管递交申请时以及离开大楼后都经历了自动思维，下面的对话阐述了贾尼丝的医生识别这些自动思维的方式。请注意，贾尼丝需要一些时间来识别当时在她脑海中流动的想法和意象。临床医生创造性地使用了一些策略来构建对当时情境的准确描绘、在贾尼丝脑海中流动的认知以及她随后对这些认知的情绪反应。此外，当贾尼丝提供的想法集中于描述当时的情境（如，"公交车上有太多的人"）时，临床医生就会提示她辨别这些事件背后的意义。当想法被发现时，临床医生会口头重复这些想法，以便贾尼丝开始在特定的想法和情绪体验之间建立联系。

临床医生：让我们慢慢来，回顾一下递交申请时发生了什么。你准备好了吗？

贾尼丝：好的。

临床医生：想象一下你乘车去商店时的情景。你看到了什么？

贾尼丝：我在公交车上，车上真的很挤。每一站都有人下车。我想知道，当我告诉经理我会去拜访时，我能不能到那里。

临床医生：当时你脑海里浮现的是什么？

贾尼丝：我当时想，这车上有太多人了！我只是想去那里！

临床医生：当时车上有太多人是什么意思呢？

贾尼丝：我要迟到了。

临床医生：好的，所以你有一个想法，你要迟到了。当时你有什么情绪？

贾尼丝：我猜我当时很伤心。

临床医生：你感到伤心。［停顿］贾尼丝，我对一些事情很好奇。许多和我一起工作的人告诉我，当他们有要迟到的想法时，会体验到焦虑或者是沮丧的情绪。那么悲伤是从哪里来的？

贾尼丝：［含泪］因为我知道这是最后的希望。我想无论如何我都不可能得到这份工作，而现在又是这样。我当时想，即使去那里又有什么用呢？

临床医生：你说到了很重要的事情，贾尼丝。当时你的脑海中闪过很多东西，比如"这车上有太多的人"和"我要迟到了"。但这一切对你来说意味着某种预言：迟到决定了你的命运——你得不到那份工作。

贾尼丝：是的。

临床医生：那么，当你有这样的想法：你命中注定得不到这份工

作，你感到有多大程度的悲伤？从 0 到 100 打分，100
是你经历过的最悲伤的时候。

贾尼丝　：我当时很难过，大概 80 或 85 分。

临床医生：当你走进大楼，要求与主管谈话时，这对你有什么
影响？

贾尼丝　：我可能看起来很悲伤。

临床医生：你觉得这可能会影响主管对你的看法吗？

贾尼丝　：也许，是的。我几乎要哭了。［自嘲地笑］我猜主管不
会想雇用一个看起来不善于与人交谈的人做客户服务。

临床医生：所以你关于命中注定的想法很可能对你的表现产生了
影响？

贾尼丝　：是的，肯定是这样。

临床医生：那么，当你把申请书交给他的时候，你是怎么想的？

贾尼丝　：我不知道。我只想快点结束。

临床医生：你认为有没有可能，你在想"我有一个很好的机会给
人留下好印象"，或者"我永远不会得到这份工作？"

贾尼丝　：可能是第二种。就像，有什么用呢？特别是当他看了
我一眼，就好像他不可能雇用我。

临床医生：所以你当时在挣扎，认为自己永远不可能得到这份工
作，并有这样的想法："有什么用呢？"你当时情绪如
何，从 0 到 100 分？

贾尼丝　：还是悲伤。但现在可能更多，可能有 95 分。

临床医生：所以你把申请书给他，然后发生了什么？

贾尼丝　：他好像非常不耐烦，说："我们会联系你的。"

临床医生：然后你就离开了？

贾尼丝　：是的，我几乎是跑出来的，我很害怕在他面前哭。

临床医生：当你离开大楼时，你的脑海中闪现的是什么？

贾尼丝	：没什么。完全是一片空白。
临床医生	：你还记得脑海中出现的任何生动的意象或图片吗？
贾尼丝	：事实上，是的。我像往常一样陷进去了，把自己锁在房间里，我的继父在门外喊我下床。
临床医生	：那你当时经历了什么情绪呢？
贾尼丝	：更多的悲伤。
临床医生	：如果用刚才的评分标准，有多少悲伤的感觉？
贾尼丝	：100 分。
临床医生	：你是在那个时候又开始有自杀想法的吗？［医生继续将贾尼丝的想法和意象与自杀意念联系起来。］

评估自动思维

在患者掌握识别自动思维的技能后，他们和临床医生就可以把注意力转向调整这些想法的策略，并发展出替代反应——表明他们对生活环境的评价更平衡。在多数情况下，当患者拓宽看待情境的视角，考虑到所有支持和反驳自动思维的证据，并利用这些信息对自动思维做出反应时，他们负面情绪的强度就会下降。起初，患者和临床医生在会谈中进行这些练习，以评估上次会谈以来经历的特别有问题的情境。随着时间的推移，患者变得善于使用这些技能来调节自己面对问题情境时的情绪反应。

临床医生可以使用**苏格拉底式提问**（Socratic questioning）来帮助患者评估自动思维的有效性。也就是说，温和地引导患者评估支持或反驳自动思维的证据，以及他们预测的灾难性结果实际发生的可能性。临床医生提出的多数问题并不需要"是"或"否"的回答；相反，它们旨在激发患者的批判性思维。对临床医生来说，重要的是要记住，与认知治疗的其他方面一样，这是一个合作的过程。苏格拉底式提问的目的不是直接挑战患者的评估，也不是向他们施压，让他们采用临床医生认为更具适应性的不同观点。事实上，对临床医生来说，记住患者的想法中往往也具有合理的成分是有帮助的，不能一刀切地认为患者的想法完全不切实际。相反，临床医生要对患者得出特定结论的方式表示理解，并提供评估情境的其他方法。

当患者和临床医生合作使用苏格拉底式提问来评估想法的有效性时，就会构建出**替代性反应**（alternative responses）。例如，许多自杀患者报告说，他们会产生"没有人关心我"的自动思维。作为回应，临床医生可能会问："支持这种想法的证据是什么？有什么证据可以反驳这种想法？"一个合理的替代性反应可能是："我希望有一个更广泛的支持网络。我一直不善于和老朋友们保持联系。但他们曾经和我是很好的朋友，我想我可以尝试再次花时间与他们相处。"请注意，这个替代性反应并非不切实际地积极，它指明了患者希望看到改善的领域。此外，它提到了具体的证据，反驳了全面否定的陈述。

接下来的对话是苏格拉底式提问的一个例子，贾尼丝和临床医生讨论了她在工作申请方面的困难。对话开始时，临床医生帮助贾尼丝找出她坐公交车时脑海中浮现的最相关的自动思维。然而，临床医生并没有继续识别与悲伤和无望情绪升级有关的其他自动思维，而是决定用苏格拉底式提问进行干预。注意，临床医生使用了几种不同类型的问题来回应贾尼丝对情境的评价。

> **临床医生**：你提到了非常重要的事情，贾尼丝。当时你的脑海中闪过很多东西，比如"车上有太多的人"和"我要迟到了"。但这一切对你来说意味着预言：迟到就是命中注定——你得不到这份工作。

> **贾尼丝**：没错。

> **临床医生**：让我们假设一下，你没有得到这份工作。那会有多糟？

> **贾尼丝**：［含泪］这会很可怕。我会永远和母亲还有继父待在

一起。

临床医生：［温柔地］你 100% 确信这些后果吗？

贾尼丝：嗯，是的，我没有任何钱来支付公寓的押金。

临床医生：你说得对，听起来这个月你不能搬出去。你会对一个处在这种情境中的朋友说什么？

贾尼丝：［擦了擦眼泪］可能是，总会有下个月，她应该继续努力。

临床医生：这一点如何适用于你的情况呢？

贾尼丝：［失望地］我知道，我知道。我应该继续寻找。我最终会找到一份工作的。［语气听起来很讽刺］

临床医生：你的语气听起来并没有被说服。你现在在想什么？

贾尼丝：我没有这个能力。我永远也无法找到一份体面的工作。

临床医生：当你说你永远也无法找到一份体面的工作的时候，你感受到了什么情绪？

贾尼丝：悲伤。还有很多绝望。

临床医生：贾尼丝，你不是世界上唯一一个这么想时会感到悲伤或绝望的人。事实上，我猜，如果一个人认为自己永远无法找到一份体面的工作，很多人都会有这样的感觉。但我想知道这种说法的准确性如何。证据在哪里？

贾尼丝：好吧，我已经很久没有工作了，先是我辞职回学校，然后在过去的几年里，我一直在医院里进进出出。这对找一份好工作来说可不是好兆头。

临床医生：是的，这几年对你来说很艰难。那么在回到大学之前呢？那时你有一份稳定的工作吗？

贾尼丝：嗯，是的，我在商场的一家商店工作了大约 5 年。

临床医生：这说明了什么呢？

贾尼丝　　　：我想我以前也有过一份工作。但我不知道，就是觉得很绝望。

临床医生　：感觉很绝望。你这几年过得很艰难。你能否尝试这样对自己说："我需要做一些事情来确保自己重新站起来，找到一份工作。我以前有一份稳定的工作，所以我知道我可以做到。"

贾尼丝　　　：好吧，我猜我可以试试。

临床医生　：贾尼丝，你能用自己的话总结一下我刚才说的话吗？

贾尼丝　　　：我曾经有过一份工作，所以我可以再次做到。但我想我需要振作起来，多做一些申请。

临床医生　：当你这么说时，你感觉到什么情绪？

贾尼丝　　　：还是很难过，因为我想到要做很多事来找工作和填写申请。但我想还是有一点希望的。

　　在这个例子中，临床医生构建了一个替代性反应（即，"我需要做一些事情来确保自己重新站起来，找到一份工作。我以前有一份稳定的工作，所以我知道我可以做到。"）。这种情况有时会发生在认知治疗的初始会谈阶段，此时患者正在学习认知技能。当临床医生示范构建替代反应时，他们会与患者核对以确保这些反应是相关的，并使用创造性的策略来确保它们最终是有用的，例如让患者用自己的话重复这些反应。随着治疗的推进，患者会逐渐承担起自己构建替代反应的责任。

信念

　　核心信念（core beliefs）是人们对自己、对世界和 / 或对未来的基本看法。在多数情况下，这些核心信念驱动着特定情况下产生的自动思维。尽管识别和评估自动思维的技能构成了认知治疗的基础，但当功能失调的核心信念被识别和修改时，最持久的认知变化才会发生。正如第八章将描述的，自杀患者最常见的三类核心信念包括：无助（如，"我被困住了"）、不可爱（如，"没有人关心我"）以及没有价值（如，"我是一个负担"）。

中间信念（intermediate beliefs）之所以被称为中间信念，是因为它们比核心信念更容易被识别和表达，也更容易改变，它们是核心信念和特定情境中的自动思维之间的桥梁。通常，中间信念表现为僵化的态度、规则或对世界运作方式的假设。它们有时以条件性陈述的形式出现，如"如果我的成绩不全是 A，那么我就是一个失败者"，或"如果有一个人不喜欢我，这就意味着我是不受欢迎的"。请注意，这些陈述是不现实的，并创造了一个不可能达到但必须遵守的标准。如果不能达到标准，个体就会有情绪失调的风险，这并不奇怪——通常情况下，由于标准太高，所以他们会落空。

患者往往难以明确表述核心信念和中间信念。然而，正如第七章所述，对这些信念的理解是认知个案概念化的核心部分，指导着整个治疗过程中干预措施的选择。在治疗开始时，根据患者的病史、临床表现、表述的问题和识别出的自动思维，临床医生提出关于信念的假设。然后，在整个治疗过程中，随着更多信息的收集，临床医生不断修改假设。临床医生可以采用几种策略，与患者合作确定信念。例如，根据在几种不同情境下明确表达的自动思维的特点总结出主题。此外，如果患者在描述脑海中的想法时表现出强烈的情感，那么他们很可能已经找到了一个核心信念。

箭头向下技术（downward arrow technique）是一种常见的方法，可以系统地识别核心信念（Burns, 1980）。当患者识别出自动思维时，临床医生可以用诸如"这对你意味着什么？"的问题来回应。在患者回答时，临床医生继续探究认知的意义，必要时可以多次探究，直到合作得出患者对自己、对世界或对未来的基本信念。请看下面的对话。

临床医生：你知道吗，贾尼丝，我对主管没有给你一个绝对否定的答复感到惊讶。当你把申请书交给他时，他说了什么？

贾尼丝　　：他说会和我联系。但我知道这只是他们不想要我的另一种表达方式。

临床医生：也许是，也许不是。我有一个想法：如果向经理问一下你的申请情况，会怎么样？

贾尼丝　　：［惊恐地］哦，不！我永远也不会回到那里去！

临床医生：当我提出这个建议时，你的脑海中闪过了什么？

贾尼丝　　：我不可能回到那里去。我现在不够坚强，如果他说他不打算雇用我，我会受不了。［自嘲地笑］也不要问我不被录用的可能性，因为我觉得可能性很高。

临床医生：那么，我们假设你没有得到这份工作。这对你意味着什么？

贾尼丝　　：我会永远无法再找到工作。

临床医生：你会永远无法再找到工作，这个想法对你来说意味着什么？

贾尼丝　　：［停顿］嗯，这意味着我将永远和我母亲一起生活。

临床医生：那是什么意思呢？

贾尼丝　　：我不确定我明白你在问什么。

临床医生：让我换个说法。你将永远和母亲生活在一起的想法……这说明了你的什么？

贾尼丝　　：［含泪］我什么都不是。一个失败者。我是一个没有价值的人。

在这个例子中，临床医生在贾尼丝身上发现了一个强大的核心信念——她是没有价值的。临床医生根据这一信息修改了认知个案概念化。具体来说，贾尼丝的许多自动思维都来自"没有价值"的想法，这一核心信念促使她有选择地识别环境中证实这一想法的线索，而忽略那些表明她有价值的线索。在理解了无价值感是贾尼丝许多困难的根源后，临床医生可以帮助贾尼丝识别承认现有自我价值领域的方法，并开发更多方法来提高她的自我价值感，通过这些方式开始修改这种信念，继而可能降低她的自杀风险。

许多评估自动思维的策略也可用于评估信念。例如，临床医生可以指导患者检查支持和反驳信念的证据，并重建一个更现实、更平衡的信念。根据我们的经验，信念不会在一次会谈中得到修改。相反，临床医生会在一段时间内使用这些策略，并经常评估患者继续相信旧信念和现在相信新信念的程度。在治疗开始时，患者往往 100% 相信旧的、非适应性的信念，但在治疗结束时，可能只有 10%~20%，甚至完全不相信。

对自杀患者进行认知治疗，可以减少患者的自杀意念和实施自杀行为的倾向，并帮助他们制定应对未来自杀危机的策略。认知治疗的急性自杀预防阶段相对简短，而且经常与更大的治疗计划一起进行，包括医疗、精神病、成瘾和社会服务干预。由于自杀患者往往正在经历与慢性精神疾病、人际和环境困难的斗争，所以期望在自杀预防的治疗阶段就让他们的信念得到完全改变是不现实的。然而，在这一阶段的治疗结束时，许多患者将具备以下技能：（1）识别他们的信念，了解它们影响自动思维、情绪和行为反应的方式；（2）定期评估这些信念的强度，并根据需要修改它们。在治疗的持续阶段，即未来自杀行为的风险降低后，许多信念将有望成为治疗靶点。

行为策略

临床医生可以根据认知个案概念化，在广泛的行为策略中选择适当的策略，以便在必要时管理情绪。例如，如果焦虑患者担心他们的症状会失控，那么临床医生可以用肌肉放松的方法让他们重新获得控制感。在大多数情况下，我们发现行为策略能够通过认知改变来减少症状，因为患者了解到他们可以应付自己的症状和生活困难，而且他们预期的最坏情况要么可能性非常低，要么情况并没有那么糟糕。

许多认知治疗师使用的一个常见策略是**行为实验**（behavioral experiment）。在行为实验中，患者需要在现实生活中体验性地检验错误信念或预测的有效性。换句话说，患者采用一种假设—检验的方法，从所处的环境中收集数据，在做出判断或得出结论之前客观地分析这些数据。这种策略对于调整自动思维、预测和信念很有效，因为患者会亲眼看到自己的想法是不正确的或夸大的。这些实验经常被布置为家庭作业。在上一段对话中，临床医生可以换个方向，设计以下行为实验，而不是识别贾尼丝的核心信念。

> **临床医生**：你知道吗，贾尼丝，我对主管没有给你一个绝对否定的答复感到惊讶。当你把申请书交给他时，他说了什么？
>
> **贾尼丝**：他说会和我联系。但我知道这只是他们不想要我的另一种表达方式。
>
> **临床医生**：也许是，也许不是。我有一个想法：如果向经理问一下你的申请情况，会怎么样？
>
> **贾尼丝**：我想他会把我赶走，说他在一百万年内都不会雇用我。
>
> **临床医生**：所以你不仅预测自己得不到这份工作，还预测经理会不顾及你的感受。
>
> **贾尼丝**：是的，我真的那么预测。
>
> **临床医生**：你愿意在本周做一个实验吗？你是否愿意询问一下你的申请情况，以便我们能检验你的预测是否准确？
>
> **贾尼丝**：［无奈］我想我可以试试，但……［声音减弱］
>
> **临床医生**：这就是我提出建议的原因。如果你得到了这份工作，那么你就会知道，认为自己得不到这份工作的想法是草率的；如果你没有得到这份工作，但主管仍然体贴地对待你，那么你就会知道，你的预测中有些方面是

准确的，而有些是夸大的。如果你没有得到这份工作，而且你认为他对待你的方式没有顾及你的感受，那么在下一次会谈中，我们将致力于应对这种情况，并继续努力克服障碍，成功提交工作申请。

贾尼丝　：我……假设……但我想如果他不顾及我的感受，我真的会很伤心。这会让我觉得这一天都很糟。

临床医生：好的，那我们现在来谈谈，如果真的发生这种情况，你会怎么应对……

临床医生继续让贾尼丝想象主管不顾及她的感受，并阐明了她可以用来管理相关痛苦的认知和行为策略。当贾尼丝回来参加下一次会谈时，她报告了实验结果。

临床医生：我很想知道你的实验进展如何。

贾尼丝　：我不敢相信我真的去做了，我真的在店里停下来，要求见主管。

临床医生：这需要很大的勇气，贾尼丝，进展如何？

贾尼丝　：嗯……我没有得到那份工作。但情况并不像我想象的那么糟糕。主管说，他们最后雇用了一个已经在公司工作的人。

临床医生：主管是如何与你沟通的？他是否粗鲁或不体贴？

贾尼丝　：不，一点也不。实际上，他为我最初递交申请时对我的简短回应表示抱歉，因为他当时正在处理一些问题。他还告诉我，我可以胜任这份工作，他们没有雇用我更多地与另一个人已经"在"（公司）有关。

临床医生：那么，你从这一切中学到了什么？

贾尼丝　：[叹气] 我太在意别人的看法，让它影响了我的自尊心。事情并不像我想的那么糟糕。

> **临床医生**：知道这个新信息后，你觉得有多难过，用 0 到 100 分来表示？
>
> **贾尼丝**：实际上，真的没有任何悲伤。我最后去了其他几个地方申请类似的工作，因为主管告诉我，我是胜任的。

通常情况下，自杀患者是抑郁的，并且报告说他们的生活中几乎没有任何乐趣。在这种情况下，临床医生可以使用另一种行为策略，**活动监测和计划**（activity monitoring and scheduling），以确定患者实际上是如何使用他们的时间的，以及可以在哪里安排娱乐性活动（A. T. Beck & Greenberg, 1974）。患者需要在两次会谈之间的时间内，记录每天每小时的活动。对于每项活动，用 0—10 的量表做两个评分——从活动中得到的成就感和进行活动时感到的愉悦程度。为了确保患者不会因为当时的抑郁情绪而做出有偏的评价，临床医生在会谈过程中要帮他们做好准备，为这两个连续谱的各个点建立锚点，并鼓励他们使用完整的量表。在收集了患者的活动信息后，临床医生可以和患者一起：（1）安排新的能提供成就感和愉悦感的活动；（2）更频繁地参与能提供成就感和愉悦感的活动。对自杀患者来说，这意味着帮助他们继续那些能够提供生活意义感并创造与社区的联系感的活动。

临床医生可以进一步实施更多的行为策略，如肌肉放松、呼吸控制和角色扮演，以加强患者的交流和社会技能。临床医生可以创造性地采用一种行为策略来解决症状和生活困难，只要它与认知个案概念化相符合。我们建议在会谈中引入这些策略并布置为家庭作业，这样患者可以通过练习将这些策略推广到日常环境中。此外，我们建议临床医生询问患者通过使用这些技能学到了什么，从而改变对自己能在多大程度上影响环境和应对逆境的信念。

总 结 与 整 合

认知治疗是一种有时限且结构化的治疗方法，它帮助患者发展认知和行为策略以管理情绪并改善功能，最终改变那些导致他们功能失调的基本想法和信念。认知治疗师遵循的会谈结构包括心境检查、与上一次会谈的连接、设置议程、讨论议程议题、定期总结、布置家庭作业以及最终总结和反馈。在会谈结构中，认知治疗师可以灵活地选择策略，解决双方加入讨论议程的症状和生活问题。对特定策略的选择基于认知个案概念化，它包含了关于患者信念和在特定情境中出现的自动思维的信息。在第七章中，我们将阐述对自杀患者进行认知个案概念化的详细过程。

认知治疗的一个目标是调整那些被夸大并与高水平负面情绪相关的想法、意象和信念。临床医生首先指导患者发展出识别这些问题的认知技能，并采用苏格拉底式提问和行为实验等策略，以适应性的、现实的方式评估这些认知。引起强烈情感的认知很可能代表了核心信念。这些信念促使患者关注或忽视环境中的信息，并影响着患者解释中性或模糊信息的方式。因此，认知治疗的持久疗效与功能失调信念的改变有关。除了认知策略外，认知治疗师也经常使用行为策略来减少患者的痛苦，并在他们的生活中引发积极的改变。行为策略不仅能显著改善症状，还能向患者提供证据，证明他们可以有效地应对生活中的逆境。

正如后续章节中将要详细说明的，针对自杀患者的认知治疗与认知治疗的一般方法有许多相似之处（如 J. S. Beck, 1995）。认知个案概念化对于指导理解患者和选择适当的干预措施是最重要的。治疗的一个主要关注点是修改功能失调的想法和信念。会谈应当遵循本章前面描述的结构。如果认知个案概念化需要，临床医生可以使用本章中描述的认知和行为策略。

然而，我们的方案中也有几点是专门针对自杀人群的。制定预防自杀的策略是这种认知治疗方法的主要干预目标。虽然患者在会谈中可能表现出一系列的问题，如抑郁、性虐待或关系问题，但最重要的是关注患者的自杀意念及与近期自杀危机有关的问题。我们将这一过程称为治疗中的急性自杀预防阶段，这也是本书的重点。一旦患者证明自己已经掌握了应对未来自杀危机的技能，临床医生就可以在治疗的持续阶段，从认知的角度治疗这些潜在的问题。此外，由于自杀患者需要直接的、即时迅速的办法来减轻痛苦，所以许多一般认知策略已经经过改良，在发生危机时可以随时派上用场。因此，自杀患者的认知治疗方案脱胎于一般认知治疗框架，然后针对危机时期的自杀患者进行了优化。

第六章

治疗早期

第六至第九章描述了对自杀患者进行认知治疗的具体策略，这些策略基于我们在临床试验中发现的能有效降低重复自杀率的治疗方案（G. K. Brown, Tenhave, et al., 2005）。其中许多策略此前在未发表的研究治疗手册（G. K. Brown, Henriques, Ratto, & Beck, 2002）及其他总结治疗方法的文章和书籍章节（Berk, Henriques, Warman, Brown, & Beck, 2004; G. K. Brown, Jeglic, Henriques, & Beck, 2006; Henriques, Beck, & Brown, 2003）中有所描述。这里是我们第一次完整地介绍它们。与临床试验中实施的治疗方案一样，我们设想在患者有强烈的自杀倾向时或刚经历自杀危机后应用这些策略。

一些临床医生可能已经在与那些报告自杀意念大幅增加或在治疗过程中尝试自杀的患者工作。在这些情况下，临床医生可以将治疗重点转移到本书描述的策略上，以帮助这些患者发展出管理未来自杀危机的必要技能。当明确患者有能力将自杀管理的技能应用于生活时，就可以继续进行之前的工作。因此，这种方法既可以用于自杀危机后就诊的新患者，也可以用于接受治疗时出现自杀危机的患者。无论哪种方式，当临床医生和患者开始关注与自杀危机无关的其他问题领域时，他们就已经走出了急性自杀预防阶段，进入了持续阶段，可以解决一些与痛苦和功能受损有关的慢性、长期诊断或心理社会问题。

针对自杀患者的认知治疗是根据本书到目前为止介绍的大部分材料发展而来的，包括自杀行为分类系统的主要组成部分、精神失调的一般认知模型、与自杀行为有关的特定心理概念以及一般认知治疗策略。这种治疗的前提是，自杀患者：（1）缺乏重要的认知、行为和情感应对技能；（2）在自杀危机中未能使用此前学到的应对技能；或（3）在自杀危机中未能利用可获得的资源。在后两种情况中，往往是非适应性的自动思维和核心信念阻碍了自杀患者使用技能和资源。该治疗的主要目标是降低未来自杀行为出现的可能，其方法是：（1）获得适应性的应对策略；（2）开发认知工具，确定生存的理由并灌输希望；（3）增强解决问题的技能；（4）增加患者与社会支持网络的联系；以及（5）提高患者对辅助性医疗、精神病、成瘾和社会服务干预的依从性。专门用于预防自杀的治疗急性阶段通常有次数限制（如，在我们的临床试验中大约是十次会谈）。

图 6.1 展示了在对自杀患者进行认知治疗时各阶段的进展概述。治疗分为四个主要阶段——治疗早期、认知个案概念化和治疗计划、治疗中期和治疗后期。本章和第七、八、九章分别对应这四个主要治疗阶段（每个阶段的主要内容概要见附录）。本章将特别关注在治疗早期完成的任务，即流程图中第一个圆圈所代表的内容。

治疗的早期目标包括：（1）获得知情同意并使患者融入认知治疗的结构和过程；（2）使患者投入治疗；（3）进行自杀风险评估；（4）制订安全计划；（5）传达希望感；以及（6）让患者叙述最近一次自杀危机中发生的事件。我们将依序介绍（1）—（5）的内容，以表明在治疗早期处理这些主题的典型时间顺序。然而，临床医生可以根据患者的特殊情况和临床表现，选择不同的顺序来处理这些主题，或者在几次会谈中涉及其中一个或多个。我们将把议题（6）的讨论留到第七章，因为它贯穿治疗早期的几次会谈，并被用来制订认知个案概念化。

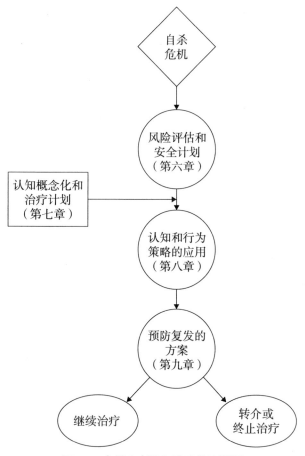

图 6.1　自杀患者认知治疗的流程图

　　读者可能会觉得，多数主题是所有患者在认知治疗早期都要实现的重要目标。我们在本章中强调它们，因为我们认为它们对于成功治疗自杀患者特别重要。这些患者往往对治疗的期望值很低，认为自己的情况很绝望，并且没有什么办法可以改变它。因此，临床医生必须认真发展强有力的治疗关系，示范系统的问题解决方法，并传达对未来的希望感。

知情同意和认知治疗的结构及过程

任何治疗方法的第一步，都需要临床医生取得患者的知情同意，以参与心理社会评估和后续治疗（American Psychological Association, 2002）。根据这一伦理原则，在向患者提供信息时要用他们能理解的语言。这一原则还假定，患者能够参与知情同意的过程，并且能够在不受他人的任何不当影响的前提下自由表达同意。对于正在经历极度痛苦的患者或因自杀未遂（如过量服药）而出现认知障碍的患者，其同意治疗的能力可能会受到质疑。在这种情况下，最好在兼顾患者个人倾向和最大利益的前提下寻求他们对干预措施的知情同意。例如，如果一个喝醉的患者报告有自杀想法，临床医生可能决定进行自杀风险评估以保护她不伤害自己，并且等到她有能力时再获得知情同意，这是符合患者最大利益的做法。知情同意过程有几个组成部分，包括向患者提供以下信息：（1）隐私和保密限制；（2）治疗的结构和过程；（3）治疗的潜在风险和收益；（4）替代治疗。随后我们将对每个问题进行综述。需要强调的是，知情同意并不只是向患者提供与这些主题有关的信息。知情同意过程的一个重要特征是临床医生和患者之间的交流，这样患者可以提出有关治疗的问题，而临床医生可以进行必要的澄清，以确保患者理解信息。

在第一次会谈中要解决的一个关键问题是保密性，因为这些患者的特征会增加未来自杀行为的风险。医生应该告诉患者，他们的信息是保密的，除了国家法律规定的特定情况，比如他们让自己或他人处于迫切的危险中［American Psychiatric Association(APA), 2003］。在这些情况下，只有当临床医生需要采取必要措施来确保患者或他人的安全时，才可以突破保密。关于保密限制的讨论可能不像没有自杀倾向的患者那样顺利，因为临床医生不能承诺保密与导致他们接受治疗的问题有关的信息，而这将是治疗的重点。许多患者认为，如果提到自己有自杀的想法，那么他们肯定会被送进医院。在与自杀患者的工作中，当我们确定患者有迫在眉睫的自伤风险，并且在门诊无法得到安全的治疗时，我们会将患者转介到医院。我们鼓励临床医生清楚解释这些保密限制的理由，并根据患者的自杀意念和意愿的严重程度提供一系列干预措施的例子（如，增加会谈频率、安排简短的电话"检查"、与家庭成员协商），以便患者了解住院治疗只是众多治疗选择之一。如果住院治疗是必要的，我们鼓励临床医生尽可能地与患者合作（如，选择一家特定的医院）。

　　作为知情同意过程的一部分，临床医生应使用明确和可理解的语言描述治疗重点和结构。因此，我们鼓励临床医生明确告诉患者，这种治疗的主要目标是预防未来的自杀行为。然后，让患者了解为实现这一目标可能采用的特定策略，以及在未来的自杀危机中应用这些策略的方式。有时，患者表示希望关注与自杀行为无关的其他问题。尽管目标方案并不排除将其他问题作为治疗的重点，我们仍然建议优先解决其中与患者最近及未来的自杀危机风险有关的问题。正如本章开头所讨论的，可以在患者证明他们有能力将自杀管理技能推广到生活中后，再把与自杀倾向无关的问题确定为治疗的重点。

　　临床医生还发现，除了讨论治疗的原理和目标外，介绍认知治疗独有的特点也很有帮助，因为许多患者曾接受过不同类型的心理治疗，可能对治疗的结构和形式有类似的期望。例如，可以告知患者：每次会谈大约持续 50 分钟；会谈是积极和目标导向的；可能需要在会谈开始前完成问卷（如，贝克抑郁量表）；以及，安排家庭作业是为了帮助他们将认知和行为技能应用到日常生活中。此外，还应该告诉患者，这个阶段的治疗很简短，因为它的重点是自杀。然而，正如第九章将说明的，这一阶段的终止时间是灵活的，取决于患者能够应用认知和行为策略管理未来危机的程度。因此，应当告知患者，在整个治疗过程中，医生将评估进展情况，并据此调整治疗阶段的长度。临床医生应该意识到，他们介绍的内容有很多细节，而患者不可能记住所有细节，尤其是处于危机中的患者。编制一份清晰的讲义来补充口头介绍的信息往往是有帮助的。此外，临床医生可以使用第五章中描述的定期总结，以确保患者理解主要内容。

在第一次会谈中，临床医生通过设置议程来示范认知治疗方法。如第五章所述，临床医生向患者解释设置议程的原理，让他们知道这是每次会谈开始时的合作过程。然而，首次会谈的议程对患者来说可能合作性稍低，因为为了遵守伦理原则，有几个问题必须涵盖。通常情况下，临床医生会指出，首次会谈的议程主题包括：（1）讨论治疗结构和过程，包括获得知情同意；（2）强调出席治疗和积极参与的重要性；（3）完成自杀风险评估；（4）完成安全计划。同时，还要征求患者的反馈意见，将他们认为重要的其他项目添加到议程中。我们意识到，第一次会谈包括很多议程项目，可能让患者（和临床医生）感到不堪重负。我们鼓励临床医生告知患者，许多在首次会谈中涉及的项目会应用于其他会谈（如，保密性），因此只有在需要时才会再次提及。

在充分讨论认知治疗的结构和过程后，知情同意过程的下一步是讨论治疗的收益和风险。在讨论治疗收益时，可以告知患者对治疗有反应的患者比例以及方法的疗效证据。例如，对于那些在自杀未遂后寻求治疗的患者，应该告诉他们，有研究发现，认知治疗有助于将后续自杀未遂率降低 50% 之多（G. K. Brown, Tenhave, et al., 2005）。临床医生也可以描述自己治疗自杀患者的成功率（Rudd et al., 待刊）。

反之，也应告知患者治疗的潜在风险，如：（1）可能出现的情绪不适；（2）治疗期间可能出现自杀行为的风险；以及（3）违反保密规定的潜在负面影响。临床医生可以向患者说明，谈论与自杀危机有关的事件和感受有可能使他们感到不安，如果患者在治疗会谈后产生这种感受，他／她可以讨论可采取的潜在策略。自杀患者，特别是最近尝试自杀的患者还应该明白，治疗并不能保证他们不会再次尝试自杀（Rudd et al., 待刊）。告知患者这些信息，有助于他们认识到解决潜在危机和提高治疗依从性的重要性（Rudd et al., 待刊）。此外，为了确保患者或他人的安全，临床医生可能会违反保密规定，这可能会带来潜在风险。例如，如果被告知在自杀风险非常迫切时，医生将不得不与警察、急救人员或家人联系以降低风险，患者可能不同意。然而，临床医生可以解释清楚，他/她将仔细评估违反保密规定对治疗关系和患者生活的其他方面可能产生的负面影响。此外，临床医生还需要和患者沟通，在不得不违反保密规定的情况下，他/她会告知患者以便他们充分了解发生的情况。如果医生根据临床判断，认为披露突破保密的情况会进一步增加患者伤害自己或他人的风险，则另当他论。

知情同意程序的最后一步是讨论替代治疗。最近尝试自杀的患者应该被告知，存在其他可能对预防自杀未遂有效的循证疗法，例如人际关系心理治疗（Guthrie et al., 2001）和辩证行为治疗（Linehan et al., 2006），如第四章所述。临床医生还可以提供有关药物降低再次自杀尝试的可能性的信息，例如锂盐对重度情感障碍患者（Thies-Flechtner, Müller-Oerlinghausen, Seibert, Walther, & Greil, 1996）和氯氮平对精神分裂症患者的益处（Meltzer et al., 2003）。临床医生应注意促进对每种干预措施的优缺点的讨论，以便患者能够确定他们认为对自己最有效的方法。对于目前正在积极接受其他精神或成瘾治疗的患者，临床医生也可以强调治疗依从性的重要性。虽然其他问题可以作为知情同意的一部分进行讨论，但在这个过程中最重要的是临床医生要获得患者对治疗的承诺，包括同意出席和参与会谈、设定会谈议程和治疗目标、完成家庭作业、使用危机管理策略，并积极参与其他方面的治疗。

参与治疗

实证研究表明，只有 20%~40% 的自杀未遂者在住院后继续接受门诊治疗（如 Kreitman, 1979; Morgan, Burns-Cox, Pocock, & Pottle, 1975; O'Brien, Holton, Hurren, & Watt, 1987），因此获得患者对治疗的承诺格外重要。降低治疗依从性的因素包括：匮乏的经济资源、混乱的生活方式、对治疗的消极态度、严重的精神失调、药物和酒精滥用、对自杀危机的羞耻、对污名化的担忧以及对心理健康服务的消极文化信念（Berk et al., 2004; 见本书第十章）。因此，临床医生有责任采取积极的立场来吸引患者留在治疗。

自杀患者往往已经接受了许多精神或成瘾治疗，他们可能会想知道这种疗法会有什么不同。曾在接受治疗时尝试自杀的患者可能会感到格外矛盾或绝望。因此，考虑到不良治疗史，让患者参与治疗的策略是最重要的。与患者建立融洽的关系可以通过使用第五章中描述的许多一般认知治疗的技巧来完成，包括：（1）表现出对患者内部现实的理解，并共情他们的经历；（2）尽可能地与患者合作，让医生和患者一起发挥作用；（3）在整个会谈过程中寻求并回应患者的反馈；以及（4）表现出最佳水平的热情、真诚、关切、自信和专业精神。与自杀患者工作的临床医生必须能够共情患者的经历，同时关注问题解决和自杀管理技巧。此外，临床医生在任何时候都要树立希望的榜样，即使是在无法立即解决当前问题的情况下。

我们已经确定了一些有可能增加患者继续接受治疗的可能性的因素。第一，临床医生应该与患者共情，认识到谈论压力事件（特别是自杀危机之前的事件）可能会让他们想起不愿去想的痛苦议题。为了解决这个问题，临床医生可以这样解释：谈论情绪议题对预防未来的自杀行为有所裨益。此外，临床医生可以与患者合作确定相关的应对策略，例如休息、只在有限的时间内谈论令人不安的议题、利用放松或呼吸来管理消极的情绪反应。这些策略表明，临床医生要和患者一起决定是否讨论情绪议题，并且敏锐地意识到治疗的潜在医源性影响。

第二，临床医生必须特别注意有可能成为患者寻求服务的障碍的文化议题。在我们的一项临床试验中，60% 的患者是非裔美国人，而非裔美国人的种族与对治疗的消极态度有关（Wenzel, Jeglic, Levy-Mack, Beck, & Brown, 待刊）。这些患者经常表示，他们很难与他们认为属于中产阶级、主流文化的临床医生建立联系。临床医生可以用苏格拉底式提问来识别和确定患者对于与不同种族和经济背景的临床医生工作的信念。例如，临床医生可以问："当你想象在这种环境下与我一起工作时，你的脑海中会闪过什么？"如果患者的自动思维是消极的、绝对的或僵化的，临床医生可以询问支持和反驳这些认知的证据。临床医生还可以提出进行行为实验，如先用几次会谈让患者验证他们对接受治疗的消极预测是否正确。对于临床医生来说，关注自己对与自杀患者和不同文化背景的患者合作的信念也同样重要。如果临床医生缺乏与特定文化、种族或性取向的人工作的能力，那么他们有责任通过阅读、临床经验和向同行或督导请教来获得这些知识。

第三，临床医生可以使用认知治疗的一般策略来识别可能阻碍患者治疗的因素，并进行头脑风暴，克服这些障碍。这些因素可能是认知性的（如，对治疗的低期望）、行为性的（如，容易丢失预约卡）或情境性的（如，没有交通工具）。认知障碍可能特别难以克服，但它们也提供了示范应用认知策略的机会。例如，患者可能会给出他们不"接受"认知模型的暗示，如冷漠、单字回答、缺乏眼神接触和面部表情。在这种情况下，临床医生可以引出患者对参与治疗的信念、对治疗成功可能性的一般期望以及对利用认知治疗特定方面效果的期望。当患者的消极信念干扰治疗参与率或依从性时，临床医生可以用苏格拉底式提问来帮助他们评估这种信念的现实程度。此外，临床医生和患者可以合作制订一个具体的计划，以应对患者不能参加会谈的情况。思考一下贾尼丝与临床医生的对话，她表达了对接受认知治疗的矛盾。

临床医生：贾尼丝，你对我大部分问题的回答都只有一个单词，这表明你并不完全赞同这种治疗方法。我说得对吗？

贾尼丝：［沉重地叹气］我看不出这有什么不同。我已经这样很久了。

临床医生：所以你认为治疗不会有帮助。［贾尼丝点点头］具体来说，是什么让你这么想？

贾尼丝：［气急败坏］所有的一切！我的其他治疗师都没有帮助！药物治疗也没有帮助！真正的问题是，我的继父让我的生活变得很悲惨。但我母亲永远不会离开他，而且我没有足够的钱搬出那个房子。［含泪］

临床医生：听起来似乎有理由持怀疑态度，因为你已经接受过多次治疗，而且没有感觉好转。但我想知道是否有任何证据表明这次可能会有所不同。

贾尼丝：没有。

临床医生：［温柔地］到现在为止，我们做的事与你以前的治疗师做的有什么不同吗？

贾尼丝：［噘嘴］我不知道，现在说这些还太早。

临床医生：很好。回想一下刚才，我解释治疗内容的时候。我会帮助你制定具体的策略，以处理你无法应对和想伤害自己时的情况。你以前在治疗中做过这些吗？

贾尼丝：［不情愿地］我猜没有。我通常最后会反复谈论我与母亲和继父的关系。

临床医生：你觉得我的治疗方法怎么样？它有可能对你有帮助吗？

贾尼丝：我真的不知道。

临床医生：你愿意试一试吗？

贾尼丝：［不情愿地］好吧。

临床医生：很好，贾尼丝，我很高兴你能对治疗做出初步承诺。［暂停］根据我的经验，当人们怀疑治疗是否有帮助时，很容易跳过会谈，并认为"有什么用？"尤其是在心情不好的时候。这种情况在你身上发生过吗？

贾尼丝：是的，这通常是我完全停止治疗的时候。

临床医生：我想知道，我们是否可以制订一个计划，来应对你"有什么用？"的想法？

贾尼丝：我不知道那会怎么样。

临床医生：好，这个计划怎么样？不管怎样，你都参加四次会谈。在第四次会谈结束时，我们可以预留一些时间来评估"有什么用？"的问题，并批判性地审查这种治疗对你是否有任何用处。

贾尼丝：就四次会谈，然后我们就可以讨论这个问题了？

临床医生：是的，四次。在第四次会谈结束时，你可能会对治疗能起到的作用以及它对你的生活有何帮助产生更好的认识。然后，你将能够更客观地回答"有什么用？"的问题，而不是坐在家里、垂头丧气……所以，就四次会谈了？

贾尼丝：好，四次。

最后，我们发现一些患者对谈论自杀感到矛盾，因为他们从自杀行为中继发性获益。虽然这对患者来说可能不太明显，但当他们有自杀倾向或处于其他困境时，往往会得到身边人和服务提供者的关注、照顾和关心。如果制定策略来管理自杀危机，那么他们将不能得到他人的关注，这可能会将他们置于险地。在某些情况下，明确指出这一点对治疗关系可能是不利的，患者会认为对其问题的这种评估是一种指责和否定。然而，临床医生可以使用苏格拉底式提问来深入了解这一过程，这反过来也为患者提供了机会，找到收获他人关注、关怀和关心的更恰当的方式。

　　我们发现，临床医生"多走一步"对患者很有帮助，包括积极接触自杀患者并协助他们安排和坚持预约。让患者参与治疗的技巧包括打提醒电话、寄信、灵活安排时间，以及愿意在必要时进行电话会谈。此外，许多自杀患者的社会和经济资源有限，协助患者获得交通费（如，地铁通行证）、托儿费和紧急食品费可能对治疗的参与至关重要。正如第四章所述，我们在临床试验中采用了研究病例管理者，他们协助与患者保持联系、提醒患者预约、提供心理健康和社会服务转介，并作为第二个支持性联系人（G. K. Brown, Tenhave, et al., 2005）。病例管理者的服务对那些难以定期参加治疗或在两次会谈之间可能出现各种危机的患者来说尤其重要。使用团队方式治疗这一人群的另一个好处是，它有助于防止临床医生在治疗高危患者时不堪重负或感到孤立无援。但我们也意识到，对临床医生来说，利用病例管理者来追踪患者、协助社会服务或灵活安排时间往往是不可行的。我们的主要用意是建议为这些患者工作的临床医生转变"接受治疗的责任完全在于患者"的观念。

自杀风险评估

　　由于自杀个体属于高危人群，临床医生有责任在治疗开始时进行全面的自杀风险评估，并在每次后续会谈中对自杀风险进行简要评估。全面的自杀风险评估包括直接询问患者目前的精神状态、自评测量以及对患者行为的临床观察（见 APA, 2003）。自杀风险评估是在治疗前或早期阶段的心理评估的背景下进行的。第七章将讨论如何将这些信息用于认知个案概念化和治疗计划，这种综合风险评估的目的是：（1）识别影响患者自杀风险水平的风险因素和保护因素；（2）确定与自杀行为特别相关的伴随性精神和躯体疾病；（3）确定最合适的看护水平（如，住院或门诊治疗）；以及（4）识别治疗可以改变的风险因素。本章主要介绍对寻求门诊治疗的患者进行风险评估的指南。我们认识到，对于那些在急诊科或危机热线中接受评估的患者，风险评估方案可能会有很大的不同（见 APA, 2003）。

风险评估的质量取决于许多因素，包括临床医生的技能水平、患者准确完整地披露信息的能力和动机、获得其他信息的渠道（如医疗记录），以及可用的评估时长。从患者的社会网络（如家庭成员或朋友）中获取信息通常是有帮助的，他们可以提供关于患者的精神状态、自杀未遂既往史和治疗史的信息。与其他临床医生的联系可以拓展患者的资源，并促进看护的协作。我们意识到，本节描述的信息可能并不总是能够获得。总的来说，我们建议，在进行全面的风险评估时，应使用目前可获得的所有信息来源，并在后续会谈中随着新信息的出现而不断修改。

患者和临床医生有时会错误地认为，谈论自杀会增加试图自杀的可能性。实际上，没有任何数据支持这种观点。恰恰相反，我们发现，公开坦率地讨论自杀可将污名化和神秘感降至最低。通常情况下，当临床医生以直截了当的方式处理这个问题时，患者会松一口气。因为在他们的生活中，许多人都会小心翼翼地对待这个问题或完全回避它。然而，有时患者在讨论与他们最近一次自杀危机有关的个人议题时也会变得不安。在开始自杀风险评估之前，临床医生可以告知患者，稍后的一些问题可能会给他们带来压力，或者让他们想起一些不愿意回忆的议题或事件。临床医生还可以告诉患者，他／她预计询问这些问题的获益将超过潜在的风险。如前所述，如果患者在讨论与最近和既往自杀危机有关的问题时感到痛苦，可以使用许多具体的应对技巧。

评估风险因素

图 6.2 显示了全面风险评估的主要领域，包括自杀意念和自杀相关行为、精神病和医学诊断、精神病史、心理脆弱性（如，绝望感）和社会心理脆弱性（如，最近的丧失）。这张图对第二章确定的概念进行了

扩展，比如，它总结了其中一些概念的临床指标，并指出使这些概念恶化的情境因素。我们发现将这些风险和保护因素记在一页上很有帮助，因为这有利于有效地评估和权衡每个因素的相对优势。在本节中，我们将扩展介绍一些最重要的风险因素，并就其临床评估提供建议。

自杀相关变量（近期）		临床状况（近期）
□ 死亡的愿望超过了生存的愿望		□ 重性抑郁发作
□ 没有意愿或计划的自杀意念		□ 混合情感发作
□ 没有具体计划的自杀意愿		□ 物质滥用或依赖
□ 有具体计划的自杀意愿		□ 轴 II B 类人格障碍
□ 伤害自己的命令性幻觉		□ 绝望感
□ 实际的自杀企图 □终生		□ 激越或重度焦虑
□ 多次自杀未遂 □终生		□ 社会孤立或孤独
□ 中断或放弃了的自杀尝试 □终生		□ 问题解决缺陷
□ 自杀的准备行为 □终生		□ 功能失调的态度（如，完美主义）
□ 非自杀性自伤行为 □终生		□ 认为对家庭或他人有负担
□ 对自杀未遂感到后悔		□ 临床状况的突然变化（改善或恶化）
激活事件（近期）		□ 高度冲动的行为
□ 离婚、分居或配偶/伴侣死亡		□ 杀人意念
□ 人际丧失、冲突或暴力		□ 对他人的攻击行为
□ 法律问题		□ 慢性身体疼痛或其他急性医疗问题（如，艾滋病、慢性阻塞性肺病、癌症）
□ 经济困难、失业或工作状况变动		□ 可用的自杀方法（如，枪或药片）
□ 即将入狱或无家可归		□ 身体或性虐待（终生）
□ 其他丧失或重大负面事件		□ 自杀家族史（终生）

图 6.2 自杀风险评估

治疗史	保护因素（近期）
☐ 精神病诊断和治疗既往史	☐ 表达了对未来的希望
☐ 对治疗感到绝望或不满意	☐ 确定了生存理由
☐ 不依从治疗	☐ 对家庭或他人的责任；与家人一起生活
☐ 未接受治疗	☐ 支持性的社会网络或家人
☐ 拒绝或无法同意安全计划	☐ 因疼痛和痛苦而害怕死亡
	☐ 相信自杀是不道德的，高度的精神信仰
	☐ 投入工作或学习

图 6.2 自杀风险评估（续）

    仔细评估自杀相关认知是最重要的，因为这些变量在研究文献中已被确定为自杀行为的风险因素。在开始风险评估时，临床医生通常会询问患者更容易讨论的自杀相关议题。例如，临床医生可能会询问患者目前是否有死亡的愿望，以及死亡的愿望是否超过了生存的愿望。一旦患者开始谈论生与死的议题，临床医生就可以过渡到询问患者目前是否有任何自杀想法（或其他与自杀有关的认知，如伤害自己的意象或命令性幻觉）。如果患者报告说他们有自杀的想法，那么临床医生应该评估最近一段时间（如，过去 48 小时或过去 1 周）和患者生命中最糟糕的时期的自杀意念的持续时间、频率和强度——研究表明，最糟糕时期的意念比当前的自杀意念更能预测未来的自杀行为（A. T. Beck, Brown, Steer, Dahlsgaard, & Grisham, 1999）。如果患者报告有任何自杀想法、意象或幻觉，临床医生就可以继续确定自杀愿望和意愿的程度（如，"你是否有结束自己生命的愿望？这种愿望是微弱的、中等的还是强烈的？"）。随后，如果患者确实有自杀愿望和 / 或意愿，临床医生可以通过询问如"你是否在考虑如何自杀？""你是否打算执行计划？"等问题来识别他们是否有自杀计划。这种询问方式假定患者在回答问题时会保持诚实和坦率。不愿意向临床医生透露自杀意愿的程度或具体计划的患者，可能比那些公开报告想法的患者具有更高的自杀风险（APA，2003）。

除了评估患者对自杀愿望和计划的报告外，临床医生还应该评估自杀意念的行为指标，如尝试自杀的准备行为。虽然这些行为往往无法在临床医生的办公室里观察到，但临床医生可以问："你是否为尝试自杀做过任何实际准备？是什么？"准备行为的例子包括购买枪支、绳子或园艺软管；储存药片；在互联网上搜索以确定最佳方法；写遗书；准备遗嘱；送出高价值的财产；或无缘无故与朋友或家人告别。正如本章后面将讨论的，重要的是要询问患者是否有机会尝试致命的方法，特别是，他们是否把这种方法描述为自杀计划的一部分。获得此类方法的例子包括持有枪支（尤其是家中持有枪支）或持有可能致命的药物。

风险评估还应该包括识别其他与自杀相关的行为，如自杀未遂、中断的尝试和放弃了的尝试（对这些行为的定义见第一章）。终生和近期的自杀相关行为都应该被评估，因为近期发生的行为与后续自杀行为的可能性增加有关（如，在过去 1 个月或过去 1 年；Hawton, Zahl, & Weatherall, 2003）。在评估这些行为的发生时，使用广泛的筛选问题是有帮助的，如"在过去，你是否有过自杀尝试或做过任何伤害自己的事情？"如果患者表示他们曾有过自杀尝试或实施过自伤行为，那么就可以继续提问以评估这些行为背后的自杀意愿。这种提问方式有助于临床医生确定患者是否实施过自伤的、有可能造成伤害的行为，以及是否存在因该行为而死亡的意愿。哥伦比亚自杀严重程度评定量表（Columbia Suicide Severity Rating Scale; Posner, Brent, et al., 2007）对筛查自杀尝试、中断的尝试、放弃了的尝试和非自杀性自伤行为以及其他与自杀有关的变量非常有用，因为它包括精确的定义以及对应的问题。

　　作为风险评估的一部分，临床医生要评估所有既往自杀未遂的其他具体特征，正如第一章和第二章所述，既往自杀未遂的具体特征会影响未来实施自杀行为的可能性。例如，临床医生可以用自杀意愿量表中的问题来评估对死亡的期望程度、自杀尝试是否为了逃避或解决问题，以及患者是否采取了预防措施以防止被发现。该量表的数据可能可以在估计风险方面发挥核心作用，因为在有自杀未遂既往史的患者中，高意愿者比低意愿者更有可能再次尝试自杀（R. W. Beck, Morris, & Beck, 1974）。此外，自杀意愿量表还测量了患者能够预测最终自杀风险的增加（Henriques, Wenzel, Brown, & Beck, 2005）。

　　如第二章所述，绝大多数自杀患者至少有一种精神疾病诊断。因此，对自杀风险的全面评估包括对当前精神障碍的评估，包括抑郁症、双相情感障碍（尤其是混合情感发作）、酒精和药物使用障碍以及精神病性障碍。与 B 类人格障碍相关的轴 Ⅱ 特征，特别是与边缘型人格障碍和反社会型人格障碍相关的特征，可以通过直接提问、行为观察和他人报告来评估。精神障碍、酒精滥用（如，酒精使用障碍识别测试；Babor, Higgins-Biddle, Saunders, & Monteiro, 2001）和药物滥用（如，药物滥用筛选测试；McCabe, Boyd, Cranford, Morales, & Slayden, 2006）的筛选工具提供了有效的方法来明确对这些障碍的全面评估在临床中是否合适。

　　第二章和第三章描述了与风险增加有关的许多其他心理和行为因素，包括严重的绝望感（尤其是稳定的高度绝望感）、患者认为无法忍受的痛苦、社会孤立或孤独、问题解决缺陷以及功能失调的态度（如，完美主义）。这些变量的存在和严重程度都应该在自杀风险评估中得到评估。如果患者（尤其是老年患者）认为自己是家庭成员的负担，就可能被认为是高风险（Joiner et al., 2002）。观察到激越或急性焦虑也表明风险增加（见 Busch, Fawcett, & Jacobs, 2003），因为它们可能是注意固定的情绪和行为伴随指标。如前所述，临床医生应评估任何杀人意念和对他人的攻击或暴力，因为研究表明，这些行为与自杀风险增加有关（见 Conner, Duberstein, Conwell, & Caine, 2003; Verona et al., 2001）。最后，患者临床状态的任何突然变化——心境的迅速恶化或意外的改善——都可能意味着风险增加（Slaby, 1998）。对那些对自杀感到矛盾的患者来说，心境的改善可能预示着他们决定实施自杀行为。

详细的治疗史可以帮助风险评估，因为通过这些可以得知患者对既往干预措施的反应以及参与程度和乐观程度等信息。风险评估的这一部分包括确定先前的精神专科治疗（特别是精神专科住院治疗）、心理治疗和成瘾治疗。临床医生还应该评估患者是否对当前或既往治疗感到绝望、矛盾或不满意。应该注意既往治疗的具体特点，包括对临床医生不依从（如，不按规定服药或不定期参加会谈）以及关系不稳定、不合作或不友好。那些认为自己的精神或躯体障碍或其他问题没有有效治疗方法、听天由命的患者，自杀的风险可能会增加。

评估保护因素

除了评估自杀的风险因素外，全面的风险评估还应该包括评估可降低自杀风险的保护因素（见图 6.2）。正如第二章所述，确定"保护"自杀行为的变量的实证研究比风险相关变量的研究要少得多。然而，我们发现，许多保护性变量在临床上是患者的重要优势，可以抵消一些增加风险水平的变量。这些保护因素中有许多反映了心理态度或信念，比如：希望（如 Range & Penton, 1994）、生存理由（如 Strosahl, Chiles, & Linehan, 1992）、活下去的愿望（如 G. K. Brown, Steer, Henriques, & Beck, 2005）、对自杀危机相关问题领域的自我效能（如 Malone et al., 2000）、对死亡或自杀的恐惧（如 Joiner, 2005）以及认为自杀是不道德的（如 J. B. Ellis & Smith, 1991）。另一个保护因素是支持性的社会网络（如 Rowe, Conwell, Schulberg, & Bruce, 2006），特别是在危机时期可以找到支持个体。已婚或与家人同住的患者可能有较低的自杀风险，特别是当他们对孩子或其他家庭成员有责任时（如 Heikkinen, Isometsä, Marttunen, Aro, & Lönnqvist, 1995）。我们的临床经验表明，积极参加治疗是另一个保护因素。

确定自杀风险

在审查了所有可获得的信息后才能确定最终的风险，包括患者的自我报告、医疗记录和其他信息来源。这种判断包括评估：（1）每个风险或保护因素是否存在；（2）每个存在的因素对风险影响的严重程度或权重。关于风险因素的现有研究在权衡多个风险和保护因素以确定患者的风险方面无法提供太多指导。一般来说，文献中与高自杀风险最相关的特征——如既往自杀未遂、稳定的绝望感以及表明具体计划的自杀意愿——在整体风险估计中权重最大。此外，每个风险因素的权衡可以部分基于那些似乎对患者造成最大困扰的因素。然而，确定每个风险因素的严重程度不应完全基于患者的自我报告，还应包括基于专业经验、实证支持的风险因素知识、患者的临床表现以及亲属和其他护理提供者的报告的合理临床判断。

在估计了每个风险和保护因素的强度之后，通过对比评估风险因素的整体强度和保护因素的整体强度，临床医生可以对风险进行最终的确定。如果保护因素超过了风险因素，那么自杀风险较低；如果风险因素超过了保护因素，那么自杀风险就偏高。然后，可以将自杀的总体风险评为低度、中等或紧迫。我们发现，这些分类对治疗计划和确定适当的看护级别很有用。第十章将描述一系列针对具有不同程度自杀风险特征的患者的干预方案。除了决定适当的看护级别外，临床医生还应该评估以下需求：（1）额外治疗或社会服务转介；（2）额外随访评估以了解持续风险；（3）将风险级别告知其他正在提供治疗的临床医生或机构；（4）联系家庭成员以告知他们风险；（5）从其他来源（如医疗记录）获取额外的信息。

询问情况

在风险评估期间和之后，临床医生应关注评估的不良影响。为了达到这个目的，在评估前后以及过程中，临床医生如果发现患者痛苦明显，则应评估当前的痛苦程度、伤害自己或实施自杀行为的意愿，以及使用酒精或药品的冲动。如果患者的临床状态在评估过程中恶化，临床医生可以鼓励他们休息一下、帮助他们参与分散注意力的活动，让他们冷静下来，待情况好转后继续评估。观察患者病情的恶化可能为风险评估提供有价值的信息，因为那些没有经历过显著痛苦而无法参与讨论的患者可能需要更高水平的看护。尽管询问情况是临床评估的一个重要方面，特别是对于改善临床医生和患者之间的合作，我们也发现，如果患者了解风险评估是为了保护他们的安全并帮助制订治疗计划，那么多数患者能够容忍评估的潜在负面影响。

安全计划

在对风险做出最终判断并确定患者可以安全地在门诊接受治疗后，临床医生会与患者一起制订安全计划，以应对可能让患者陷入自杀危机的风险因素。安全计划是一份书面清单，列出了患者同意在自杀危机期间要实施的优先应对策略或要联系的资源。安全计划的原理是，通过预先确定的应对策略和资源清单，帮助患者降低近期尝试自杀的风险。鉴于患者在危机期间通常很难使用问题解决技能，安全计划的目的是在没有危机的时候制定一套应对策略，以便在困难出现的时候可以随时使用。安全计划的方案与哥伦比亚大学的斯坦莉和拉德及同事（如 Rudd, Mandrusiak, & Joiner, 2006）制订的其他方案非常相似。

安全计划的基本内容包括：（1）识别自杀危机前的警告信号；（2）确定在不与他人联系的情况下也可以使用的应对策略；（3）与朋友或

家人联系；以及（4）与心理健康专业人士或机构联系。当危机出现时，患者首先要认识到自己处于危机之中，然后按照计划中列出的步骤行事。如果第一个步骤不能减少自杀意念和意愿，那么就执行下一个步骤，以此类推。根据经验，我们注意到，最好的安全计划是简短的、使用了易于阅读的格式，并且通常由患者自己的语言组成。我们还发现，有时患者会厌恶安全计划（safety plan）这个名字。在这种情况下，临床医生和患者在确定新的名称时可以尽情发挥创意。在我们的研究中，由患者想出的替代名称包括危险计划（jeopardy plan）和 B 计划（Plan B）。

在制订安全计划时，临床医生要求患者使用这些书面策略来应对自杀危机。然而，安全计划不应被当作一种不自杀合同。不自杀合同通常要求患者承诺不自杀，并在危机时打电话给某人（Stanford, Goetz, & Bloom, 1994）。尽管有传闻说不自杀合同可能有助于降低临床医生对自杀风险的焦虑，但几乎没有实证证据支持不自杀合同对预防自杀行为的有效性（Kelly & Knudson, 2000; Reid, 1998; Rudd, Mandmsiak, & Joiner, 2006; Shaffer & Pfeffer, 2001; Stanford et al., 1994）。临床指南提醒不要将不自杀合同作为胁迫患者不自杀的方式，因为它可能会掩盖患者真正的自杀风险状况（Rudd, Mandmsiak, et al., 2006; Shaffer & Pfeffer, 2001）。患者可能会隐瞒他们的自杀意念，因为他们担心违反合同会让治疗的临床医生失望。相比之下，安全计划说明了如何防止未来的自杀尝试，它涉及对治疗的承诺，即患者同意使用应对技能，并在危机时期与健康专家联系。

临床医生和患者共同制订安全计划，双方都积极地在表格中加入一些项目（示例见图 6.3）。我们发现，当临床医生和患者坐在一起并专注于制订安全计划时，合作往往会得到改善。使用模板并在计算机上完成安全计划是有效的，如果没有计算机或模板，临床医生可以根据图 6.3 的小标题构建一个安全计划。安全计划应包括以下四个步骤。

安全计划
1. 警告信号（使用安全计划的时机）： □ 希望睡着后不再醒来 □ 想伤害自己 □ 想到"我无法再忍受了"
2. 应对策略（我可以尝试自己做的事情）： □ 听摇滚乐 □ 在椅子上（跟随音乐）摇摆 □ 出去走走 □ 控制呼吸 □ 洗热水或冷水澡 □ 锻炼
3. 与他人联系： □ 打电话给朋友，分散注意力：＿＿＿＿＿＿＿＿　　　电话：＿＿＿＿＿＿ 如果不起作用，我会告诉以下联系人我处于危机之中并在寻求帮助： □ 打电话给一位家庭成员：＿＿＿＿＿＿＿＿　　　电话：＿＿＿＿＿＿ □ 打电话给别人或与别人交谈：＿＿＿＿＿＿＿　　　电话：＿＿＿＿＿＿
4. 在工作时间内与医疗专业人员联系： □ 打电话给我的治疗师：＿＿＿＿＿＿＿＿＿＿　　　电话：＿＿＿＿＿＿ □ 打电话给我的精神科医生：＿＿＿＿＿＿＿＿　　　电话：＿＿＿＿＿＿ □ 打电话给我的病例管理者：＿＿＿＿＿＿＿＿　　　电话：＿＿＿＿＿＿ 以下机构或服务可以每周 7 天 24 小时使用： □ 打电话给精神病院急诊科：＿＿＿＿＿＿＿＿　　　电话：＿＿＿＿＿＿ □ 打电话给国家自杀预防生命线①＿＿＿＿＿＿＿　　　电话：＿＿＿＿＿＿
患者签名：＿＿＿＿＿＿＿＿＿＿　　　　　　日期：＿＿＿＿＿＿＿＿ 临床医生签名：＿＿＿＿＿＿＿＿＿　　　　日期：＿＿＿＿＿＿＿＿

图 6.3　在治疗早期制订的安全计划的示例

　　1. **识别警告信号**。只有当患者意识到自己在经历危机时，安全计

---

① 美国的自杀热线名称，原文为"National Suicide Prevention Lifeline"。——译
　 者注

划才有可能解决自杀危机。因此，制订安全计划的第一步是识别自杀危机的信号。这些警告信号可以是自动思维、意象、思维过程、心境或行为。患者需要列出他们开始考虑自杀时经历的事情。然后用自己的语言在安全计划中列出这些警告信号。表 6.1 总结了在我们的临床试验中由患者确认的一些典型警告信号。

表 6.1　导致自杀危机的警告信号示例

信号的类型	示例
自动思维	"我什么都不是。"
	"我是一个失败者。"
	"我没什么特别的。"
	"我一文不值。"
	"我无法应对我的问题。"
	"事情不会变好了。"
意象	闪回
思维过程	思维跳跃
	思考着一大堆问题
心境	感到非常压抑
	强烈的担忧
	强烈的愤怒
行为	哭泣
	自我孤立
	使用药物

2. **使用应对策略**。在患者确定了导致自杀危机的信号后，他们需要列出一些可以在不与其他人联系的情况下进行的活动。在治疗初期，这些活动的作用是让患者转移注意力，防止自杀意念升级。在治疗早期，应对策略的例子包括做特定的事情，如散步、听鼓舞人心的音乐、洗热水澡、与狗玩耍。随着患者在治

疗中习得新的技能，其他行为、情感和认知方面的应对策略会被添加到安全计划的这一部分，例如第八章中描述的那些。因此，尽管安全计划是在治疗的早期发展的，但在治疗的中期和后期阶段，随着患者进一步习得更有效的应对技能，安全计划也将得到回顾和更新。

3. **联系家人或朋友。** 第三步是列出患者在危机中可以联系的家庭成员或朋友。如果第二步中的应对策略不能解决危机，那么患者需要与这些人联系。联系人名单按优先顺序排列，并要包括每个人的电话号码。在与他人联系时，患者可以选择告诉他们自己正在经历危机并需要帮助，也可以选择不说。我们观察到，与朋友或家人联系但不明确告知他们自己的自杀状态，可能有助于分散患者对自己问题的注意力，缓解自杀危机。相反，患者也可能选择告知其他亲密的朋友或家人自己正在经历自杀危机，特别是当安全计划中列出的其他策略无效时。此外，这一步骤的一个变式是让患者列出家庭成员或朋友在危机时期可能观察到的警告信号，以及患者希望其他人在危机时期对自己做出反应的方式。决定患者是否向他人披露自己正在考虑自杀的原因很复杂，因此临床医生和患者应该合作制定一个最佳计划。

4. **联系专业人员和机构。** 第四步是列出在危机时期可以提供帮助的专业人员的电话号码，包括：（1）临床医生；（2）工作时间之外可以联系到的值班临床医生；（3）初级保健医生、精神科医生或其他医生；（4）24小时紧急治疗机构；以及（5）其他处理紧急电话的当地或国家支持服务（如，自杀预防生命线）。如果之前的策略（即，应对策略或联系朋友/家人）不起作用，那么患者需要与专业人员或机构联系。安全计划强调在危机中可以获得适当的专业帮助，并且在必要时指出如何获得这些服务。

安全计划完成后，临床医生会回顾每一个步骤，并寻求反馈。临床医生可询问患者是否还有其他可以补充的内容，促使患者进一步头脑风暴并补充应对策略。类似于评估患者完成家庭作业的可能性，临床医生可以问："在 0（完全不可能）到 100%（非常可能）的范围内，你在危机时期完成这一步骤的可能性有多大？"如果患者对自己执行安全计划中某个具体步骤的能力表示怀疑，那么临床医生可以采用问题解决的方法，确保克服实施该步骤的障碍并确定替代的应对策略，或兼而有之。

此外，如果患者表示使用整个安全计划的可能性低于90%，那么临床医生需要与他们一起识别并修改关于使用安全计划的消极信念或假设。不同意使用安全计划可能表明需要更高的看护水平，但临床医生应注意利用所有可用的信息（见第十章），而不仅仅是根据患者使用安全计划的可能性决定看护水平。

如果患者表示他们在危机中使用安全计划的可能性高于90%，那么临床医生就会签署该计划，并将原始文件交给患者带走。临床医生会保留一份副本，以便随着患者新技能的习得或社会网络的扩大，在后续治疗中对其进行修改。临床医生还应讨论患者将安全计划保存在哪里，以及在危机中如何找到它。安全计划的格式可以根据患者的特异性需求进行调整。例如，我们观察到，如果将信息放在小的危机卡上（见图 6.4），一些患者将更有可能使用安全计划。这种卡片由非常简短的短语组成，提示患者安全计划中的具体步骤。我们也意识到，一些患者可能有手机或其他随身携带的便携式电子设备，可以将这些信息储存在上面。无论选择哪种媒介或形式，最重要的是安全计划可以随时获取并易于使用。

待执行的安全计划
警告信号：
应对策略：
家庭／朋友：
紧急联系人：

图 6.4　安全计划的执行：危机卡

与安全计划的制定和实施有关的一个特定问题是移除可获得的致命武器。前面我们提到，有具体计划的自杀意愿构成了自杀的风险因素。当具体的计划涉及容易获得的致命方法时，这种风险会被放大。当致命武器是枪支时，移除可获得的致命方法的紧迫性就更加明显了。使用上膛的枪支自杀所需的时间通常比其他方法（如过量服药或上吊）要快得多。因此，枪支安全管理是一个治疗议题，如果患者有实施自杀行为的风险，这个议题必须在治疗早期加以解决。对这个议题的讨论往往是在制订安全计划的背景下进行的。

如果有需要，临床医生应与患者讨论获得致命方法的难易程度，并将重点放在减少获得这些方法的手段上。应始终询问患者家中是否有枪或是否可以获得枪支。还可以询问患者是否有购买枪支的计划。对于有自杀风险的患者，所有的枪支和弹药都应该被移除，并存放在他们无法接触到的地方（R. I. Simon, 2007）。然而，要求患者自己取出枪支并交给家庭成员或临床医生是有问题的，因为这会使自杀风险进一步增加——患者会直接接触到高度致命的自杀方法。相反，一个最佳的计划是由指定的责任人——通常是家庭成员或亲密的朋友——将枪从患者手中拿走。这个被指定的人必须能够将武器安全地从患者家里拿走，或者愿意联系警察或其他人来这样做（R. I. Simon, 2007）。临床医生和指定人员应该讨论如何移除武器，以及将武器安全地存放在患者无法接触到的某处。临床医生应通过电话或当面与指定人员直接联系，以确认枪支已按照计划安全取出（R. I. Simon, 2007）。

移除枪支的具体计划和时间应在考虑风险和保护因素的基础上根据个案的不同情况决定。例如，在某些情况下，患者可能有意愿并计划使用随时可以获得的枪支自杀，而目前没有指定人员保管枪支。在这种情况下，让患者住院治疗直到枪支被安全移走，并且其他自杀风险因素的严重性降低，这在临床上可能是合适的。临床医生还应该意识到，移除致命的方法并不能保证患者的安全，因为患者可能会决定使用另一种方法。因此，使用安全计划和持续监测患者的意愿、计划、致命方法的可用性和其他风险因素是逐渐降低自杀风险的关键。

传递希望感

虽然灌输希望在所有心理疗法中都是一个重要元素，但它在自杀干预中至关重要，因为绝望感是自杀的一个重要预测因素（G. K. Brown, Beck, Steer, & Grisham, 2000）。即使在第一次会谈中，临床医生也能够为患者提供一些应对危机的技巧（如，将这些策略纳入安全计划）。在这个过程中，临床医生帮助患者转变"生活状况不会改善，而且尝试去改善也没有意义"的观点。他们帮助患者看到，"聪明地希望"比绝望和无望更有作用，因为它能促使患者适应性地解决问题和采取行动，而不是习惯性懒惰。考虑一下贾尼丝和临床医生之间的对话，这发生在第一次会谈结束的时候，即他们制定了安全计划之后。

临床医生：我们今天完成了一件非常重要的事情。你第一次有了

一个处理非常令人不安的情况的计划，例如与继父的
冲突。你对这个安全计划有什么看法？

贾尼丝 ：我还不是很清楚，下次我的继父再来找我麻烦的时候，
看看效果如何。

临床医生：你以前有过这样的计划吗？

贾尼丝 ：不，这是第一次。

临床医生：你觉得下次遇到危机时，有这样的计划比较好，还是
按照你目前的方式处理危机比较好？

贾尼丝 ：我想，有一个计划更好。也许这能让我保持冷静，直
到我能想出一些话来回应他，而不是只会泪流满面。

临床医生：嗯，所以你预测安全计划有可能帮助你处理危机，特
别是与继父之间的危机，与过去的情况不同？

贾尼丝 ：[情绪稍稍明朗]是的，我想是的。

临床医生：所以有一些希望，有一种方法能让事情变得不同？

贾尼丝 ：是的，我感觉好些了。

总结与整合

在认知治疗早期，通过关注最近的自杀危机和使患者融入认知治疗
过程（如，在治疗开始时设置议程），临床医生帮助他们适应认知治疗
的方法。医生通过两种方式向患者传递希望：言语上，明确表示他/她
相信患者可以在治疗中取得有意义的收获；非言语上，示范一种系统
的、可控的处理生活中问题的方式。早期会谈的内容针对：提供对治疗
内容和过程的描述，包括获得知情同意；让患者参与治疗，并解决任
何可能干扰治疗的潜在问题；评估自杀风险；制定安全计划；传递希
望感。

在治疗早期进行的最后一项活动是获得对患者自杀危机的详细描

述。根据我们的经验，预防自杀治疗的初始会谈的重点是获得知情同意、进行全面的自杀风险评估以及制订安全计划，这些策略是本章的重点。对临床医生来说，了解自杀危机前后出现的议题是有帮助的，但通常没有足够的时间来获得恰当的细节。因此，在治疗早期，额外的会谈包括更简短的自杀风险评估、检查安全计划是否有效或需要修改，以及更注重对自杀危机前后发生的事件的叙述性描述。对自杀危机前后事件的叙述构成了认知个案概念化的基础——这是基于自杀危机的认知、情感、行为和情境因素以及心理社会史的对患者临床表现的全面理解。第七章详细描述了概念化的过程，特别是获得自杀危机前后事件的叙述性描述的策略。而认知个案概念化又构成了第八章介绍的具体干预策略的基础。

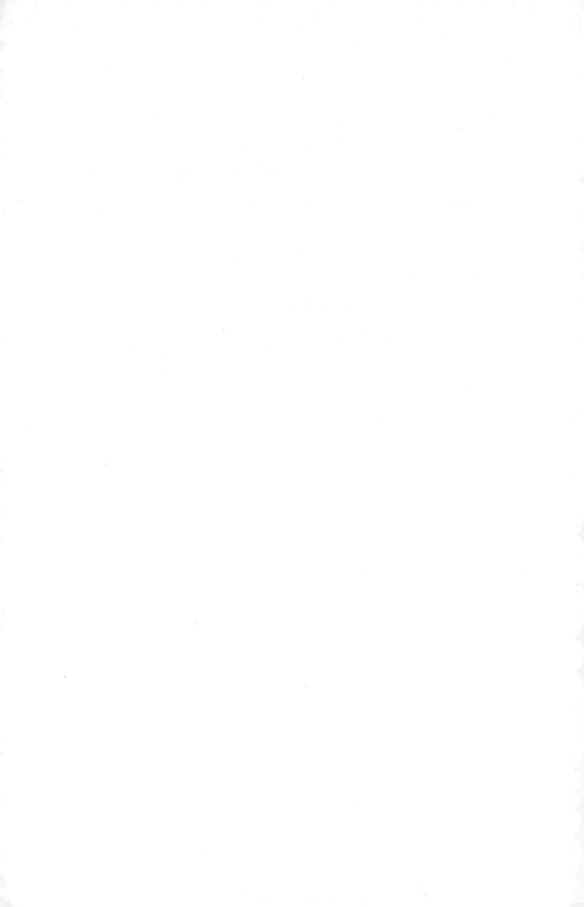

第七章

自杀行为的认知个案概念化

正如前文所述，一系列变量（如，人口统计学、诊断、精神病史、心理变量）相互作用，增加了个体实施自杀行为的易感性。自杀行为可以从多个角度理解（如，素质易感性因素、与精神障碍相关的一般认知过程、与自杀相关的认知过程）。此外，即便不算很多，自杀患者通常会报告不止一个导致最近自杀危机的因素。其中一些涉及慢性心理或社会问题（即，远端风险因素），而其他因素则是有时限的，并且在自杀危机前即时发生（即，近端风险因素）。因此，与使用灵活的方法并根据每个患者的具体问题量身定制的治疗方案相比，仅针对少数几个风险变量的标准化治疗不太可能有效。

我们的干预采用个案概念化的方式，重点关注与自杀危机的发生相关的易感因素和认知过程。根据珀森斯（Persons, 2006），个案概念化驱动的心理治疗"要求治疗师为每个个案制定个性化方案，作为治疗计划和干预指南，并对每个个案使用假设—检验的实证方法"（p.167）。也就是说，在治疗早期，临床医生应用认知理论理解患者的临床表现，并随着时间的推移，根据了解到的新信息调整概念化。与自杀危机相关的认知、行为、情感和情境因素被整合到概念化中，而概念化又指导临床医生选择和应用可能有助于防止未来自杀行为的特定认知和行为策略。本章描述了这种方法的主要步骤，包括：（1）进行心理评估，重点关注自杀危机前后的详细情况；（2）形成患者临床表现的认知个案概念化；（3）基于该概念化制订治疗计划。

进行心理评估

对最近有过自杀危机的患者进行全面的心理评估是很必要的。如第六章所述，尽管可能已经全面评估了风险和保护因素以确定未来自杀行为的风险，但仍需要额外的心理评估来形成患者临床表现的概念化，并根据患者需要制订详细的治疗计划。自杀患者的心理评估有两个重要组成部分。第一，收集通常在标准摄入性访谈中收集的信息，包括当前的精神病诊断、精神病和成瘾治疗史、精神失调和自杀行为家族史、既往病史、心理社会史和精神状态检查；第二，收集最近自杀危机前后的详细信息。

临床医生可以通过多种方式获得有关患者精神障碍诊断及各种既往史的标准信息。在一些诊所，负责摄入性工作的人员进行心理评估、撰写报告，然后将患者分配给临床医生。因此，这些临床医生能够掌握大量相关信息，甚至在见到患者之前就能形成初步的个案概念化。其他临床医生已经在对高危患者进行治疗，他们将调整治疗重点以解决自杀危机并制定管理未来危机的策略。在这种情况下，临床医生从他们到目前为止共同完成的工作中获得了大量的既往史和背景信息。在这两种情况下，认知治疗的早期将侧重于收集与自杀危机相关的信息，并且没有必要收集更多与精神病诊断和既往病史有关的一般信息。相比之下，那些接收新的自杀个案的临床医生，如果没有这方面的背景信息，就需要在治疗早期进行完整的心理评估。许多自杀患者会持续处于痛苦之中，并且存在实施自杀行为的风险。因此，要优先考虑第六章中描述的自杀风险评估。更为全面的心理评估通常根据临床需要在几次会谈中进行。此外，临床医生还可以从精神失调、自杀意念和既往自杀行为的标准化自我报告测量（如第一章所述）中获得有用的信息。

本章剩下的部分将以患者贾尼丝为例，说明认知个案概念化的过程。接下来，我们介绍有关贾尼丝的信息，这些信息来自她在摄入性访谈时接受的心理评估。

贾尼丝是一位 35 岁的单身白人女性，与母亲和继父住在一起。几年前，她获得了图书馆学学士学位，但毕业后一直没有工作。最近她因服用过量药物（大约 20 粒安眠药）自杀未遂而住院。贾尼丝报告了反复的重度抑郁慢性发作，每次持续数月，从未完全缓解。她的轴 I 诊断为复发性重度抑郁障碍；轴 II 或轴 III 没有明确诊断，但摄入访谈人员指出，她表现出一些边缘型人格障碍的特征；轴 IV 存在失业和家庭关系问题；轴 V 的功能整体评估（Global Assessment of Functioning,GAF）得分为 40，她在过去 1 年中的最高得分是 50。

贾尼丝报告说，她之前有过三次过量服药的自杀未遂史。一次是 6 个月前，另外两次分别是 2 年前和 6 年前。她说，这些自杀未遂还没有严重到需要治疗的程度，她也没有告诉任何人。贾尼丝之前曾两次因抑郁和自杀意念住院，都是因为母亲威胁她如果不接受治疗并找到工作，她就得找别的地方去住。在过去的几年里，她服用了许多不同类型的抗抑郁药和苯二氮䓬类（benzodiazepines）药物，但她认为这些药物没有效果。在摄入性访谈时，贾尼丝正在服用抗抑郁药。她的精神科医生不再为她的睡眠失调开苯二氮䓬类药物的处方，因为它有潜在的致命性风险。

贾尼丝的社会史表明，她存在社交孤立，很少参与目标导向的活动。她说，几年前她有一些亲密的朋友，但由于抑郁症的恶化，她减少了和他们的联系。她之前有过几段恋爱，最长的一段持续了大约 6 个月。她没有孩子。虽然贾尼丝与母亲和继父住在同一所房子里，但她很少和他们交流，大部分时间都待在自己的房间里。在她很小的时候她的生父就离开了这个家，而且她与他没有联系。她没有任何爱好或兴趣。

贾尼丝否认有身体或性虐待史。她的母亲曾因抑郁症接受过治疗，舅舅在她十几岁的时候自杀未遂。她否认目前患有任何疾病，但报告有哮喘病史。她否认自己目前存在酗酒或物质滥用，但承认年轻时曾有过几段时间饮酒和吸食大麻。

贾尼丝在贝克抑郁量表上的得分为 25 分，表明她有中度抑郁；她在该量表的自杀条目上得分为 2 分，表明有结束生命的愿望。她在贝克绝望量表上的得分为 15 分，这表明她有高度的绝望水平。她的自杀未遂被认为高度致命（即，失去意识且无法唤醒），这是由致命性量表确定的。自杀意愿量表揭示了贾尼丝自杀未遂的许多重要特征，包括结束生命以逃避问题的强烈愿望。她认为自己服用的药物量有可能是致命的，但否认死亡是可能的结果。她认为这是一次冲动的尝试，而且只做了很少的自杀准备。她否认存在任何关于自杀意愿的公开交流，也没有写遗书或做任何其他预期自己会死亡的安排。虽然她是在母亲和继父在家的时候尝试，但在她服药几小时后，她的母亲和继父才意识到她的尝试。他们发现她躺在浴室的地板上昏迷不醒，并立即寻求了医疗救助。她被送进了一个住院病房，在那里她的病情稳定了下来。贾尼丝承认，她对在这次尝试中幸存感到矛盾，因为她很难想象如何改善自己的生活情况。

心理评估的这方面提供了有关可能导致最近自杀危机的素质易感性因素和精神失调的重要信息。然而，心理评估的另一个重要部分侧重于患者最近自杀危机本身的特征，即临床医生：（1）获得自杀危机的详细描述；（2）构建时间线，指出与危机相近的主要情境事件和认知、情感以及行为因素。这些信息可以用于了解素质易感性因素和精神失调以何种特定方式为自杀危机的出现创造了背景，并用于识别在危机发生时出现的、可能最终导致自杀行为的自杀相关认知过程。

自杀危机的叙述性描述

因此，早期治疗的最终目标是对第六章中描述的目标进行补充，获得对导致患者接受治疗的最近一次自杀危机之前、期间和之后发生的事件的准确描述。在这部分干预中，患者有机会讲述关于危机的故事。临床医生通过将第三章描述的认知模型应用于发生的一系列事件来帮助患者，比如和患者一起努力理解引发自杀危机的认知、情绪和行为，以及自杀危机发生时出现的自杀特异性认知过程。如图 7.1 中的简化示意图所示，临床医生和患者识别出两种类型的关键自动思维：（1）与自杀危机背后的原因或动机相关的自动思维；（2）与实施自杀的意愿相关的自动思维。重要的是，图 7.1 描述的认知方法是为了理解自杀未遂。有急性自杀意念但没有伴随尝试的自杀患者可能只存在与自杀尝试的原因及动机相关的自动思维，但不会采取行动。识别自杀危机前、中、后事件序列的过程与辩证行为治疗中使用的行为链分析非常相似（见 Linehan,
1993a）。

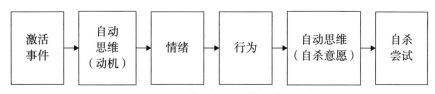

图 7.1　理解自杀危机的基本认知方法

通过指出故事的开始可能发生在任何时间点——可能是危机发生当天，也可能是几周或几个月前，临床医生为获得对自杀危机前后事件的叙述性描述做好准备。故事的开始是患者对特定事件产生强烈情绪反应的时间点。特定事件可以是外部事件或情境，例如重大的丧失；也可以是内部事件，例如自动思维。临床医生需要记录其他诱发因素或情况，例如时间、日期、地点和他人的存在。然后鼓励患者描述随后发生的一切。对于尝试自杀的患者，本次讨论应特别关注做出自杀决定的时间点，以确定与自杀相关的关键认知。除了描述尝试的方法外，患者还需要说明他们是在诱发因素出现之前就计划好尝试，还是冲动性或者反应性的行为（即，尝试自杀的决定是在几分钟内做出的）。自杀未遂后发生的事件也需要描述，包括患者对自杀未遂的反应和其他人对自杀未遂的反应，以确定患者是否从他们的行为中得到了任何积极的强化（如，他人的关注和关心）。

有时，患者只描述导致危机的主要外部事件，而没有说明他们对事件的反应或解释，例如"我的毒瘾复发了，于是我尝试自杀"。在这种情况下，临床医生需要回顾获得更详细信息的基本原理，并评估患者是否不愿意提供更多描述。如果患者担心提供细节，临床医生可以使用第六章中描述的在风险评估时使用的相同策略，例如允许患者根据需要休息，或指导患者使用放松或呼吸策略来管理痛苦。如果患者并非感到焦虑，而是在识别和表达细节方面有困难，临床医生可以使用苏格拉底式提问的方法来构建后续问题，以识别特定想法、感受和行为。例如，临床医生可以先提出一个通用的问题，例如"你能不能帮助我准确地理解，你是如何从 ＿＿＿ 到决定尝试自杀的吗？"为了识别自动思维，可以问："那时你脑海中的想法是什么呢？"为了识别特定的情绪，可以问："发生这种情况时你感觉如何？"为了识别特定的行为，可以问："然后你做了什么？"

当患者讲述他们的故事时，对临床医生来说，用一种共情和不评判的方式倾听是很重要的。简短的定期总结和共情陈述通常可以让患者感到被理解，有助于他们更详细地描述自杀危机。我们观察到，与没有形成良好治疗关系的患者相比，具有值得信赖的合作治疗关系的患者通常更愿意向临床医生暴露自己的认知和情感反应。临床医生在不质疑患者故事的准确性和合理性的前提下，对发生的事情有一个完整的了解是非常必要的。简单地让患者描述发生的事情有助于建立融洽的关系，并让

他们参与治疗。例如，一名患者说，当他因自杀未遂住院时，他感受不
到有任何人关心他自杀的原因。在认知治疗会谈期间，他在描述自己的
自杀未遂时说：

> 这是我第一次告诉别人发生了什么。事实上，你是第一个问我
> 发生了什么的人。似乎大多数人要么不在乎发生了什么，要么因为
> 太不舒服而无法谈论它。

贾尼丝和她的临床医生之间的对话说明了临床医生协助患者详细描
述最近的自杀危机的过程。

临床医生：你能告诉我是什么导致了你尝试自杀吗？

贾尼丝　：我该从哪儿开始呢？

临床医生：从任何你觉得故事开始的时候。通常，这样的故事始
　　　　　　于人们对一件事的强烈情绪反应。

贾尼丝　：好的。在我尝试自杀的那天，我正坐在躺椅上，继父
　　　　　　回家了。他从前门走了进来，开始向我走来。在那一
　　　　　　刻，我就知道他会像往常一样。我妈妈坐在房间另一
　　　　　　头的沙发上，我想，"无论我继父说了什么，我妈妈
　　　　　　都不会为我辩护，因为她的态度让他像是家里的国王
　　　　　　一样。"

临床医生：好的，之后发生了什么呢？

贾尼丝　：正如我所料，他是个浑蛋。

临床医生：他到底说了什么？

贾尼丝　：他说我应该把我懒惰的屁股从椅子上挪开并去准备
　　　　　　晚餐。

临床医生：[做出一个非语言的共情的表情]然后发生了什么？

贾尼丝　：我很生气，因为他用那种方式攻击我。我冲他吼了几
　　　　　　句，然后气冲冲地跑回楼上我的房间。我很愤怒。

临床医生：当你怒气冲冲地离开时，脑子里在想什么？

贾尼丝：他不尊重我。

临床医生：你会感到愤怒是有道理的。然后呢？

贾尼丝：我也开始对自己生气了。我总是让他占了上风。我想，"我再也受不了了。我受不了这种没完没了的循环。"

临床医生：听起来很艰难。当你在房间里，觉得自己受不了了的时候，你是什么感觉？愤怒变得更强烈了吗？

贾尼丝：有太多的情绪，既愤怒又抑郁。我被情绪压倒了，完全被情绪压倒了。然后，在几分钟后，我想自杀。

临床医生：你想自杀的时候，你在想什么？

贾尼丝：我觉得脑子里所有的想法都让我发疯。我头脑里的想法在尖叫，"就这样吧。我要去做。我想死。我想结束这一切。我想结束它。"

临床医生：了解了。让我总结一下在你尝试自杀之前发生的事情，确保我明白发生了什么。你继父回家并叫你从椅子上站起来。一想到"他不尊重我"，你很愤怒，气冲冲地离开了房间。回到自己的房间后，你就被负面情绪淹没，你批评自己，你想，"我再也受不了了。"情绪变得越来越强烈，然后你想，"我要这么做，我想结束这一切。"所以你是在那个时刻决定自杀的？

贾尼丝：是啊，就在那时我从药柜里拿了一瓶安眠药。

临床医生：是什么药，吃了多少？

贾尼丝：大约20片，我不记得药名了，但它是帮助我入睡的药。

临床医生：你吃完药之后发生了什么？

贾尼丝：没什么。我记得的下一件事是在医院的急诊室醒来。

临床医生：所以诱发自杀的主要原因是强烈的情绪痛苦？

贾尼丝　：是的。

临床医生：［将贾尼丝的故事与可能的治疗目标联系起来］好的，
　　　　　　这是我们需要解决的一个重要问题。我们需要思考是
　　　　　　否有方法可以让你在不伤害自己的情况下度过强烈的
　　　　　　情感痛苦。

贾尼丝　：［茫然的眼神］

临床医生：所以治疗的一个目标可能是，当你感觉非常糟糕又希
　　　　　　望用其他有帮助的方法来处理想法和感觉的时候，我
　　　　　　希望自杀不再是你的选择。这是你愿意做的事吗？

贾尼丝　：我想是吧，但不把自杀作为选择很困难，因为在我的
　　　　　　生命中，我从来没有真正感觉良好过。我始终无法坚
　　　　　　持到自杀想法停止的时候。我很难忍受痛苦的那部分
　　　　　　去等待好的东西到来，因为我从来没拥有过好的东西。
　　　　　　所以很难不产生自杀的想法。

临床医生：所以当你感到非常痛苦的时候，很难想象有什么东西
　　　　　　能让你渡过难关，很难想象你会感觉更好？

贾尼丝　：对。因为好的感觉从没有真正存在过。通常要么是自
　　　　　　杀时那种强烈的情绪痛苦，要么是空虚、无聊的感觉。
　　　　　　真奇怪。我这辈子从来没有真正快乐过。

构建自杀危机的时间线

在对导致自杀危机的事件的叙述性描述的基础上，临床医生构建了
一个时间线，包括激活事件、认知、情绪和行为反应。图 7.2 展示了贾
尼丝自杀未遂前后一系列事件的时间线。时间线上记录了关键的自动思
维，其中许多都伴随着情绪的恶化。如图 7.2 所示，当继父批评她而母
亲没有采取任何行动来干预时，贾尼丝的愤怒升级了。在那一刻，她产
生了一些关于导致她情绪反应（愤怒）的情况的自动思维。接着，贾尼

丝气冲冲地走了，把自己单独关在房间里，作为对她的愤怒和随后行为的反应，她又产生了一些自动思维。临床医生发现这些自动思维（如，"我再也受不了了"）与理解本次自杀尝试最相关，因为它们最接近贾尼丝结束生命的决定。

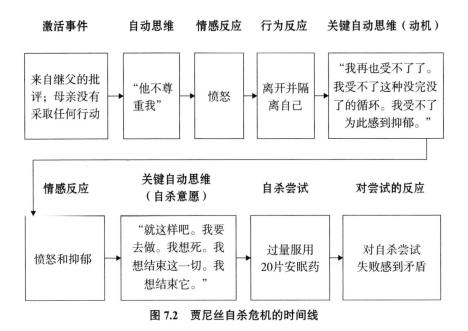

图 7.2　贾尼丝自杀危机的时间线

　　虽然图 7.2 显示了一个单独的激活事件，但许多时间线包含多个激活事件以及对这些事件的许多不同认知、情感或行为反应。即使临床医生和患者可能在第一次尝试时就能根据患者的故事构建一个完整的时间线，但在查看时间线的初稿后，患者通常会识别出额外的想法、感受或行为。因此，制定最详细的时间线可能需要几份草案，以准确反映发生的情况。该时间线有助于发展自杀危机的认知个案概念化，并确定可用于预防未来危机的干预或应对策略实施的时间点。本图也是准备复发预防方案时的有用资源，这一点将在治疗后期的第九章中讨论。

认知个案概念化

治疗早期以认知个案概念化的发展告终。最初，患者可能认为自杀危机是对一个或多个近期事件的极度痛苦反应的表达。然而，认知个案概念化的目的是对自杀危机有更深入的理解，考虑了患者既往史中的其他因素（如，素质易感性因素；精神病诊断；相关背景因素，如虐待史），这对危机前后的即时情况进行了补充。因此，概念化不仅包括自杀危机中直接经历的事件和自动思维，还包括与自动思维相关的早期经历、核心信念及中间信念，如图 7.3 所示。

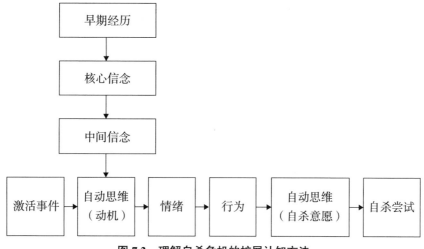

图 7.3 理解自杀危机的扩展认知方法

从儿童时期开始的早期经历包括重大的急性、慢性或反复发生的事件，这些事件可能为核心信念和中间信念的发展奠定了基础。如第五章所述，核心信念是患者对自己、世界或未来的核心观点和绝对真理。它们是全面的、持久的认知过程，一旦形成就不容易随经验而改变。核心信念也会影响中间信念的发展，包括僵化的态度、规则和 / 或假设。中间信念是为了维持主观幸福感或避免伤害而遵循的内隐规则，通常以对世界运行方式的有条件陈述的形式出现。我们的治疗焦点是修改与自杀图式相关的核心信念和中间信念。根据图7.3，自杀相关的核心信念和中间信念会影响患者在自杀危机期间的自动思维和意象。因此，作为一般认知模型（即第三章，图3.1）一部分的认知—情绪反应序列可以应用于治疗，以理解并最终修改在自杀危机中被激活的认知内容。

虽然患者和临床医生可能能够识别自杀危机期间产生的自动思维，但核心信念和中间信念往往不那么明显。有时，临床医生可能会直接询问这些信念，或者当患者将信念表达为一种自动思维时，他们能予以识别。然而，核心信念和中间信念往往非常基础，以至于患者可能无法察觉，或无法向自己或他人表达它们。在这些情况下，临床医生可能会检查患者的想法，并识别在讨论自杀危机时出现的共同主题，这些共同主题为患者的核心信念和中间信念提供了线索。临床医生还可以通过箭头向下技术来识别这些信念。如第五章所述，在确定了关键的自动思维后，临床医生可能会问患者："这个想法对你意味着什么？"为了在患者自杀动机的背景下说明这一策略，请参考以下对话。

临床医生：所以当你想到"就这样吧。我再也受不了了。我受不了这种没完没了的循环。我太受他的影响了"。关键点就出现了。

贾尼丝　：是的。

临床医生：这些想法意味着什么？

贾尼丝　：我不确定。

临床医生：让我换一种说法。这些想法意味着你是一个什么样的人？

贾尼丝　：我真的有问题，一定有，因为他经常挑剔我，但与其他人相处得很好。[停顿并更轻声地]我只是一个毫无价值的人。

临床医生：根据我对你的了解，听起来这种无价值是你对自己的一个核心观念，贯穿了你的一生。

贾尼丝：［叹气］是的，我的生活真的没有什么意义。我的生活中没有快乐。只有痛苦和失望。

临床医生：我听到了两个核心信念："我一文不值"和"生活没有意义"。你觉得是吗？

贾尼丝：［含泪］是的，几乎每次我想自杀时都是那样。

在会谈的后半程，贾尼丝还确定了第三个核心信念——她无法忍受情绪上的痛苦。因此，贾尼丝的核心信念涉及两种自杀图式。她认为自己毫无价值、认为生活毫无意义，这与特质绝望有关；而难以承受情绪痛苦的信念与无法忍受有关。

中间信念（即态度、规则、假设）可以通过类似的方式识别。在贾尼丝的个案中，临床医生使用了额外的苏格拉底式提问来发现以下假设："如果不能控制自己的情绪，那么我就毫无价值""如果过去的治疗不起作用，那么我就没有希望了"。这些核心信念和中间信念受到贾尼丝童年早期经历的影响，例如父亲在她很小的时候就离开了，并且她从13岁起就有慢性和反复发作的抑郁症。贾尼丝回忆说，母亲经常把她丢给保姆，去和其他男人约会，而当她表示希望母亲多待在家里时，母亲就会责骂她。有时她会发脾气来吸引母亲的注意力，但母亲会因为她情绪化的表现而羞辱她。因此，贾尼丝产生了这样的想法：她不值得母亲的注意，她没有权利表达自己的愿望或情绪，这反过来又导致了她长期以来的低自尊。继父对待她的方式强化了无价值的信念，特别是因为贾尼丝认为他不会以同样的方式对待别人。

早期经历、核心信念、中间信念和关键自动思维的识别构成了自杀危机认知个案概念化的核心。对自杀患者进行认知治疗的核心是帮助他们发展改善这些认知的策略。然而，根据第三章提出的认知模型，还需要考虑个案概念化的另外两个部分。第一，临床医生需要注意到，素质易感性因素可能:（1）激活与自杀相关的图式和与这些图式相关的核心信念;（2）加剧自杀危机。贾尼丝有一种素质易感性特征——问题解决缺陷。在她的一生中，贾尼丝常常在做决定时遇到困难，并且在面对一项大的任务时不知所措。她对自己能够解决问题缺乏信心（即，解决问题的自我效能感低）、难以确定解决问题的选项（即，无法产生解决方案）、经常什么都不做（即，回避）而不是采取行动。这一特征在贾尼丝的失业中体现得很明显，因为她无法确定获得图书管理员的职位需要采取哪些步骤，而且由于她在图书馆学课程中的成绩相对较低，她认为自己不够好，无法获得这份工作，这一想法让她望而却步。

第二，临床医生需要描述自杀危机期间起作用的自杀相关认知过程（如，注意固定），因为打破向下循环的策略也是认知治疗的目标。在本章　前面的部分，我们展示了一段对话，贾尼丝在对话中表示"几分钟内"她就产生了自杀的念头。临床医生可能会选择更具体地关注在这段很短的时间内发生的事情，以确定她选择自杀而不是其他方案来解决问题的模式。请看下面的对话。

> **贾尼丝**　：然后，几分钟之内，我就自杀了。
>
> **临床医生**：贾尼丝，你能回想一下这几分钟内具体发生了什么吗，在你做出伤害自己的最终决定之前？
>
> **贾尼丝**　：我不知道……一切都很模糊。
>
> **临床医生**：我想知道的是，你是怎么从愤怒和抑郁的强烈情绪以及无法承受的想法，到做出结束生命的决定的。
>
> **贾尼丝**　：这真的很难说。通常，我只是不堪重负，突然间想自杀。
>
> **临床医生**：回想一下你冲出去回到房间的时候，[停顿一下以确保贾尼丝回想到那个时间点]你在做什么？
>
> **贾尼丝**　：只是躺在床上，在发抖。

临床医生：房间里有什么东西让你想起了自杀吗？

贾尼丝　：没有……但实际上，在不得不去洗手间的途中，我看到了药柜，然后我想，不如结束它吧。

临床医生：所以药柜提醒你自杀是一种选择？

贾尼丝　：是的。

临床医生：当你看到药柜并想到自杀的时候，你想过做些其他什么事情来让自己感觉好一点或者分散注意力吗？

贾尼丝　：没有，当我想自杀的时候，什么都不管用。

临床医生：听起来，相反，你被"结束它的最好方式是自杀"的想法所吞噬？

贾尼丝　：是的，我好像要发疯了，摆脱它的唯一方法就是吞下那些药。就在那时，我决定这样做并结束它。

临床医生：如果没有看到药柜，你觉得你会想到自杀吗？

贾尼丝　：至少不是马上。我可能会躺在床上哭一会儿。

临床医生：所以去洗手间并注意到药柜似乎超过了你的极限。是吗？

贾尼丝　：是的，确实。我总是和我继父吵架，但我想我通常不会吞下一瓶药。通常我没有足够的精力起床去拿药，我只是去睡觉。

这一系列的讨论表明，贾尼丝看到了一个与自杀相关的线索（药柜），并且越来越被自杀的想法吸引（注意固定）。临床医生评估了贾尼丝是否能够找到其他解决情绪困扰的方法，比如做些事情让自己感觉更好，或者分散自己的注意力。贾尼丝的反应表明，一旦专注于自杀，她就无法产生其他解决方案。因此，这一系列问题表明，她存在注意固定以及与无法忍受相关的自动思维（即"我再也受不了了"），这些将她推过了忍受的极限。如果没有看到药柜，她可能就不会如此执着于吞药了。这一系列事件往往是冲动自杀未遂者的特征。

值得注意的是，如果没有受到自杀行为的认知模型的指导，临床医生就无法获得这些信息。起初，贾尼丝表示她突然产生了自杀倾向，她不记得具体的事件顺序，因为一切都是模糊的。当临床医生问特定的问题时（如，"房间里有什么东西让你想起了自杀吗？"），贾尼丝自杀危机中起作用的特定认知过程才被揭示出来。最终，临床医生完全理解了与贾尼丝最近的自杀危机相关的认知内容（如，与无法忍受有关的想法），以及她处理信息的方式中的一些偏差。

临床医生可以根据图 7.4 所示的内容来完成认知个案概念化。图中总结了素质易感性因素、早期经历、核心信念、中间信念、关键自动思维和与自杀相关的认知过程，这些都是理解患者自杀危机的核心。如果信息不容易获得，临床医生可能无法完成所有方框里的内容，或者他 /她可能会对某些方框中可能的内容提出假设，当在治疗过程中获得关于患者的更多信息时，他 / 她可以对这些假设进行检验。认知个案概念化的一个重要特征是灵活性，可以在整个治疗过程中随着更多信息的出现得到修改或完善。总之，导致自杀未遂的事件序列时间线（图 7.2）和认知个案概念化（图 7.4）都有助于全面理解那些素质易感性因素、潜在信念和假设、自动思维、信念、感受，以及在自杀危机时达到顶点的行为。有了这些信息，临床医生对自杀危机产生的背景因素以及他 /她在特定危机中可以预期发生的认知、情绪和行为反应就有了全面的了解。

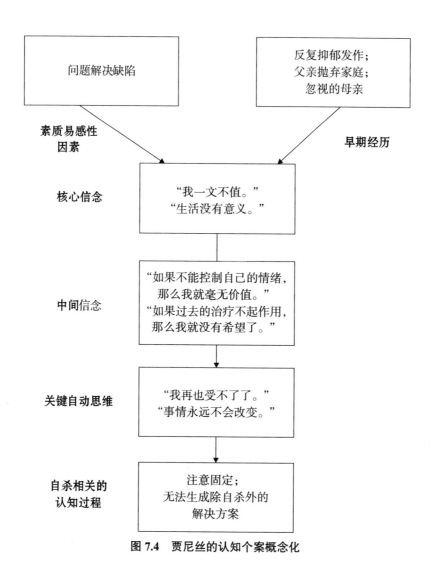

图 7.4　贾尼丝的认知个案概念化

治疗计划

　　治疗计划总结了患者带来的具体问题和治疗目标,二者都通过心理评估、认知个案概念化和患者输入来获得信息。当临床医生制订治疗计划时,他们需要具体说明:(1)治疗目标和实现这些目标的策略;(2)为每次会谈中开展的活动制定灵活的计划。治疗计划的主要目的是确定需要改善的特定技能缺陷和需要改变的功能失调信念。此外，要使用能让目标具体、可衡量和可观察的语言来描述针对的改变。

发展治疗目标

预防未来的自杀行为对其他治疗目标至关重要。尽管多数患者都同意预防自杀是治疗的目标，但偶尔也有一些患者不把其作为治疗目标，因为最近的危机已经过去，他们相信自己不会再发生危机。对这些患者来说，重要的是支持他们的决定，并提供将预防自杀作为治疗目标的合理理由。例如，临床医生可以说，一个人活下去的决心往往会在压力时期或绝望的时候降低，而现在是时候了——在感觉更好的时期，患者要学习具体的策略以应对未来的自杀危机。其他患者可能会拒绝将预防自杀作为治疗目标，因为他们对生存的愿望和死亡的愿望是矛盾的。解决这些患者对生死问题的自动思维至关重要——目的是让他们感受到自己的问题可以解决。

在患者同意自杀预防是一个重要的治疗目标后，他们还需要和临床医生确定另外的治疗目标。这些目标通常涉及处理与自杀风险相关的素质易感性因素（如，问题解决缺陷）。通常，患者更愿意将次要目标添加到治疗计划中，例如在心理评估期间诊断出的精神疾病或物质使用障碍，或者在自杀危机期间遇到的心理社会问题。我们鼓励临床医生在患者近期自杀危机和未来自杀行为风险的背景下澄清这些治疗目标。贾尼丝的主要治疗目标是防止再一次的自杀尝试，而次要治疗目标包括：制定管理情绪障碍的策略，因为她认为情绪障碍会引发自杀意念；找到一份工作，因为这能帮助她实现自我价值感并最终搬出她母亲的家。临床医生希望解决找工作的问题可以帮助贾尼丝发展解决问题的技能，然后她可以用这些技能来处理其他问题和危机。此外，治疗目标还可能涉及修正在认知个案概念化中确定的核心信念。贾尼丝希望改变"自己一文不值""生活毫无意义""自己无法承受情绪痛苦"等信念。

　　有时，患者可能希望制定一个模糊的或不确定是否能够实现的治疗目标。在这些情况下，临床医生可能会要求患者从行为角度概述目标。例如，如果患者表示治疗的目标是减轻抑郁，临床医生可能会要求他们描述其他人（如，朋友或家人）如何识别他们的抑郁减轻。当贾尼丝被要求描述她的母亲如何认识到她的抑郁减轻时，她报告说，她会更频繁地与朋友交往、更少哭泣，并做一些事情来改善自己的生活，例如找一份工作。临床医生通过让贾尼丝描述这些社交活动的类型和频率来进一步制定治疗目标。然后，贾尼丝决定了一个对她来说合理的目标——每月两次与以前的同学共进午餐。

选择干预策略

　　确定治疗目标后，临床医生和患者要选择特定的最有可能防止未来自杀行为的认知和行为干预措施。在认知个案概念化的基础上，临床医生和患者确定哪些问题或技能缺陷是最危及生命或最危险的。这些问题通常包括与患者结束生命的决定相一致的特定自动思维或行为，而这些会在患者最近自杀危机的时间线中确定。我们认识到，有时很难识别哪些问题或技能缺陷是最危险的，因为有许多不同的变量导致患者自杀行为，或者因为患者仍处于危机中。如果患者存在不止一次的自杀未遂，他们和他们的临床医生可能会为之前的自杀未遂建立额外的时间线，以确定自杀事件中最危及生命或最危险的缺陷。

　　一旦确定了关键的自动思维或行为，就需要选择具体的干预措施来解决这些问题。如第八章所述，许多不同的认知和行为干预策略可以用来规避未来的自杀行为。如何选择最合适的干预策略？临床医生可能会问自己以下问题：（1）临床医生和患者认为哪种干预措施最有助于预防未来的自杀行为？（2）哪种干预措施有可能在预防先前的自杀未遂时会有不同？（3）哪种干预措施可以以患者现有资源为基础？（4）哪种干预措施会对患者的生活产生最广泛的影响？这些问题可以直接与患者、患者的家庭成员或咨询小组讨论。

总结与整合

认知个案概念化构成了自杀患者认知治疗的支柱。它是在认知模型的基础上对自杀患者临床表现的理解，其中包含了素质易感性因素、与自杀相关的信念和认知以及自杀危机发生时起作用的认知过程。认知个案概念化是不断发展的。在第一次见到患者时，临床医生可能会根据患者披露的信息、患者填写的图表中的信息以及与类似患者的临床工作经验形成概念化。也就是说，临床医生对与患者最近的自杀危机相关的认知、行为、情感和情境因素提出假设。然而，随着临床医生获得更多信息、发展与患者的关系，并随着时间的推移观察患者的行为，认知个案概念化也随之改变。一旦建立了与近期自杀危机相关的事件时间线，并形成坚实的认知个案概念，临床医生和患者就将进入治疗的中期。

认知个案概念化服务于很多目的。我们相信临床医生会基于理论指导做出决策，而个案概念化能将认知理论带入个体患者的生活。它有助于组织大量信息，并使患者可以根据基于过去经验形成的图式来理解自己的行为。认知个案概念化也指导临床医生制订治疗计划并选择具体的干预策略。例如，当一名自杀患者处于危急关头时，临床医生可能会采取一些策略来调整诸如"我不能再忍受了"的自动思维或打断注意固定。当急性危机解决后，临床医生可能会采取策略来改变"未来是绝望的"这一核心信念。正如第八章所见，有许多策略可以实现这些特定目标。

第八章

治疗中期

在治疗中期，临床医生的目标是帮助患者发展认知、行为和情感应对技能以管理自杀意念，并减少他们将来实施自杀行为的可能性。中期阶段选择的干预措施来源于认知个案概念化和治疗计划。自杀患者通常有许多问题，包括精神障碍、酒精或药物使用障碍、慢性躯体问题、普遍的心理社会问题（如，经济资源匮乏、社会网络有限），以及获得医疗和社会服务的机会受限。这些多重而复杂的问题对临床医生来说是具有挑战性的，因为可用于解决所有问题的时间和资源往往是有限的，而这些问题可能与先前的自杀危机有关。如第五章所述，自杀患者认知治疗的重点是：（1）与自杀危机最密切相关的问题；（2）临床医生和患者都认为对预防未来自杀行为最有帮助的干预措施；（3）干扰参加治疗或治疗依从性的想法、信念或行为。

中期治疗应当在结构化和灵活性之间取得平衡。一方面，我们鼓励临床医生遵守第五章中描述的会谈结构，保持一种有效且聚焦的方式来预防自杀；另一方面，必须以灵活的方式实施具体的干预措施，处理急性痛苦，使患者能够忍受可能让他们痛苦和难堪的问题。临床医生应该牢记自杀行为的认知模型、认知治疗的会谈结构、患者临床表现的认知个案概念化，以及在引导会谈时患者当下的痛苦程度。此外，患者可以参考自助指南《选择活下去：如何通过认知治疗战胜自杀》（*Choosing to Live: How to Defeat Suicide Through Cognitive Therapy*; T. E. Ellis & Newman, 1996），以补充治疗中的特定策略。

熟悉认知治疗的读者会注意到，后续描述的许多策略都类似于那些用于非自杀患者认知治疗的策略。那么这种治疗方案有什么独特之处？首先，我们的治疗是针对性的干预，因此，会谈的内容致力于了解最近的自杀危机，根据认知模型将近期的自杀危机概念化，并制定降低未来自杀危机可能性的战略。临床医生和患者在会谈中使用的材料需要考虑患者最近的自杀危机或当前的自杀意念，并且将导致未来自杀行为风险增加的具体因素作为治疗的首要任务（即，治疗的急性阶段）。只有当临床医生和患者都相信患者能够处理好未来的危机时，治疗的重点才会转移到其他重要领域，比如特定精神障碍的症状或当前的心理社会问题（即，治疗的持续阶段）。其次，对自杀患者使用的策略是具体的，针对那些在危机时期容易获得的策略，而非那些更复杂和需要系统性关注的。例如，一个用于非自杀患者常见的认知策略是，在**功能失调思维记录表**（Dysfunctional Thought Record; A. T. Beck, Rush, Shaw, & Emery, 1979; J. S. Beck, 1995）中分栏记录情境、思维和情绪，来识别和评估消极自动思维。根据我们的经验，处于绝望状态的自杀患者会被注意固定消耗精力，因此往往没有能力完成这样的练习。所以，对临床医生来说，设计引导语来促进认知、情绪和行为的即时改变很重要。

中期阶段的结构化会谈

治疗中期会谈的基本结构遵循第五章提到的形式。也就是说，临床医生从心境检查开始，鼓励患者形成与上次会谈的连接、合作性地与患者制定议程、回顾家庭作业、讨论议程项目、做阶段性总结，并与患者一起完成新的家庭作业布置，最后总结并收集反馈。然而，在对自杀患者进行认知治疗的每一次会谈中，还包括一些额外的项目：（1）评估自杀风险；（2）评估酒精和药物使用；（3）评估其他服务的依从性；（4）回顾安全计划。

评估自杀风险

每次会谈都应当对自杀风险进行简要评估，因为持续的自杀风险评估是确保患者安全和为每次会谈制定合适计划的最重要的步骤之一。这项评估是作为简短的心境检查的一部分来完成的。因此，相比于非自杀患者的认知治疗，这里的心境检查更多地关注自杀意念和意愿，而更少关注情绪的部分。尽管临床医生应该监测所有患者的自杀风险，但对于最近有过自杀危机的患者来说，他们有很高的自杀风险，所以这一点尤其重要。因此，临床医生应该通过一系列问题从多方面评估自杀风险，例如：（1）"你是否希望去死或者觉得不值得活下去？"（2）"你是否有自杀的愿望？"（3）"你是否打算自杀？"（4）"你有自杀的计划吗？"（5）"你是否对未来感到绝望？"临床医生还可以问一些针对特定患者的自杀风险特征的其他问题，比如与最近的自杀危机有关的诱因、想法、信念或行为。或者，患者可以在每次治疗前填写标准化量表，如贝克抑郁量表，临床医生可以关注他们对评估自杀想法和愿望及悲观情绪的条目的回答，也可以检查患者的整体情绪，但是相对于患者报告的自杀意念和意愿，这通常是次要选择。

临床医生的整体经验法则是：任何自杀意念或严重的绝望、临床表现的突然改变、接受了治疗但病情没有改善甚至恶化、其他重大丧失或其他列入安全计划的表明自杀风险增加的警告信号。如果自杀风险确实增加，那么应当对自杀风险进行更详细的评估（如第六章所述），并且把管理风险的行动计划放在议程的首位。行动计划通常包括重新审视安全计划并修改或增加其内容。

评估酒精和药物使用

许多经历过自杀危机的患者存在药物或酒精滥用（如 Adams & Overholser, 1992），当滥用物质时，他们尝试自杀的风险会增加，因为存在去抑制和判断力受损的情况。临床医生应评估上次会谈后到现在的物质使用情况，尤其是有药物和酒精问题的患者（见第十三章）。如果患者的反应是肯定的，那么重要的是确定物质使用的频率、用量、对情绪以及自我伤害行为风险的影响。临床医生还可以评估患者对使用药物和酒精的欲望，特别是在物质使用复发与之前的自杀危机相关的情况下。例如，临床医生可以问患者："在 0 到 100 的区间里，0 表示没有欲望，100 表示非常强烈的欲望，你现在想使用（物质的名称）的欲望程度是多少？"对于那些报告药物或酒精使用复发的患者，或者目前有冲动使用这些物质的患者，应该进一步评估他们使用这些物质的可能性，以制订适当的行动计划。与自杀意念和绝望感类似，药物和酒精的使用情况也要在简短的心境检查中评估。

评估治疗依从性

如第二章所述，多数自杀患者都被诊断出至少患有一种精神障碍，结果是许多患者都在服用精神类药物。因此，在每次会谈中，临床医生都会询问患者的用药状态是否有变化。另外，临床医生要询问，按处方服药是否有任何困难、与开药者的最后一次见面的日期，以及下次见面的日期。如果在服药或遵守预约上有任何困难，这个依从问题将被列入会谈议程进一步讨论，因为它可能标志着一个与预防自杀有关的重要问题（如，对治疗的消极态度，组织混乱）。最后，如果大量服用某些药物（如，贾尼丝服用安眠药的案例）可能会致命，那么监测这些药物的使用是自杀风险评估的延伸。

自杀患者往往需要其他专业服务，如持续的医疗护理、成瘾治疗和社会服务。在简短的心境检查中，临床医生要评估患者是否依从这些其他服务。如果患者表示他们不依从，那么临床医生就会把这个项目列入议程，并使本章后面描述的策略处理不依从的问题。

回顾安全计划

临床医生要定期回顾在治疗早期制订的安全计划，以便随着习得的新技能、建立的新联系以及使用该计划时出现的任何问题做出更新。这个过程可能开始于自杀风险评估，在临床医生询问患者安全计划是否有助于减少自杀意念或帮助他们避免自杀危机时。然而，在有必要时，对安全计划的额外工作也要列入议程。如果患者在危机期间没有使用安全计划，那么识别阻碍使用安全计划的原因是很重要的。临床医生应该仔细检查患者的自动思维，包括他们对安全计划有益性的期望程度，并使用第五章中描述的认知策略来评估他们对安全计划的负面看法。关于依从性的其他问题可以通过修改安全计划来解决，从而使计划更方便使用或与患者的危机更相关，并且确保它贴近危机爆发的时期。

干预策略

在中期应用的具体干预措施包含行为、情绪和认知三个领域。行为策略包括增加愉悦的活动，改善社会支持，增加对医疗、精神病、成瘾治疗和社会服务的依从性；情绪策略促进情绪应对技能，有助于在痛苦时调节情绪反应；认知策略包括调整功能失调的信念、确定生存理由、强化问题解决策略以及减少冲动。虽然我们将这些策略分为三类，但在现实中，我们常常结合行为、情感和认知策略来达到预期的结果。例如，有时患者不愿意实施会谈中讨论的行为和情绪策略。在这些情况下，临床医生评估患者对这些策略的消极态度，并使用认知策略识别和修改这些消极认知。更重要的是，当患者成功地使用行为或情绪策略时，识别和阐明并发的认知变化，以增加患者的掌控感。认知和情绪策略的成功实施往往能为患者提供证据，证明他们可以处理痛苦和减少自杀危机。相反，认知策略通常需要患者的行为反应，比如实施行为实验来检验特定信念的有效性。

行为策略

在我们的临床经验中，许多医生和患者选择先将重点放在发展管理自杀危机的行为策略上。通过实施行为策略，患者的动机通常会被生活中相对直接的变化激发，这些变化会减少他们的情绪反应，使他们能更好地评估导致自杀意念和自杀行为的潜在信念。此外，这些策略通常能与认知策略达成一些相同的目的，因为它们向患者灌输希望，并证明他们的问题是可以忍受的。

增加愉悦的活动

正如在第五章中提到的，一个可以用于治疗绝望和不活跃的患者的策略是增加他们参与愉悦活动的时间。首先关注这种行为策略的一个优势是，它有可能增加患者对环境的投入，增加积极强化和愉悦的机会，并增强他们解决其他更复杂问题的动力。在第五章中，我们描述了一种策略：患者监控每天每小时的活动，并对每项活动的愉悦程度和成就感进行评分。我们建议为自杀患者提供一种类似的改编版，目标是让他们尽快投入身处的环境，而不是在一段时间的监测之后。

临床医生和患者需要协作制定一系列可以轻松完成的愉悦活动。这个清单应该包括单独的娱乐活动和社交活动，这样患者就不会完全依赖于他人的存在来使用此策略。在列出活动之后，患者和临床医生对他们认为最有趣的和最有可能做的活动进行排序。与那些更容易开展的活动相比，需要更多努力的活动，比如组织一次集体出游、需要更多财务资源的活动，往往不那么令人向往。有时患者很难列出他们觉得愉悦的活动清单。在这些情况下，可以让他们回想一下生活中更快乐的时期，或者没有自杀意念的时期，并让他们描述曾经喜欢的活动种类，这将会有帮助。为了进一步确保患者坚持开展活动，可以使用工作表或日历来记录要坚持的活动的具体日期和时间。此外，鼓励患者对从每项活动中获得的愉悦程度进行评分，0 表示完全不愉悦，100 表示极其愉悦。这种客观的评分有助于向患者提供证据，证明他们有能力体验生活中的快乐。显然，投入愉悦活动发生在会谈之外，所以一项合理的家庭作业就是继续这些活动中的一个或多个。在接下来的会谈中，如果患者表示他们已经成功地完成了这些活动，那么就应该添加这些活动以更新安全计划，以便在自杀危机的警告信号出现时使用。

以下是与贾尼丝一起使用这种策略的一个示例。这是认知治疗的第三次会谈，前两次用于完成全面的自杀风险评估和心理评估、制订安全计划，并获得导致自杀事件的叙述性描述。在本次会谈开始时，她的贝克抑郁量表评分为严重，并且报告了高度的绝望和沮丧。临床医生决定以增加愉悦活动为目标来改变她的信念，即"活着没有意义，毫无作用"。请注意，起初贾尼丝难以识别愉悦的活动，于是临床医生使用认知策略评估了"这些活动微不足道，毫无帮助"的想法。

临床医生：［在对简短的心境检查进行总结时］我很遗憾听到过去几周你的情况并没有好转。［停顿］我有一个想法，我们可以一起做一些事情，这可能会改善你的情绪，反驳"活着毫无作用"这个想法。你愿意把它列入我们的议程吗？

贾尼丝：［叹气］我不知道这样做有什么好处。但如果你想的话，就继续吧。

临床医生：［完成议程并进入该项目的讨论］这是我的想法。我们可以列出一张你喜欢做的事情的清单，也就是说，那些能给你带来快乐的事情。然后，当你感到特别脆弱或非常抑郁，甚至有自杀倾向的时候，你可以参考这个清单，找一些实际上可能会帮助你感觉更好的事情来做。

贾尼丝：我不知道，我什么都试过了。这没有那么简单。

临床医生：你说得完全正确。感到抑郁和有自杀倾向是非常复杂的。根据我的经验，这个清单是一个很好的开始，但肯定不是唯一的一步。它肯定不能治愈所有的问题，但可能会给你一些希望，让你能做一些感觉良好而不是糟糕透了的事情。

贾尼丝：我甚至不知道从哪里开始列这个清单。我什么都不喜欢做。

临床医生：哦，那么当你感觉好些的时候，你喜欢做什么样的事情？

贾尼丝：［抽了下鼻子］我以前告诉过你，我认为我从来没有真正感觉好过。

临床医生：是的，我记得。你是说，你一生中从未享受过任何活动吗？

贾尼丝：［停顿］哦，不，我想我至少有过一些。但现在一切都不同了。我做不了那些事。

临床医生：［选择忽略"做不了那些事"的想法，直到发现那些活动是什么］你现在想到了什么？

贾尼丝：在20世纪90年代，我回到大学之前，我有几个很喜欢的电视节目。但是它们已经不再继续播放了……［声音减弱］

临床医生：还有别的吗？

贾尼丝：嗯，我想我会读一些杂志。我以前订阅过一些杂志。我有时也和朋友一起出去玩，比如去吃午饭或者看电影。但是就像我跟你说的，我和老朋友们失去了联系。

临床医生：你做了一件非常重要的事情。你已经确定了三个令你愉悦的活动，它们有可能改善你的情绪，并反驳"活着毫无作用"的想法。但是我也听到你说这些活动会更难开展，比如电视节目不再播放、杂志订阅结束、与朋友们不再联系。［停顿］我想知道是否有办法绕过这一个或多个障碍？

贾尼丝：［沮丧］我不明白要怎么做。

临床医生：比如说，读杂志。一个人必须订阅杂志才能读杂志吗？

贾尼丝：哦……不……我想我可以去商店买一本。

临床医生：［表现出热情］这是个好主意。还有其他方法可以绕过这些障碍吗？

贾尼丝：我想那些电视节目已经停播了。但是我知道其中一个节目发行了 DVD[①]。也许我可以租那个。

临床医生：这听起来是个不错的开始。［不深究和朋友出去这一点，意识到这是一个更大的问题，不能在一次会谈中解决］让我们开始列清单［拿起一叠纸，开始写］"1. 去商店买杂志。2. 租借［电视节目名称］的 DVD。"我们已经开始了，贾尼丝。你确定没有别的可以写进清单吗？

接受示范之后，贾尼丝又确定了另外三个活动：（1）烹饪她最喜欢的意大利面；（2）和她的猫玩耍；（3）和妈妈一起去看电影。鉴于贾尼丝的高度抑郁和绝望，临床医生试图确保这些活动是简单、直接和可控的。在会谈后段，临床医生评估了贾尼丝从此刻到下次会谈间至少参与其中一项活动的可能性，并确定了她参与这项活动的具体时间。贾尼丝决定在治疗结束回家的路上租一张 DVD，然后在那天晚上看几集。当参加下一次会谈时，她表示她看了这个系列剧的几集，并对自己还是那

---

① Digital Versatile Disc 的缩写，中文称数字通用光盘。——译者注

么喜欢这些剧感到惊讶。贾尼丝还读了从商店里买来的杂志的一部分，并多次和她的猫玩耍。于是，临床医生与贾尼丝合作，在安全计划中增加了这些活动。

改善社会资源

许多自杀患者在接受治疗时都认为没有人关心他们（Fridell, Ojehagen, & Träskman-Bendz, 1996）。因此，认知治疗方案的另一个目标是改善患者的社会支持网络，这涉及加强患者与家人和朋友的现有关系，或者发展新的关系——如果患者生活中缺乏亲密他人。重要的是，医生不能成为患者唯一的社会支持。相反，最好是能帮助患者重建与他人的联系，尤其是已经在支持网络里的最健康的他人。在大多数情况下，这些支持网络并不需要特别强大或得到很好的发展，仅仅是它们的存在就可以给患者一种归属感，并且让他们希望这些关系能够加强。我们意识到，指望患者在现有关系中修复所有创伤，或者通过这种短期、针对性的干预与许多新人建立密切的、支持性的关系，是不现实的。然而，关于这个问题的工作可以在治疗的急性阶段开始，长期存在的相关困难可以在持续阶段解决。

因此，我们鼓励临床医生首先要求患者列出一个有可能成为社会支持系统的人员名单，即使这些人只能提供有限的或某种特定的支持。在许多情况下，患者会惊喜地发现自己拥有一些支持网络。然后，鼓励患者使用日历安排与列表上的人一起开展尽可能多的积极的社会活动。此外，临床医生可以支持患者联系老朋友、邻居、教会成员和使用其他社区资源。在这两种情况下，临床医生应该使用认知策略来评估不切实际的想法：（1）家庭成员和朋友不关心他们的幸福；（2）家庭成员和朋友在他们需要的时候不会提供帮助；（3）他们会被其他人一致拒绝。

有时，很明显患者以自我挫败的行为方式破坏了他们的亲密关系。例如，自杀患者往往对他人善意的话语和互动反应迟钝，因为他们感到无望、绝望和低自尊。在这种情况下，临床医生可能会鼓励这些患者积极地从他人那里寻找善意的姿态或话语，并接受他人的邀请，而不是自动拒绝。另一方面，他们还可能会鼓励患者积极主动地表达赞美和发出邀请。可以设计行为实验来验证患者的假设：他们的善意行为不会被注意到，不会得到回报，或者会被拒绝。此外，许多患者处于类似的情绪痛苦中，以至于无法关注他人的需要。为了改善他们的关系，患者必须努力实现这样一个目标：关心和尊重他们生命中最重要的人。

我们注意到，自杀患者通常尤其不会充分利用他们的家庭资源。虽然这些患者有时会断定他们的家庭成员没有帮助或非常挑剔，但在许多情况下，最终会发现有几位家庭成员关心患者，并努力地更多参与患者的生活。我们还注意到，有时家庭成员可能会放弃，因为他们被自己的无助感压倒，或者因为重复的努力没有回报或者被忽视。因此，我们发现，当出现临床指征时，将一两次会谈用于召开家庭会议有助于理解和利用患者的家庭资源。家庭会议有助于临床医生确定患者认为"自己是孤独的"这一信念的真实程度和扭曲程度。此外，如果患者同意，在家庭会谈期间，可以与家庭成员共同回顾安全计划。临床医生可以教家庭成员：（1）如何识别即将发生危机的警告信号；（2）询问患者具体问题以确定他们是否处于危机中；（3）如何帮助患者实施应对策略以处理危机或在危机时期协助他们联系其他专业人士。最后，如第六章所述，家庭成员可能有助于使环境更安全，例如从家中移除致命武器。

贾尼丝的社会支持系统明显存在缺陷。她不仅与朋友失去了联系，与同住的母亲和继父的关系也很紧张。贾尼丝认为继父对她充满敌意且过于挑剔，并怨恨母亲没有帮助她。临床医生判断，改善贾尼丝社会支持网络的第一个合乎逻辑的步骤是关注她与母亲的关系，因为这个关系中的冲突最少，是一种已经存在的关系（不像与朋友那样需要重建），并且贾尼丝有时提到母亲对她表示关心与关怀。下面的对话发生在第四次会谈中，在贾尼丝成功投入一些愉悦的活动之后。

临床医生：那么参与这些活动的最终结果是什么呢？

贾尼丝 ： 嗯，我这个星期没有感觉想要自杀，如果你是问这个的话。

临床医生： 真是个好消息，贾尼丝。开展这些活动对"活着毫无作用"的看法有什么影响呢？

贾尼丝 ： 我还是不觉得这些活动有任何影响。我的意思是，什么样的人会把自己锁在房间里看杂志和DVD呢？我还是没有朋友。我还是没有真的和什么人一起去任何地方。

临床医生： 听起来这些活动有助于稳定你的情绪，也分散了你思考生活中其他问题的注意力，但那些问题依然存在。

贾尼丝 ： 是的。

临床医生： 你刚才提到了朋友以及和他人去一些地方。这是不是意味着，如果你和他人的关系得到改善，你会对自己的生活感觉更好？

贾尼丝 ： 是的，但是我不知道怎么才能做到。

临床医生继续评估处理贾尼丝与母亲和继父的关系以及重新开始与之前的朋友接触的可能性。贾尼丝最终赞同：最可能立即成功的是聚焦与母亲的关系。

贾尼丝 ： 我想我可以试着多花点时间和我母亲在一起。但我觉得可能不太有帮助。她总是和我继父在一起，没有时间分给我。

临床医生： 你是怎么知道她没有时间和你一起的？她是这么说的吗？

贾尼丝 ： 嗯，没有，但好像他们每天都出去并做些什么，而我没有被邀请。

临床医生： 哦，我没有意识到你想被邀请和他们一起外出。

贾尼丝　　：我大部分时间都不想，但如果被邀请是很好的。

临床医生：让我们转换一下角色。假设你是你的母亲，你母亲是你。你母亲最近过得不好，大部分时间都待在房间里。当你和她说话时，氛围会很紧张。你预期她会想和你一起外出吗？

贾尼丝　　：我……认为……不。我猜，我觉得她想一个人待着。

临床医生：你觉得有没有可能，不邀请你是因为她认为你想一个人待着？

贾尼丝　　：［不情愿地］可能吧。特别是，我确实告诉了她，我只想一个人待着。

临床医生继续帮助贾尼丝确定她过去与母亲一起做过的、可能再次进行的活动。然后，开展角色扮演练习，由贾尼丝扮演她的母亲，临床医生扮演贾尼丝，练习如何让母亲花时间和她待在一起。在整个过程中，消极的自动思维会被识别（如，"她会说不"）并矫正（如，"在我问她的那天，她可能做不到。但过去我们一起度过了很多时光，因此没有理由认为我们再也不会花时间在一起"）。在治疗过程中，贾尼丝努力与母亲建立联系，在自杀预防阶段即将结束时，她的母亲同意参加一次会谈。此外，敏锐的读者会意识到，贾尼丝接受了四次认知治疗会谈，这与她在治疗开始时同意的数量相当。尽管贾尼丝仍对改善自己的生活表示怀疑，但她选择继续接受治疗，并表示她喜欢这种"以问题为中心"的方法。

提高对其他服务的依从性

正如本书多次提到的那样，自杀患者经常面临精神疾病、物质滥用、躯体健康以及社会和经济问题。因此，他们很可能从一系列针对这些问题的服务中受益。在许多情况下，他们迫切需要此类服务。例如，有严重慢性健康问题的患者可能需要转介接受专科治疗；滥用可卡因的患者可能需要转介给物质滥用顾问；失业和无家可归的患者可能需要转介给社会工作者。在每种情况下，增加患者对此类转介的依从性都应该是治疗的组成部分，因为这些问题往往会触发自杀行为。

当和患者一起工作来增加他们对辅助服务的依从性时，临床医生必须对患者面临的一系列问题的范围以及可以获得的服务有广泛的知识基础。然而，临床医生可能会遇到他们不熟悉的问题和服务需求，在这种情况下，他们需要研究转介方案，并酌情咨询社区的其他专业人员。事实上，因为患者的问题不太可能单靠一项服务就解决，所以咨询合适的专业人员和服务对于与患者群体的有效合作至关重要。因此，整合服务和包含辅助服务通常是整体治疗成功的关键。此外，临床医生对患者的问题、可获得的服务以及患者正在接受的具体服务了解越多，就越能为患者提供教育，帮助患者评估各种治疗方案，并与患者一起遵从这些服务。

临床医生和患者应当就医疗、精神疾病、成瘾和社会服务的依从性问题合作制定目标。由于许多自杀患者过去在依从性方面存在问题（见Morgan, Burns-Cox, Pocock, & Pottle, 1975; O'Brien, Holton, Hurren, & Watt, 1987），所以临床医生可能需要积极主动。例如，一些患者不遵从医嘱，因为他们难以打电话到临床医生办公室并安排预约，这表明他们缺乏完成这项任务所需的技能。在这些情况下，临床医生可以对打电话和安排预约的步骤进行角色扮演，首先为患者示范如何完成这些任务，然后扮演电话另一端的人，回应患者在这种情况下可能说的话。如果时间允许，临床医生可以指导患者在会谈中安排一次预约，在患者打电话时提供鼓励和支持，并在完成通话后立即提供反馈。这项活动也可以布置为家庭作业。当临床医生将这些通话作为治疗材料时，他们应该确保在每次会谈中跟进，以确定患者遵守了预约以及治疗建议。

许多患者对自己问题的本质和治疗有非适应性的信念，这在他们对药物的担忧或阻抗中表现得尤为明显。我们在自杀患者身上观察到的信念包括：（1）"被迫服药侵犯了我的自由"；（2）"服用药物意味着我生病和/或疯了"；（3）"如果服用药物，就等于承认我出了严重的问题"；（4）"反正我不会好起来，那服药有什么意义呢？"我们发现，使用第五章中讨论的策略来修改这些信念，通常能带来重要的、适应性的行为改变。

有时，患者对正在服用的药物态度相当积极，但由于注意力不集中或组织混乱而未能遵守。在这种情况下，刺激控制技术可以最大限度地提高他们记住按处方服药的可能性（见 O'Donohue & Levensky, 2006）。临床医生可以指导患者制定突出日常行为模式的活动安排表。然后，患者可以记录他们在每天应该服药的时间段内通常做的活动。最后，他们可以将药物与活动规律性配对，从而形成习惯。临床医生还可以帮助患者生成一个提示和提醒系统，帮助他们在注意力不集中的情况下坚持治疗。虽然对处于危机中的患者来说，这些任务可能让他们不堪重负，但当患者在生活中做出了一些具体的积极改变并对解决生活中的问题充满希望时，它们会有所帮助。

可能导致不遵守辅助服务的最后一个障碍是患者对问题的感知或实际的污名化。正常化患者的问题可以使他们克服这种污名，例如通过提供与类似问题斗争的人口百分比的统计数据。此外，还可以推荐他们加入患者组织和支持小组。除了正常化和支持外，这些组织还可以为患者提供这样的环境——让他们从其他有类似经历的人的角度来看待自己的问题，从而引发认知变化。

情绪应对策略

情绪应对策略使患者能够更好地调节自己的情绪，而不是自伤和实施自杀行为（见 Linehan, 1993a, 1993b）。这些技能分为三类：身体自我安抚（self-soothing）、认知自我安抚和感官自我安抚。

许多患者报告说参加剧烈的体育活动可以缓解压力、抑郁和焦虑。

情绪提升的神经递质、体温增加、肌肉放松、注意力分散和成就感都有助于体育活动对情绪痛苦的减轻。患者还可以通过渐进式肌肉放松和控制呼吸的练习来减少与痛苦情绪相关的生理唤醒。当个体在生理上很紧张时，他们很难进行建设性的思考并系统地解决问题。因此，这些策略对患者来说可能特别有用，因为他们能习得如何管理强烈的情绪反应，并使用认知和问题解决策略来解决他们的生活问题。临床医生可以在会谈中演示放松的方法，并提供录音带，以便患者可以自己练习。

从认知的角度来看，可以教患者一些分散注意力的技巧，如将注意力集中在大量中性或积极的想法上，以抵消不稳定的情绪和逃离现实情境的欲望。例如，他们可以试着回忆积极的记忆或想象一个愉悦的场景。当患者进行另一项活动（如，打扫房间、打电话给朋友）时，也能分散注意力。应该强调的是，分散注意力是一种短期应对策略，因为它虽然可以帮助患者在不伤害自己的情况下度过痛苦时期，但不能解决最初引发痛苦的问题（见 Linehan, 1993a）。在会谈中，临床医生应花时间和精力教患者区别分散注意力和回避，以及何时更适合使用分散注意力的策略。

从感官自我安抚的角度来看，患者可以通过使用嗅觉、听觉和触觉等感官来学习管理痛苦（Linehan, 1993b）。例如，患者可以泡澡或冲个热水澡、听舒缓的音乐，或者用香薰蜡烛使自己平静下来。设计个性化的相关自我安抚策略通常会有帮助，因为那些有用的策略往往是独特的。例如，一个有自杀倾向的年轻人将婴儿洗发水的气味与被爱的感觉联系起来。当他还是个蹒跚学步的孩子时，他的照顾者给他洗过头，而他特别喜欢这位照顾者。因此，一个针对性策略就是用婴儿洗发水洗头，来营造被爱的感觉。虽然这并没有解决问题，但降低了他自杀意念的严重程度，并为未来的干预留出了时间。这种自我安抚策略最终被纳入了他的安全计划中。

根据认知模型和认知个案概念化，情绪应对策略可以实现几个目标。首先，这些策略有可能通过转移患者的注意力来防止注意固定或降低其强度。此外，他们还处理了与无法忍受有关的信念，例如成功使用这些策略表明他们度过了痛苦时期。请参考下面的对话，其中贾尼丝的临床医生使用情绪应对策略来处理在她想要自杀的时候"无法忍受痛苦"的信念。由于贾尼丝最初不愿意使用这些策略，临床医生与她合作设计了一个行为实验（见第五章），让她根据数据评估这些策略对实现这一目标的有用程度。

临床医生：看来你在生活中做出了很多积极的改变，比如参与更多你觉得有趣的事情、更多地与你母亲接触。你认为这些变化对你的生活有什么影响？

贾尼丝　：还行吧。有时我确实感觉好多了。但还有些时候，比如两天前的晚上，我又一次想自杀。还是老样子，老样子啊。我继父因为我没有得到那份工作而责备我。他说我应该加倍努力。

尽管贾尼丝没有再次尝试自杀，但临床医生与她一起确定了导致自杀意念的事件的顺序，与列出导致她最近自杀未遂的事件顺序时的方式类似（见第七章）。通过这个练习，她发现了一个与无法忍受相关的关键性自动思维："我再也受不了了"。

临床医生：当你觉得你再也受不了的时候，什么能帮助你减轻痛苦呢？

贾尼丝　：吃药。这就像是一种解脱，一种逃避。

临床医生：吃药是我们将来要避免做的一件事，你同意吗？

贾尼丝　：[轻轻地] 是的。

临床医生：你愿意进行一个头脑风暴吗，想出一些在这种危机时刻可以使用的替代方案？

贾尼丝　：你是说，看杂志那些？我不认为那样可行。在那种时候，我不能把注意集中在任何事情上。

临床医生 ：你说得对。根据我的经验，许多人在如此痛苦的时候
难以集中注意完成复杂的任务。[临床医生继续向贾尼
丝介绍本节的情绪应对策略]

贾尼丝 ：我不知道，这些看起来很简单，我怀疑它们没有多大
用处。当我有这种感觉，感觉无法忍受时，这会持续
好几小时，除非我能入睡或昏倒，否则没什么可以阻
止这种情况。

临床医生 ：我有个主意。当你下次发现自己处于这种情况时，尝
试其中一些策略，如何？这样我们就可以确定，它们
能不能降低你的痛苦水平并缩短你处在这种状态的
时间。

贾尼丝勉强同意实施这个行为实验。她选择了三种情绪应对策略：
用耳机听大声的音乐、抚摸她的猫（这也是提醒她生存理由）、冲个热
水澡。重要的是，这些情绪应对策略是贾尼丝独有的，即同样的三种活
动对另一个人可能无效。关键是让患者确定，他们预期最能安抚自己的
情绪应对策略，而不必考虑是否对其他人有效。几天后，贾尼丝发现自
己又处于类似的情境，她再次体验到"我再也受不了了"的想法。她查
阅了自己的情绪应对策略清单，冲了个热水澡，然后抱着她的猫听音
乐。尽管贾尼丝继续对继父生气，但大约10分钟后，她的自杀意念消
退了。下面的对话说明了这一行为实验如何影响了她关于无法忍受的
信念。

临床医生 ：我很高兴听到你能挺过来，贾尼丝。你从中学到了
什么？

贾尼丝 ：[大笑]我真的要离开我继父，找个属于自己的地方。
[停顿]但说真的，我以为这些危机至少持续几小时，

要么直到我累得上床睡觉，要么我因为吃了很多药而昏倒。这次只持续了几分钟。

临床医生：这说明你有什么样的能力？

贾尼丝：［停顿］我想，如果下定决心，我可以做到。这很难。吃一瓶药就结束一切要容易得多。但如果我想变得更好，这就是我必须做的。

临床医生：这一点很重要，贾尼丝。你的确想变得更好吗？

贾尼丝：是的，我真的很想。

认知策略

调整核心信念

认知治疗师会帮助患者培养识别消极想法和信念的技能，并帮助他们理解这些认知影响感受和行为的方式。通过检查自动思维中反复出现的主题，讨论早期记忆以及对自己或他人看法的相关经历，患者开始理解出现自杀危机时活跃的核心信念。自杀患者的核心信念通常反映以下三个主题之一：无助、不可爱和无价值（示例见表 8.1）。告诉患者其他人也有类似的核心信念往往是有帮助的，因为有时他们非常固执并感到羞耻，认为自己是唯一以这种方式看待自己的人。

表 8.1 自杀患者常见的核心信念

无助的核心信念	不可爱的核心信念	无价值的核心信念
我不能胜任。	我没有吸引力。	我坏掉了。
我被困住了。	我会被拒绝。	我是个废物。
我低人一等。	我没什么可以提供。	我是个负担。
我处理不了事情。	我是无趣的。	我不配活着。

临床医生可以使用第五章中介绍的一般认知治疗策略来识别和评估

自杀相关的核心信念，包括苏格拉底式提问和行为实验。前面的对话说明了如何应用行为实验来改变信念。下面的对话发生在第六次会谈中，临床医生使用苏格拉底式提问帮助贾尼丝评估她"活着毫无作用"的信念，这也是她绝望图式的典型例子。

贾尼丝　：情况在一点点好转。我现在没有那么伤心，也没有总是说一些"无聊的话"。但是，实际上，并没有什么大的改变。我还是没有什么生活目标，我不可能在读杂志和看电视中度过余生。

临床医生：上周我们识别出"活着毫无作用"这一信念对于理解你的自杀意念很重要。我听到这个信念现在又出现了？

贾尼丝　：对，我想是的。

临床医生：是什么让你觉得活着毫无作用？

贾尼丝　：我已经35岁了，还和父母住在一起。我没有工作，没有交往对象，而且越来越老。这些还不够绝望吗？

临床医生：你识别了三个重要领域——房子、工作和关系，在你发展了管理自杀意念时期的技能后，我们可以对此展开长期工作。的确，这三个方面都没有按照你的期望发展。但这种情况在将来有没有可能改变呢？

贾尼丝　：现在看来肯定是不可能的。

临床医生：那在过去，有没有某个时候，你生活中某个方面不太顺心，但是你还是做出积极的改变并扭转了局面？

贾尼丝　：嗯，我想想……我20多岁的时候在商场工作过。当时我想我永远不会再去任何地方做这份工作，而且我也不想留在零售业。所以我回到学校读书，并且获得了图书馆员的学位。

临床医生：你还记得当初回到学校之前的感觉吗？和现在是一样

的吗？觉得"活着毫无作用"？

贾尼丝：是的，这正是我搬回来和妈妈一起住并回到学校的原因。

临床医生：让我看看我是否理解了你说的。以前你认为"活着毫无作用"，所以你意识到回学校会给你的生命带来一些意义，并且你确实回到了学校。是这样的吗？

贾尼丝：是的。

临床医生：现在你又身处这样的情境，认为"活着毫无作用"。现在你能想到任何改变这个想法的事吗，就像当时通过"回学校"来改变那个想法一样？

贾尼丝：嗯，当然可以。找份工作，有个属于自己的住处。呃。现在看来有那么多要做的事。

临床医生：我也觉得，这需要很多努力。从长远来看，那些目标是你想要实现的吗，在解决你痛苦时的自杀倾向之后？

贾尼丝：是的，我想和你一起努力实现这些目标。

临床医生：当我们像这样为这些长期目标做规划时，你对"活着毫无作用"这一想法的相信程度有多少？

贾尼丝：我还是觉得生活对我来说真的很艰难。而且我并不是对所有能带来改变的事都抱有期待。但是我想，就像当时回到学校一样，生活确实能带给我一些东西，但我必须走出去自己去获取。

意象是一种特别有效的工具，用于改变自杀患者与绝望相关的信念。患者经常报告说他们的未来看起来是空虚的，他们无法想象未来生活会是什么样子。想象未来时光帮助患者创建他们未来的图像，旨在改善他们的情绪和动机。临床医生要求患者选择未来的某个时间，并记录日期、年龄以及那时生活中发生的事情。可以询问患者他们在哪里、在周围看到了什么、和谁在一起。和其他想象练习一样，我们鼓励患者在参与该活动时调动所有的感官。创建的意象可以在未来 1 年、5 年和 10 年后。临床医生可以转变解决问题的模式，帮助患者考虑他们必须做些什么才能使这些积极的结果发生。临床医生经常发现，随着未来变得不那么模糊和积极意象的产生，患者的绝望感得分会下降。

这些认知策略将成为患者处理自己生活危机的模板。他们不再产生想要自杀的自动情绪反应，而是问问自己在想什么、触发了什么信念，以及是否有替代的或更温和的方式来看待当前的情况。当患者的自杀意念强度下降、情绪危机消除时，患者就能证明这些策略达到了他们期望的效果。

识别生存理由

自杀患者很容易就能列出各种想死的理由。然而，许多患者表示，当处于情绪激动的状态时，他们很难回忆起生存的理由，这增加了他们实施自杀行为的可能性。因此，对患者来说，在处于危机中时，重要的是容易获得的生存理由的提醒。实现这一目标的一种直接方式是，患者在没有自杀念头的情况下写下生存理由，以便在危机时刻能够想起。这些清单通常包含：家庭成员和朋友、未完成的事情、希望在未来实现的目标、精神信仰和／或对自杀的消极态度等。第二章中描述的生存理由清单（Linehan, Goodstein, Nielsen, & Chiles, 1983）是帮助实现这一目标的有效工具。

然而，即使将生存理由写在纸上，一些患者也会发现，在危机时期这些理由并不特别有说服力，因此他们的自杀行为也没有被阻止。为了解决这一问题，与自杀患者一起工作的临床医生经常鼓励他们开发一种"希望工具包（Hope Kit）"。"希望工具包"是一种记忆辅助工具，由一系列有意义的物品组成，这些物品可以提醒患者生存理由，并且在危机时期进行回顾。患者通常会找到像鞋盒这样简单的东西，并在里面储存照片、明信片和信件等纪念品。通常，患者会写一些励志或宗教的格言或诗歌。例如，一名患者的工具包包括她的孩子和她的狗的照片、孙子为她画的手指画、朋友的一封信、光盘中的励志音乐。她和孙子一起装饰了盒子，并在盒子外面贴上鼓舞人心的文字和图片。然后，她把盒子放在家中显眼的地方，想着在危机时期可以使用它。根据我们的经验，这项练习会让患者非常愉悦，也是治疗中学习到能解决他们的自杀想法和行为的最有意义的策略之一。此外，在构建"希望工具包"的过程中，患者往往会发现他们曾忽略的生存理由。

像许多自杀患者一样，在早期的认知治疗中，贾尼丝很难确定生存理由。在更多地投入环境之后，她承认不想让母亲经历她自杀的痛苦。她还将照顾她的猫视为生存理由，因为她是猫的主要看护人。在第六次会谈中，临床医生使用苏格拉底式提问帮助贾尼丝重新评估"活着毫无作用"的信念后，他们共同决定，将制作一个"希望工具包"作为家庭作业。这个工具包里有一张她小时候和母亲的合影、几张老朋友们的照片、她的大学毕业证书、一份当地图书分馆招兼职工作人员的描述，以及公寓租赁的广告。

有时候，将鞋盒当作"希望工具包"对患者来说是不切实际或无趣的。在这些情况下，"希望工具包"可以通过其他方式实现。例如，患者可能喜欢使用剪贴簿、拼贴画、绘画甚至网页的方式来确定生存理由。一名患者从对她很重要的人那里得到衣物，并做了一床被子。无论"希望工具包"的具体配置如何，最重要的特征是它能作为一种视觉提示，提醒患者对他们的生活有意义的他人、地方或事物。

制作应对卡

应对卡是很小且最好是分层的卡片，包含治疗中有用的提示，用于处理可能与绝望感和自杀意念相关的痛苦。应对卡的主要目的是在自杀危机期间促进适应性思维的发展，特别是当患者陷入状态绝望和注意固定之间的循环时。通常情况下，临床医生和患者会在会谈期间制作应对卡。我们发现，在自杀危机期间，简明扼要并使用患者自己的语言表达的应对卡最有效。此外，我们鼓励患者在没有危机时阅读应对卡以练习更适应性的思维方式，并使其更自动化。此外，应对卡还可能包括临床医生或其他危机服务机构的紧急联系号码。

图 8.1 显示了干预中通常使用的四种类型的应对卡，适用于贾尼丝的生活环境。第一种类型的应对卡帮助患者评估消极的自动思维和信念。例如，在讨论自杀危机时间线时识别出的相关自动思维可以写在卡片的一侧，而替代性和适应性的反应则写在另一侧。为了帮助患者形成适应性反应，临床医生可以使用第五章中描述的策略来构建问题，如：（1）"证明自动思维正确的证据是什么？不正确的是什么？"（2）"还有别的解释吗？"（3）"可能发生的最糟糕的情况是什么？我能挺过去吗？可能发生的最好的情况是什么？最现实的结果是什么？"（4）"如果我坚信自动思维，可能有什么影响？如果改变想法，影响是什么？"（5）"我应该做些什么？"（6）"如果［朋友的名字］处于这种情况，并且产生这种想法，我会对他/她说什么？"（J. S. Beck, 1995, p.126）。通过回答一个或多个问题，患者形成了适应性反应。这种类型的应对卡能够实现与功能失调思维记录表类似的目标，但设计没有那么复杂，在危机时期也更易于使用。

第二种类型的应对卡列出了反驳核心信念的证据，例如患者认为自己是失败者的想法。第三种应对卡列出了应对策略，当患者处于自杀危机时，他们可以从中选择（类似于安全计划）。这些策略可能包括给朋友或家人打电话、练习分散注意力的技巧或参加愉悦的活动。最后，第四种类型的应对卡包含激励患者采取措施达成目标或练习适应性应对技能的陈述。我们的经验表明，患者对应对卡反应良好，因为它们是对抗导致痛苦或危机的消极思维过程的具体提示。我们鼓励患者将应对卡放在容易获取的位置——许多患者发现最好是将其放在安全计划附近。如果患者知道当天可能会经历痛苦（如，参加工作面试），他们会随身携带特定的应对卡，比如放在钱包里。

自动思维：我再也受不了了。
替代反应：现在的情况确实很艰难。但我向自己证明了我可以通过自我安抚技巧来忍受。我将和治疗师一起为摆脱目前的生活状况而努力。

我不是失败者的理由
- 我从大学毕业
- 我保住过工作
- 我正在改善与母亲的关系
- 我度过了多次危机

当我想自杀时的应对技巧
- 回顾我的安全计划
- 用耳机听大声的音乐
- 去拿我的希望工具包
- 冲个热水澡

申请工作的步骤
- 在互联网上寻找空缺职位
- 将简历投递到我认为合适的地方
- 一周后打电话跟进
- 认识到我正在做一些事来改善自己的状况

图 8.1 贾尼丝的应对卡

增强解决问题的技能

随着治疗的进展，临床医生与患者一起解决与近期自杀危机相关的生活问题。在治疗早期，临床医生和患者合作，明确定义每个问题、将问题按重要性排序，并识别解决每个问题的具体目标。临床医生在余下的治疗过程中始终保持解决问题的方向。在早期阶段确定的问题将作为议程项目列入中期会谈。我们期望获得问题解决技能将提高患者处理生活压力源的能力，并降低他们将自杀作为解决问题的唯一方法的程度。

在解决特定问题时，临床医生的任务是帮助患者列出尽可能多的潜在解决方案，而无须探讨对其可行性或成功的可能性。临床医生应警惕患者的信念或负面认知干扰替代方案的迹象。产生的想法越多，找到有效解决方案的可能性就越大。当头脑风暴完成时，临床医生鼓励患者权衡提出的解决方案的优缺点。同时，可以教患者考虑解决方案的短期和长期后果，以及他们的决定对他人或自己的影响。此外，可以鼓励患者使用认知演练来想象提出的解决方案及效果。让患者推测出多个意象，并估计方案可能成功解决每个意象的概率。这样的练习可以增强患者对自己解决问题的能力的信心，提醒临床医生和患者潜在的陷阱，并让双方更好地了解既定行动方案的可能结果。接下来，患者确定一种解决方案，并确定实施该方案所涉及的分解步骤。对提议的方案实施时遇到的困难进行预测并计划应对策略是一项有用的家庭作业，患者需要写下实施解决办法的每个步骤，思考可能出现的潜在障碍以及克服这些障碍的解决办法。

如果观察结果与期望结果相匹配，临床医生应鼓励患者通过积极的自我陈述来自我强化。还可以鼓励他们考虑将这种成功推广到解决未来问题的方式。然而，患者往往只报告部分的成功。这种情况能提供有价值的信息，有助于进一步讨论需要采取什么不同的措施才能实现目标。它还为改变人们对解决问题的高期望提供了机会，因为问题往往无法以最佳解决方式解决，但方案通常是可取的。当实施令人满意的解决方案后，临床医生会要求患者重新审视过去的信念："试图解决问题是没有希望的"或者"无法控制生活中的事件"。

减少冲动

如前所述，冲动是自杀行为的一个风险因素，因为根据定义，冲动患者无法系统地思考可能伤害自己的决定。虽然冲动在个体的行为中最明显，但我们认为，减少冲动的策略本质上是认知的，因为这要求患者认真思考自己的行为。在与冲动的自杀患者工作时，重要的是说明自杀危机会过去，而且这些危机往往"波浪式"出现。因此，如果患者承诺"渡过波浪"，自杀意念肯定会减少。一些患者不太容易接受这种解释，在这些情况下，临床医生可以创建图表帮助记录患者情绪和自杀意念随时间的变化。这种视觉帮助提供了令人信服的证据来支持临床医生的说法，即患者的自杀倾向不会无限期地持续。

另一种管理自杀患者冲动的认知策略是生成一个冲动行为利弊的系统清单。创建此清单是为了阻止个体对自杀冲动立即采取行动。此外，这种方法示范了治疗过程中强调的问题解决的态度，即患者在采取任何行动或得出任何结论之前，会发展出系统评估情况的技能。有时，这有助于患者将阻止自杀行为视为"拖延自杀"。最后，临床医生可以利用治疗过程中培养的应对技能，来确定阻止冲动行为的最有效策略。针对此目的的短期应对策略包括睡觉、与另一个值得信任的人交谈、打电话给临床医生或从事日常工作。我们强烈鼓励冲动的自杀患者实施确保环境安全和移走能得到的致命工具的长期措施。通过创造不利于自杀的环境，为患者赢得安全度过困难时期的时间。

总结与整合

在治疗中期，临床医生和患者共同制定明确而具体的策略，以便管理自杀危机，并减少患者未来自杀行为的易感因素。临床医生选择的特定干预措施基于对患者近期的自杀危机和临床表现的认知个案概念化。行为和情绪应对策略通常是治疗的首要目标，因为它们有可能立即缓解患者持续的痛苦。改善患者的社会支持网络和增加对辅助服务依从性的行为策略，可以通过将患者与社区联系起来以降低患者对未来自杀行为的易感性。认知策略能实现三个主要目标：（1）调整与近期自杀危机相关的信念，这反过来会降低患者自杀图式的强度；（2）当患者处于危机中，并倾向于只关注死亡的原因时，提醒他们生存的理由；（3）系统、理性地发展应对问题甚至是应对未来自杀冲动的技能。

如本章开头所述，我们鼓励临床医生尽可能制定具体而明确的干预措施，以便在危机时期容易实施。视觉提示，如"希望工具包"，对于在自杀危机期间提醒患者生存的理由和使患者摆脱注意固定的循环特别有效。虽然这一阶段的治疗不能改变与共病的精神障碍相关的所有负面图式，但它旨在改变自杀图式的各个方面（如，无法承受情绪痛苦的信念），并在促使患者在超越耐受阈限并实施自杀行为之前，抑制与自杀相关的认知过程。事实上，通过向患者证明他们忍受危机的时间比自己想象的更长，这些策略很可能修改了耐受阈限。如果临床医生发现患者已经掌握了这些技能，他们将进入第九章所述的治疗后期，对技能的掌握程度进行正式评估。

第九章

治疗后期

正如本书多次提到的，治疗的主要目标是降低患者在未来产生自杀行为的可能性。治疗后期的主要焦点是评估患者是否已经学会并能应用可能有助于缓解自杀危机的特定技能。因此，认知治疗的后期会巩固、回顾和应用整个治疗过程中对患者应对痛苦最有帮助的策略。临床医生在自杀患者认知治疗的后期承担着四项主要任务，包括：（1）总结并巩固治疗中期学到的技能；（2）在一系列引导式想象练习中应用这些技能；（3）回顾治疗目标的进展；（4）计划继续的治疗、转介到其他治疗或准备终止治疗。

回顾及巩固技能

在治疗的最后阶段，临床医生和患者要回顾学习并实践过的所有技能。这种全面的回顾在以下情况下是适当的：（1）患者不再报告任何实施自杀的想法；（2）患者认为引发最近自杀危机的多数问题已经解决；（3）患者急性症状的严重度减弱，且有贝克抑郁量表和贝克绝望量表评分下降的证明；（4）患者能证明他们已掌握应对未来痛苦或危机的技能。虽然其他严重的精神障碍与药物滥用可能持继续存在并需要进一步治疗，但如果与最近自杀危机有关的主要问题能得到充分解决，那么可以结束对自杀预防的关注，而将长期存在的问题作为下一阶段治疗的重点。

为了促进技能的复习和巩固，临床医生和患者回顾在治疗早期制订的治疗计划和在整个治疗过程中修订的安全计划。临床医生可以询问患者，哪些技能最有助于处理治疗过程中出现的痛苦或危机。如果患者很明显难以生成认知、情绪和行为应对策略列表，那么他们很可能还没有准备好进入治疗后期。相反，如果患者很容易生成这个列表，那么这些策略将应用于治疗后期的下一个活动，即复发预防方案。在许多情况下，制定一张应对卡，列出对应对未来危机最有帮助的策略是很有用，这样患者在急性治疗阶段结束后能很容易使用这些策略。

自杀危机的复发预防

复发预防治疗方案是一组引导式想象练习，患者在练习时想象之前的自杀危机，并系统地描述应对自杀相关想法、感受、行为或环境的方式。该方案被用来预演应对未来的危机，并评估治疗进展。复发预防治疗方案的首要目标是：在会谈中，事先准备与近期自杀危机相关的想法、意象、感受、行为和环境，并确定患者是否能够用适当的方式应对这些事件。尽管一些临床医生将这一过程与暴露练习类比，但我们认为这一练习的目的是实践应对策略并巩固治疗习得的内容。如果临床医生确定患者在应用治疗中发展的技能时有困难，则需要额外的会谈来重点学习应用这些技能。在患者成功完成复发预防治疗方案之前，不建议结束自杀预防阶段的治疗。

复发预防治疗方案由五个步骤组成：（1）准备阶段；（2）回顾近期自杀危机；（3）回顾近期自杀危机中使用的技能；（4）设想未来的自杀危机；以及（5）询问情况和随访。步骤（2）、（3）、（4）包括引导式想象练习，在这些练习中，患者围绕真实或假设的自杀危机，生动地想象当时的情况。列表 9.1 提供了复发预防治疗方案每个步骤中发生的主要活动的汇总清单。

列表 9.1　复发预防治疗方案清单

第一步：准备

提供本方案涉及的完整原理和步骤的描述。

确认患者理解该治疗方案。

描述可能的消极情绪反应。

讨论处理消极情绪反应的策略。

解决患者的反馈和担心。

获得患者的知情同意。

第二步：回顾近期自杀危机

评估患者是否能够产生生动的图像，如果不能，则指导患者进行。

设置尝试自杀或危机的场景。

要求患者用现在时描述导致自杀危机的事件顺序。

关注与自杀危机最相关的关键思维、情绪、行为和环境。

第三步：回顾近期自杀危机中使用的技能

再次要求患者用现在时描述导致自杀危机的事件顺序。

提示患者描述针对关键激活事件的应对策略和适应性反应。

第四步：设想未来的自杀危机

让患者想象并描述可能导致未来自杀危机的事件顺序。

关注与引发自杀意念最相关的关键思维、情绪、行为和环境。

提示患者描述针对关键激活事件的应对策略和适应性反应。

第五步：询问情况和随访

请患者总结他 / 她在这些练习中学到的内容。

描述患者在治疗中获得的改变以何种方式体现在他 / 她对想象的自杀危机的处理中。

确定这些练习引发的、对患者来说仍存在问题的地方。

确定患者是否有自杀意念，如果有，合作制定解决方案。

回顾安全计划。

根据临床指示提供额外的疗程或随访电话。

准备阶段

在进行第一次苏格拉底式提问的练习之前，临床医生要向患者介绍复发预防治疗方案，并获得患者的知情同意。临床医生描述该治疗方案的基本原理，并解释其主要组成部分。具体来说，要告知患者，通过想象自杀危机并重新经历曾经的痛苦，他们将有机会评估是否可以回忆和应用在治疗中学到的应对技能。临床医生帮助患者认识到，练习的目的是让他们为未来的自杀危机做好准备，并确保他们具备应对危机的必要技能。换句话说，患者会被告知他们将有机会测试在治疗期间学到的技能。这项任务无疑会让患者感到不舒服，所以临床医生必须尽可能以协作的方式处理，并确保患者知道复发预防治疗方案中的事件序列是可控和可预测的。

在实际进行引导式想象练习之前，临床医生和患者至少要进行一次复发预防治疗方案的准备会谈。这样做的原因之一是让患者能有时间熟悉练习要求，并做好心理准备。此外，它让临床医生和患者有时间回忆自杀危机期间发生的事件的时间线，并回顾治疗期间学到的技能。仔细回顾自杀危机和学到的技能有助于患者在引导式想象练习中回忆。由于复发预防治疗方案的成功取决于患者生动地想象自杀危机的能力，因此在引导式想象练习期间，这些信息容易获取是非常重要的。

毫不奇怪，一些患者不愿意参与引导想象练习。在这些情况下，临床医生要识别他们对完成练习的担忧，并一起头脑风暴以解决他们的担忧。例如，患者可能担心在回忆最近自杀危机的细节时产生厌恶情绪。临床医生应共情患者的感受，并向他们保证，他/她将帮助他们解决在练习过程中产生的任何不愉快的想法或感受。此外，临床医生应确保他/她能够提供额外的会谈或通过电话解决会谈后出现的任何不良反应。并且，可以权衡参与引导想象练习的利弊，以便患者能够清楚地表达处理未来痛苦的收益。一些患者预测他们会对自己的行为感到内疚或羞愧。在这些情况下，临床医生可以调整练习，以专注于患者在这次经历中学到了什么，而不是做错了什么。

有时，患者不仅会表达对可能体验到的痛苦情绪的担忧，还担心如果重新体验之前自杀危机的细节，病情会恶化。在这些情况下，临床医生可以用第五章中总结的几种标准认知策略来评估他们的担忧。具体而言，可以使用苏格拉底式提问来测试"参与复发预防治疗方案会使事情变得更糟"这一观念的有效性，可使用的问题例如："可能发生的最糟糕的事情是什么？最好的事情是什么？最现实的事情是什么？""如果发生最糟糕的事情，可以使用什么策略或技能？"（J. S. Beck, 1995）。如果这些认知策略没有帮助，临床医生可能会将复发预防治疗方案的重点放在未来的高风险情境上，而不是讨论过去的自杀危机。虽然我们认为，如果患者完整参与过去和未来危机相关的引导想象任务，复发预防方案将有助于最大程度地巩固技能，但只完成一次引导式想象练习也比不完成要好。在极少数情况下，即使临床医生已使用认知策略来评估担忧的有效性，仍有患者选择不参加引导式想象练习。在这些情况下，临床医生可以要求患者详细阐述未来可以实施的认知和行为策略的具体方式，以评估他们掌握适应性应对技能的程度。

回顾近期自杀危机

在进行第一次引导式想象练习的会谈期间，临床医生要获得继续进行的口头同意。再次，临床医生应回顾这个练习的基本原理，并要求患者用自己的话总结，以确保患者理解。应充分解决患者对经历不愉快或有自杀倾向的想法或冲动的任何担忧。临床医生预先提醒患者，他们可能对这一经历有强烈的情绪反应，但这是意料之中的，并且可以在会谈结束前或必要时，通过附加会谈或期间电话讨论。最后，临床医生与患者合作确定积极的应对策略来处理患者不愉快的想法或情绪，例如：休息一下；中断任务并谈论其他事情；共情他们经历的想法和感受。临床医生也可以建议使用"停止规则"，即使用一个单词或短语立即中断任务。

在获得口头同意后，临床医生使用引导想象帮助患者详细想象导致他们接受治疗的自杀危机事件。临床医生应该有治疗早期记录的副本，以帮助确定适当的提示。以下对话说明了如何介绍初步引导式想象练习。

> **临床医生**：贾尼丝，你愿意重新经历尝试自杀的那一天，并再次体验那种感觉吗？
>
> **贾尼丝**　：我不是很期待，但我会做的。
>
> **临床医生**：根据我们上周会谈中讨论的内容，你认为为什么这么做很重要？
>
> **贾尼丝**　：我要直面我的问题。我要让自己知道不用吞下一堆药片也能挺过去。
>
> **临床医生**：很好。现在我想让你闭上眼睛，想想你尝试自杀的那天。我想让你想象一下事件发生之前的时间点，那个时间点似乎引发了导致尝试的一系列事件。想象一下那天发生的事情，向我描述这些事件以及你的反应，就像在看一部关于你自己的电影一样。

临床医生鼓励患者用现在时谈论事件，就像事件发生在当下。对物体、人物或其他情境方面的详细讨论有助于形成生动的画面，如以下对话所示。

> **临床医生**：你现在在哪里？
>
> **贾尼丝**　：在我家的客厅里。
>
> **临床医生**：你和谁在一起？
>
> **贾尼丝**　：我妈妈坐在沙发上。
>
> **临床医生**：房间是什么样的？

贾尼丝　　：嗯，我妈妈坐在棕色的沙发上。沙发前面有一张茶几，旁边的墙上有一台电视。沙发对面还有一把大躺椅。我坐在椅子上。

临床医生：椅子是什么颜色的？

贾尼丝　　：它是浅棕色的，用灯芯绒做的。非常舒适。

临床医生：所以你现在坐在椅子上。你还在做什么？

贾尼丝　　：我正在看电视里的新闻。

临床医生：现在是什么时间？

贾尼丝　　：下午6点左右。我一直在做晚餐，我的继父很快就要回家了。

临床医生：我了解了。你晚餐做了什么？

贾尼丝　　：意大利面和肉丸。闻起来真的很不错。

临床医生：好的，所以你坐在舒适的大椅子上等你的继父回家。然后发生了什么？

贾尼丝　　：嗯，我听到他们的车停在车道上。

接下来，临床医生要求患者将注意力集中在触发他们痛苦的事件的顺序上。这些事件可能是认知、感受或行为，但多数情况下它们是某些外部情况，例如与某人的争吵。如果触发事件涉及与另一个人的冲突，则应回忆具体的对话。在详细描述触发事件后，临床医生要询问患者对事件的反应。例如"你现在脑子里在想什么？""你现在感觉怎么样？""你在做什么？"或者"接下来发生了什么？"这些问题是为了引出在治疗早期确定的与事件时间线相关的想法、行为、感受和环境。

患者应该尽可能多地回忆自杀危机临近时的细节。最重要的是，临床医生应该关注在自杀危机不断上升的过程中看起来最关键的思维、假设或行为。请参考以下对话。

临床医生：你继父回家了，然后发生了什么？

贾尼丝　：我真的很难过。

临床医生：怎么了?

贾尼丝　：我看到我继父从前门进来，我知道他只会对我说一些居高临下的话。

临床医生：他说了吗?

贾尼丝　：是的，他进来了，开始跟我说话。

临床医生：他说什么?

贾尼丝　：他说，"把你的懒屁股从椅子上挪开，去准备晚餐。"

临床医生：那你做了什么?

贾尼丝　：我从椅子上站起来，告诉他去死吧。我为他们做晚餐，他却把我当垃圾。

临床医生：当时你脑子里在想什么?

贾尼丝　：他根本不尊重我!

临床医生：然后发生了什么?

贾尼丝　：我跺着脚上了楼梯，走进卧室，"砰"地关上门，把墙上的一幅画都震掉了。然后我开始责怪自己，因为对继父让我从椅子上挪开而如此生气。我躺在床上，感觉很崩溃。我想我一定是出了什么问题，因为这种事情一直在发生。然后我不得不去洗手间，在那里我看到了药柜，并决定我应该就这样结束这一切。

临床医生：那么，当你决定结束这一切的时候，你脑子里在想什么?

贾尼丝　：我就是觉得我再也受不了了。痛苦无法忍受。我一辈子都是这样，我找不到什么改善的办法。

临床医生：接下来发生了什么?

贾尼丝　：我抓起一瓶安眠药，吞下了瓶子里的所有药片。

监测与自杀相关的想法和意象对于确定自杀意念最严重的时刻以及伴随的想法、感受和行为非常重要。在引导式想象练习中，临床医生要求患者对序列中不同时间点的自杀意念程度进行评分。例如，临床医生可以问，"在 0 到 100 的范围内，0 表示没有自杀想法，100 表示极度想自杀，你现在有多想自杀？"这个评分的目的是监控自杀意念，当意念增加时，可以将其作为靶目标，在随后的引导式想象练习中结合认知和行为技能来管理自杀危机。引导式想象练习将持续直到患者详细描述了自杀危机前后的所有事件。训练完成后，要求患者睁开眼睛。临床医生引出患者的反馈，以便：（1）确定是否有任何剩余的自杀意念，并在进入下一个议程或会谈结束前着手解决；（2）评估患者当前对自杀危机的看法是否与开始接受治疗时不同；（3）确定临床医生在未来的引导式想象练习中可以做的事情，以使训练顺利进行并最大限度地发挥作用。有时，在引导式想象练习中会发现新的信息。如果发生这种情况，临床医生和患者可以讨论如何使用这些信息来修改认知个案概念化或更改安全计划（如，识别警告信号）。

回顾近期自杀危机中使用的技能

在初次引导式想象练习后，临床医生再次引导患者想象相同的事件序列，但这一次鼓励患者使用在治疗中学到的技能来应对。第二次引导式想象练习通常与第一次训练在同一次会谈中进行，以便在会谈结束时患者产生能够积极应对这些危机的感觉。当确定了一个关键的想法、行为、感受或情境时，临床医生要求患者使用 0 到 100 的量表来评价当前的自杀倾向。然后，临床医生督促患者描述他们可能采取的不同做法。列表 9.2 总结了在复发预防治疗方案中帮助患者形成应对自杀危机的不同方法的提示。尽可能详细地描述确定的技能或应对策略，以生动展现如何将这些策略付诸实施，如以下对话所示。

临床医生：当你觉得你再也受不了了时，你能做些什么不同的事？

贾尼丝 ： 我想我可以去拿安全计划。

临床医生： 好的。想象你正在去拿安全计划。它在哪里呢？

贾尼丝 ： 在我卧室的抽屉里。

临床医生： 想象你正在读安全计划。安全计划要你做什么呢？

贾尼丝 ： 它说其中一个警告信号就是当我感到生活无法忍受的
时候。它说要试着做一些事情来分散注意力，比如读
杂志，但我认为这是没用的。我无法不去想我的问题。

临床医生： 安全计划上有其他的建议吗？

贾尼丝 ： 有，上面写着我可以洗个热水澡。

临床医生： 想象一下你正在洗热水澡，感觉如何？

列表 9.2　帮助患者生成替代应对策略的提示

- 你将如何利用所学的技能来应对这个想法？
- 这个想法有没有替代解释？
- 你还可以怎样解决这个问题？
- 想象一下你正在考虑其他的选择。那可能是什么？
- 你可以打电话给谁？
- 你会有什么不同的做法？
- 安全计划中有哪些内容可能有帮助？
- 想象一下你现在正在使用安全计划。上面写了什么？

　　描述应对策略后，患者再次在 0 到 100 的范围内对自杀想法的程度
评分，以确定应对策略是否有助于减少自杀想法和意愿。如果患者的自
杀意念持续性很高，或者即使自杀意念很低，但仍然让他们感到痛苦，
那么临床医生会继续督促患者实施额外的应对策略，直到危机解决。事
实上，在许多情况下，最好制定尽可能多的应对策略，让患者看到有多
种适应性方法可以处理自杀危机的触发因素。在该引导式想象练习结束

时，患者睁开眼睛，并向临床医生提供反馈。对临床医生来说，评估患者对于他们能够在真正的危机中采取这些策略的信心通常很有帮助。如果患者的信心水平较低，那么临床医生可以重新开始这种预防复发的练习，或者口头讨论使这些策略更有帮助的方法。

如果患者无法或不愿意在复发预防治疗方案中想象，临床医生可以和他们简单地总结自杀危机之前发生的事件，并描述他们使用应对技能的方式。这种回顾的基本原理和程序与引导式想象练习类似。临床医生提醒患者与先前自杀危机相关的情景，并评估患者是否能以适应性的方式应对非适应性的想法、感受和行为。然而，这是通过使用过去时、以直截了当和实事求是的方式实现的，而不是生动的想象和现在时。角色扮演也可以用来引出应对反应。例如，临床医生可以让患者想象他们正在给一位有自杀倾向的亲密朋友提建议以提供应对方法，或者可以进行反向角色扮演——临床医生扮演患者，患者扮演临床医生。

设想未来的自杀危机

复发预防治疗方案中的最后一个引导式想象练习是让患者想象未来的自杀危机，并详细描述他们使用认知和行为策略降低未来自杀行为可能性的方式。第三次引导式想象练习可以与前面描述的两次练习在同一会谈中进行。然而，在许多情况下，治疗过程中没有足够的时间，或者患者因之前的训练而感到疲劳，因此最好将此练习保留到下一次会谈中。

临床医生应该使用患者的认知个案概念化，设计一个他们可能会经历自杀意念的现实场景。这种引导式想象练习的方式与本章描述的其他练习基本相同，例如，患者闭上眼睛，用现在时说话，并对临床医生的提示做出反应。当患者提出可能的解决方案并描述他们如何实施习得的应对策略时，临床医生应赞扬他们的适应性反应，同时引出额外的挑战。这些额外的挑战旨在评估患者适应性反应的深度和灵活性。如果患者无法产生任何应对技能，临床医生可以更直接地提示他们想象使用在治疗中掌握的工具，如咨询安全计划、阅读应对卡、问题解决或使用呼吸控制。在贾尼丝的案例中，临床医生选择了与继父的另一场冲突作为可能导致未来自杀危机的事件。他向贾尼丝提出了这一想法，她同意这应当是最后一次引导式想象练习的相关重点。

> **临床医生**：想象一下，今晚你在家，坐在棕色的躺椅上，你的继父走进了屋子。他皱着眉头，表明他心情不好。他踩着脚走到壁橱前挂外套，然后停了下来，回头看了看你，摇了摇头。他接下来会说什么？

> **贾尼丝**：他说，"什么都不会改变。你将永远靠你妈妈和我过活了。我忍你很久了，应该给我颁个奖。"

> **临床医生**：你脑子里想的是什么？

> **贾尼丝**：我恨你！我不能忍受和你一起生活。

> **临床医生**：你感觉如何？

> **贾尼丝**：太可怕了！抑郁又羞愧。

> **临床医生**：接下来你要做什么？

> **贾尼丝**：和平常一样。跑到我的房间，扑在床上哭。

> **临床医生**：想象你躺在床上哭的情景。你对此有鲜活的画面吗？

> **贾尼丝**：［点头］

> **临床医生**：这就是你经常想到"我再也受不了了"的时刻吗？

> **贾尼丝**：［再次点头］

> **临床医生**：在 0 到 100 的范围内，你现在的自杀想法有多强烈？

> **贾尼丝**：差不多 80。

> **临床医生**：对于"我再也受不了了"的想法，你能做些什么？

> **贾尼丝**：我可能会说，"我知道我能挺过去。我以前也成功过。我不会在这里待太久，因为我最终会赚到钱，几个月后就能有自己的住处了。"

临床医生：在 0 到 100 的范围内，当想出另一种看待事物的方式
后，你的自杀想法有多强烈？

贾尼丝：好多了，大概 40。

临床医生：所以，自杀想法减弱了，但是仍然有一些。

贾尼丝：是的。

临床医生：你还能做什么来应对痛苦？

贾尼丝：我可以看看我的安全计划。

临床医生：想象一下，在你床头柜的抽屉里拿出安全计划。上面
写着什么？

贾尼丝：上面说读杂志，洗个热水澡，和我妈妈聊聊天，读读
我的应对卡，看看我的希望工具包。

临床医生：哪一种方法能最有效地将你的自杀想法减少到 0？

贾尼丝：嗯……看看希望工具包。

临床医生：很好。现在想象一下看看希望工具包。（停顿）里面有
什么？

临床医生继续让贾尼丝关注希望工具包里的内容以及这些东西对她
的意义，随后让她评估自杀想法的强度。此外，临床医生还向贾尼丝介
绍了一些替代场景，比如她的继父跟着她上楼并对她大喊大叫。贾尼丝
能够在治疗过程中想象运用对她有帮助的每一种应对技能来应对这些不
同的情况。

询问情况和随访

在三次引导式想象练习后，应给患者提供支持和鼓励以完成这项任
务（如，"你已经完成了很多"）。此外，患者应该有机会反思他们在这
项练习中学到了什么。临床医生可以与患者一起确定他们在治疗过程中
的具体改变。将来可能如何使用这些技能？如何使用安全计划？本次练

习中确定的议题是否仍然存在问题？临床医生应该考虑设计一个与练习过程引发的议题相关的家庭作业。

此外，总结情况时，患者要在 0 到 100 的范围内对当前的自杀想法评分。该评分不同于引导想象练习情境中的评分，因为它与患者目前的自杀意念程度有关——在完成复发预防治疗方案后。如果发现有任何自杀意念，则应回顾安全计划，并且，临床医生应鼓励患者阐明他们将以何种具体的方式管理导致自杀行为的想法和冲动。换句话说，临床医生要与患者密切合作，确保复发预防练习后所有自杀意念都已降低，并且患者在离开办公室时是安全的。我们发现，多数患者能够忍受这些练习，因为他们已经成功地制定了一系列应对策略，并且已经在生活中做出了许多积极的改变。但是，如果在复发预防治疗方案后，临床患者实施应对策略还是很吃力，那么临床医生应根据临床指示提供额外的治疗会谈或随访电话。这些会谈或电话的目的是：（1）共情患者的担忧；（2）识别患者对想象练习的自动思维反应；以及（3）帮助患者对这些自动思维做出适应性反应。

复发预防治疗方案的一个重要方面是确定患者是否能够以令人满意的方式完成练习的各个方面。成功完成这项任务的患者能够在情绪上投入，有清晰的视觉化或能提供事件的详细描述，并产生适当的反应。以下问题可作为评估治疗方案是否圆满完成的指南：

1. 患者是否能够想象导致自杀危机的事件序列？
2. 患者是否能够回忆并清楚描述导致自杀危机的行为、想法和感受？
3. 患者是否能够想象在未来解决问题或做出更具适应性的反应？是否能够产生许多适应性反应和资源？
4. 患者是否相信自己的情况会改善，并且能够以不同的方式处理未来的危机？
5. 患者能够在多大程度上体验到练习期间的情绪，并在练习完成后表现出负面情绪的减少？

如果患者未能成功完成这项任务，则可能需要额外的会谈来回顾治疗期间学到的技能。

治疗目标回顾

成功完成复发预防治疗方案后，临床医生和患者要评估在治疗早期结束时确定的治疗目标的进展。应进行风险评估，以确定患者是否仍然有任何自杀意念、自杀意愿或计划尝试自杀的想法。仍然报告有自杀意念的患者不应退出治疗，除非已确定替代治疗，并且他们能完全投入另一种治疗。此外，还应评估患者对未来自杀尝试的可能性的预期。如果患者预期他们将来会尝试自杀，或者如果他们对尝试自杀的态度模棱两可，那么以预防自杀为重点的进一步治疗在临床上是合适的。

治疗早期讨论的其他目标也应当进行回顾。其中许多目标与并发的精神障碍或物质使用障碍或长期存在的素质易感性因素有关，而治疗的主要重点是自杀预防，因此这些目标可能无法完全实现。临床医生和患者可以共同确定持续治疗阶段的目标，以及急性自杀危机解决后需要修改或增加的目标。

额外治疗计划

在成功完成复发预防治疗方案并回顾治疗目标后，临床医生和患者讨论三种治疗方案：（1）持续治疗；（2）转介接受额外治疗；以及（3）终止治疗。

持续治疗

尽管治疗持续阶段的焦点是与自杀意念和自杀行为没有直接相关的议题（如，精神障碍、关系问题），但临床医生应鼓励患者在再次经历自杀危机事件时随身携带安全计划。此外，临床医生应为患者经历的任何挫折或复发做好准备。经历挫折（如吸毒复发或抑郁）的患者，通常会体验到绝望感。这种悲观情绪通常与"非黑即白"的思维模式有关，会导致患者得出治疗无效的结论。这个信念十分危险，因为患者可能会将这种挫折泛化为任何治疗都无济于事，而这反过来又可能引发另一场自杀危机。让患者对可能出现的挫折或复发做准备，需要解决不现实的期望并准备好应对挫折的潜在策略。

如果还有其他议题要解决，那么临床医生和患者需要在持续治疗阶段修改治疗目标，并协商会谈的频率。治疗的持续阶段可能会持续直到解决患者长期存在的多个问题。这些会谈遵循一般的会谈结构，包括议程设置、持续的风险评估、认知和行为应对策略的讨论以及家庭作业。如果确定没有其他重大问题需要解决，那么临床医生和患者可以考虑将会谈频率减少为 2 周一次或每月一次。在这一阶段，另一种选择是强化治疗或根据患者需要安排会谈。临床医生和患者可能会就安排后期强化治疗的指导方针达成一致，如自杀意念出现、生活压力加剧或素质易感性因素恶化。通常来说，在决定改变会谈频率时，临床医生会与治疗团队或为患者提供护理的其他专业人员协商。有时，在治疗的持续阶段，为了确定安排额外疗程的最佳方法，还需要咨询患者的家庭成员。

转介接受额外治疗

有时，患者需要超过临床医生专业知识范畴的进一步治疗。我们建议临床医生在这些情况下寻求适当的转介。这些转介可能包括针对酒精或药物依赖障碍的成瘾治疗，或针对其他精神问题的特殊照顾，比如双相情感障碍或精神分裂症。临床医生经常发现，帮助患者安排与其他专业人员的会谈很有帮助。此外，重要的是随访患者以确定他们是否坚持预约，并评估他们对额外治疗的反应和期望。强烈建议与提供额外治疗的临床医生联系，以获得最佳的持续护理。

终止治疗

一些经历过自杀危机并成功完成复发预防治疗方案的患者可能在较长时间内无精神症状或报告轻微的精神症状。对这些患者来说，在临床上终止治疗可能是适合的，但还是建议建立一个观察等待期来监测症状（包括自杀意念）的复发。临床医生应始终为患者提供额外的转介服务，并讨论寻求额外治疗的情况。

最后，终止治疗的一个重要组成部分是继续构建患者的技能，并鼓励他们使用其他可以作为保护因素的资源，以降低未来自杀行为出现的可能性。临床医生和患者可以回顾生存理由或者修改在治疗中期构建的希望工具包的内容。此外，患者应回顾能够提供社会支持的人员名单。终止治疗的重要方面是从急性、危机导向的治疗模式过渡到持续的康复管理模式。

总结与整合

治疗后期的重点是：（1）巩固在治疗中习得的认知和行为策略；（2）将这些策略应用于想象的自杀危机；（3）回顾治疗目标；以及（4）决定如何以最好的方式持续治疗。治疗后期的核心是复发预防方案，患者可以投入引导想象训练，引出与自杀危机相关的认知、情绪和行为，并描述可以减少痛苦以防止自杀危机升级的方法。成功完成引导式想象练习可以表明，患者能够处理过去可能导致自杀危机的情况。此外，这还能向临床医生证明，患者已经习得并能应用在治疗中学到的技能。患者完成复发预防方案意味着治疗的急性自杀预防阶段结束。在治疗的持续阶段，患者可能继续接受临床医生的治疗，关注与临床表现相关的其他问题（如精神障碍）。临床医生也可能选择将患者转介给其他专业人员进行更专业的治疗（如成瘾治疗），或者决定终止治疗，但会定期为患者提供强化治疗。无论后续实施何种具体治疗计划，临床医生都要确保患者随时可以使用安全计划和对生存理由的提醒。

第十章

治疗自杀患者面临的挑战

自杀患者是临床医生治疗的最具挑战性的患者之一（见 Ramsay & Newman, 2005）。当临床医生将自杀患者纳入病例中时，他们通常认为必须处理多重危机、住院治疗和大量文件。此外，许多临床医生对治疗自杀患者感到犹豫不决，因为他们担心如果患者最终自杀，可能会给自己带来法律和伦理上的不良后果（Bongar, Maris, Berman, & Litman, 1992）。尽管自杀患者非常需要治疗，但矛盾的是，他们往往很难找到愿意治疗他们的临床医生。

我们承认，有些时候情况真的非常复杂。不过，临床医生可以使用认知治疗框架系统地管理这些复杂情况。第六章讨论了其中一些挑战——我们指出，自杀患者通常对治疗持消极态度，也给出了应对这些消极态度的策略，以确保治疗成功。本章将讨论临床医生在治疗自杀患者时面临的其他挑战，并介绍认知治疗解决这些挑战的方法。所有这些挑战都是由接受我们培训的、治疗自杀患者的临床医生提出的。他们明确的挑战领域包括：（1）阻碍患者充分投入治疗的生活中的挑战；（2）实施认知治疗方案的挑战；以及（3）与自杀患者一起工作时，临床医生的反应。

患者生活中的挑战

与自杀患者一起工作的临床医生常常要面对患者具有挑战性的临床

表现。有时，自杀患者的就诊是毫无规律的，因为他们的生活缺乏条理，并且总是面临多种生活压力。在某些情况下，患者实施自杀行为的风险持续存在，临床医生需要在会谈间隙给予关注以确保他们的安全。一些患者在酒精或药物的影响下，同时存在杀人意念。接下来的部分，我们将阐述在认知治疗框架内应对这些挑战的策略。

混乱的生活方式

根据我们的经验，自杀患者的生活方式往往很混乱。住房、交通和就业问题经常使他们无法定期参加预定的会谈。患者经常反复陷入“危机”，于是治疗的大部分时间被用来处理这些“危机”。因此，有时临床医生会感到治疗过程是脱节的，他们不得不反复从头开始。在这些情况下，临床医生很难与上一次会谈连接，因为已经过去太多的时间，而患者生活中也发生了太多的事情。

当临床医生发现患者断断续续来就诊时，我们建议他们密切关注患者的认知个案概念化（见第七章）。临床医生已经将之前会谈中收集到的信息总结到了认知个案概念化中，因此他们可以确定新信息是否支持已经形成的初步概念化，或者相反，现在是否必须修改初步的概念化。随着时间的推移，认知个案概念化将得到巩固，这将有助于临床医生理解导致患者困难的认知、情感、行为和情境因素，并指导选择会谈中实施的策略。因此临床医生在会谈过程中应将认知个案概念化放在最重要的位置，并提出以下问题：“根据我的假设，与这名患者最近的自杀危机有关的关键自动思维和功能失调的核心信念是什么？在最终改变这些想法和信念方面，什么策略可能最有效？”

在一段时间没有见到患者后，临床医生很有可能要花会谈大部分时间来了解患者生活中发生的新的事件和情况。考虑到一些生活方式混乱的患者可能在几周内都不会回来，因此临床医生必须抓住每一个机会，根据认知理论和个案概念化实施干预。例如，我们建议临床医生坚持使用第五章中描述的会谈结构，为患者示范系统的优先排序和问题解决方法。此外，临床医生还要抓住适当的机会，将患者报告的生活压力源与一般认知模型联系起来，以继续强化思维、情绪和行为之间的相互关联。可以回顾第一次会谈制订的安全计划，以确保患者在危机中有具体步骤可遵循。最后，正如第五章讨论的，我们发现选择一个简单、具体的家庭作业很有帮助，可以在治疗会谈中就开始，以增加患者在会谈之外的生活中做出积极改变的可能性。

会谈外的风险

许多与自杀患者工作的临床医生担心，他们要在会谈之外花大量的时间处理患者的危机。这种担忧是有些道理的。在临床试验中，我们发现，患者联系研究人员的原因包括：想自杀、难以应对压倒性的生活压力、存在法律问题以及在转介到医院或成瘾治疗项目时需要帮助。因此，与自杀患者工作的临床医生应该有一个现成的风险管理标准计划，其中包括对自杀的风险和保护因素的评估，以及降低风险的行动计划。如第六章所述，临床医生需要根据临床指示完成风险评估，并确定患者是处于低风险、中等风险还是紧迫风险。

风险评估后的行动计划应与风险程度相对应。对于自杀风险较低的患者，行动计划可能包括确定导致自杀风险升级的事件序列中的关键要素，并使用第八章中描述的认知、情绪或行为策略应对。临床医生还要回顾低风险患者安全计划的实施情况，并评估其降低风险的有效性。此时，临床医生可以和患者一起修改安全计划，解决在使用过程中遇到的任何问题或障碍。针对低风险患者的适当的后续行动可能包括但不限于：安排随访风险评估；安排下一次治疗会谈；安排下一次电话联系；联系其他也负责该患者护理的机构或服务提供者；查找或回顾医疗记录，以获取更多可能影响最终风险确定的信息；联系患者的家庭成员或其他人。

对于风险处于中等水平、可以在门诊安全接受治疗的患者，临床医生可能会遵循与低风险患者相同的策略。然而，相对于风险较低的患者，临床医生通常会对风险较高的患者提前安排随访风险评估、治疗会谈或电话联系。例如，随访预约可能安排在第二天，而不是下一周。此外，与风险较高的患者工作的临床医生应该更积极地考虑联系可能提供额外帮助的其他服务者、机构或家庭成员。临床医生还可以将风险较高的患者转介给其他服务者或机构，以进行额外评估和替代或辅助治疗，如药物治疗；或能提供更高护理水平的项目，如强化门诊或住院服务。

如果临床医生判断患者存在对自己或他人的紧迫风险，那么必须考虑采取强化干预措施以防止伤害的发生。然而，由于难以在很短的时间内对危险行为做出预测，因此评估紧迫风险往往是一项困难的任务。许多有关自杀意念和相关结构的标准化测量已被证实在相当长的时间（几年）里是有效的，但它们对紧迫行为的预测作用尚未被充分检验。因此，目前对紧迫自杀风险的判断仍基于保护因素与危险因素的相对强度（见第六章）。顺便，"紧迫"的时间间隔也应根据临床情况判断。紧迫行为可能指未来几分钟内即将发生的行为，也可能指未来24~48小时内将发生的行为。无论临床医生选择采用何种时间框架，都应遵循确定风险和实施行动计划的标准化方案。

一旦判定患者有紧迫的自杀风险，临床医生就可能建议对患者进行入院评估。《自杀行为患者的评估和治疗实践指南》（*Practice Guideline for the Assessment and Treatment of Patients With Suicidal Behaviors*; APA, 2003）一般建议自杀未遂或尝试中断的患者在存在以下情况时接受入院治疗：

a. 患有精神疾病；

b. 此次尝试是暴力的、近乎致命的或有预谋的；

c. 采取了避免被救援或被发现的预防措施；

d. 存在持续的计划或意愿，痛苦增加，或对于幸存感到后悔；

e. 患者是 45 岁以上的男性，特别是新近精神疾病发作或出现自杀想法；

f. 家庭和 / 或社会支持有限，包括缺乏稳定的生活状态；

g. 表现出冲动行为、严重的躁动、较差的判断力，或明确拒绝帮助；

h. 精神状态改变，可能伴随代谢、毒性、传染性或其他致病因素，需要在结构化设置中进一步检查。(APA, 2003, p.31)

此外，针对有自杀意念且已制定高致命性的特定自杀计划的患者，或有强烈自杀意愿或严重焦虑、躁动、易激惹的患者，我们一般建议其入院治疗（APA, 2003）。我们鼓励临床医生熟悉他们的州法律，以便做出让那些处于自杀急迫风险但拒绝入院治疗的患者强制入院的决定。

相比之下，除了上述情况，有自杀意念的患者如果存在以下情况，也必须住院治疗：

a. 精神失调；

b. 有严重的精神障碍和自杀未遂既往史；

c. 可能导致疾病的医疗状况；

d. 门诊治疗无效或无法配合门诊治疗；

e. 需要在监督下接受药物或电击治疗；

f. 需要在结构化设置中接受技能观察、临床测试或诊断评估；

g. 家庭和 / 或社会支持有限，包括缺乏稳定的生活状态；

h. 缺乏持续的医患关系或及时的门诊护理。(APA, 2003, p.31)

在没有自杀尝试或未报告自杀意念、计划、意愿的情况下，如果有临床心理评估证据支持，或他人报告了自杀高风险及近期自杀风险急剧上升的证据，住院可能也是必要的（APA, 2003）。

临床医生如果确定患者处在紧迫风险的情况下，必须制定具体的计划以将他们安全送往医院。确保处于紧迫风险的患者有人看护，或能与其保持电话联系非常必要，这样临床医生就能及时联系同事或治疗团队的其他成员，以便做出必要的转移安排。转移方式可能包括报警、叫救护车或移动危机服务。有时，处于危机中的患者会主动联系临床医生自愿要求入院。不幸的是，我们发现这样的行为往往会给临床医生一种错误的希望：危机已经解除。事实上，许多患者并没能像答应的那样入院，因为他们的生活中同时出现了其他压力事件，或者他们决定去另一家医院，但没有将改变后的计划告知临床医生。我们发现，联系当地医院的精神科急诊，请他们对如何选择最适合转移处于紧迫自杀风险的患者的方式给予指导，并通知急诊科的工作人员患者即将到来，是最有帮助的方式。

此外，还可以联系患者的家属陪伴患者入院。从多方面来说，这种安排都更可行。一方面，家属可以随时监控患者；另一方面，患者与家属相处往往比与应急运输人员或警察更舒适。然而，如果患者及家属没有在既定时间到达医院，我们建议临床医生制订一个应急计划。

最后，对临床医生而言，了解患者到达医院后可能会发生什么也很有帮助。通常，患者必须等待好几小时才能入院或接受医生诊治。有时，如果急诊科的工作人员认为他们不再有伤害自己的紧迫风险，患者会被解除监控。因此，临床医生可以根据他们对医疗程序的常识来帮助患者减少不合理的期待，例如到医院后能立即得到工作人员的接待。此外，临床医生应注意不要承诺患者能得到任何特定的照护，比如一定会被接收入院。

共病物质滥用

在评估认知治疗方案对自杀患者的有效性的临床试验过程中，我们发现多数患者符合物质依赖障碍的诊断标准。我们培训过的许多临床医生都对能否有效治疗正在滥用药物的患者感到挣扎。一位临床医生指出，这呈现出一种双趋冲突（approach-approach dilemma）的局面。当患者在会谈中与临床医生工作时，他们真诚地说他们渴望得到帮助、保持戒断、恢复正常的生活。然而，滥用药物的诱惑往往会胜过一切，特别是当患者还未掌握其他应对逆境的策略时。我们发现，当患者再次开始使用活性物质时，临床医生往往在几周内都无法收到他们的消息。

自杀患者治疗的一般原则之一是，让患者接受多种不同的服务来满足多样的需求，包括从全科医生、精神科医生、社会工作者和成瘾咨询师等处获得帮助。如其他章节所述，自杀患者认知治疗的目标之一是提高患者对这些服务的依从性。因此，临床医生应根据需要为患者提供这些不同服务的转介。我们发现，这一策略将照顾患者的责任分散给了许多专业人士，减轻了临床医生觉得自己应该为患者的健康单独负责的负担。

与许多从事其他形式心理治疗的临床医生不同，我们不严格建议临床医生拒绝接诊那些受酒精或药物影响的患者。因为许多自杀患者的社会支持网络比较薄弱，同时还具有与不被爱或被抛弃相关的核心信念，来自临床医生的拒绝可能会激活他们的自杀意念。此外，由于物质滥用可能会增加冲动和攻击行为，因此受影响的患者将自杀意念付诸行动的风险会显著提升。相反，我们建议临床医生根据患者"中毒"的程度和认知个案概念化选择合适的行动方案。如第六章所述，临床医生应对患者进行全面的风险评估，必要时应协同制订安全计划，以便患者在离开临床医生的办公室后有安全的去处。

伴随杀人意念

正如第二章所述，有时自杀患者在危机过程中会流露出杀人的意念。通常，患者的杀人意念与重大压力源或失望伴随出现，例如关系破裂或患者被要求搬出住所。我们建议与自杀患者工作的临床医生在风险评估会谈开始时对杀人意念进行评估。如果患者承认有杀人意念，那么临床医生最重要的工作就是按照与自杀意念相关的相同维度收集特定信息，包括：意念的频率、强度和持续时间；伤害他人的意愿的程度；是否存在伤害他人的具体计划；以及患者是否获得了致命的工具。临床医生应牢记州法律的规定：他们有义务提醒那些可能被患者伤害的潜在受害者。重要的是，临床医生应在治疗开始时就与患者明确讨论这一责任，如果出现患者想要伤害另一个人的情况，临床医生应提醒他们这一责任及理由。

实施认知治疗方案面临的挑战

基于上述问题，临床医生有时会发现针对自杀患者实施的认知治疗方案很难达到预期的效果。许多新手临床医生常处于应对患者的痛苦与坚持认知治疗方案的矛盾之中，在坚持治疗结构、家庭作业依从性和将自杀预防作为治疗的主要焦点等方面尤其困难。在此，我们提醒读者，认知治疗并不是一种机械化的、按部就班而不顾患者临床表现的治疗方法。安全性对任何自杀患者都是最重要的，而临床医生必须使用他们的临床判断来确定危机中采取何种回应最为合适。相反，我们建议临床医生将认知治疗视为理解患者自杀危机的框架，用来组织患者提供的信息，并选择能满足患者治疗目标的干预措施。随着认知治疗经验的增加，临床医生将认知治疗视为结构化指导，处理危机患者描述的许多不同的情绪体验、急性问题以及其他生活事件。事实上，我们发现认知治疗的这些基本特征对困难案例的治疗来说是利好，而不是损害。

坚持会谈结构的挑战

正如本章所述，一些患者断断续续地接受治疗，一些常常带着危机参加会谈，还有一些处于非常痛苦的状态，以至于在治疗中毫无条理或难以集中注意力。许多临床医生发现，这些挑战使他们难以与上次会谈连接并设置本次会谈的议程。我们理解面对高度唤起水平或易激惹患者的复杂性。然而，重要的是要认识到，临床医生如果具有与患者类似的高情绪唤起水平的反应，会加剧患者的痛苦。而临床医生用均匀、舒缓的语调设置议程，可使原本处于痛苦中的患者平静下来。事实上，这种方法表明，只要方式得当，患者的困难是可以得到有效应对的。虽然在这种情况下，临床医生一般会主导会谈的连接及议程的设置，但与患者确认治疗过程的每一步有助于建立协作关系，并确保患者认同临床医生对自己困难的概念化。

有时，患者会诉说很多上次会谈后发生的生活事件和危机，显然一次 50 分钟的咨询会谈无法涵盖如此丰富的素材。在这种情况下，临床医生可以使用认知概念化来分辨是否存在患者当前关注的潜在主题。如果是，那么临床医生要观察并询问患者某个潜在主题是否可以构成会谈议程的一个主要部分。例如，自上次会谈以来，一位患者为与家人或朋友的许多冲突感到痛苦，对于这种情况，临床医生可能会将社会支持确定为潜在议题，并在会谈期间将其作为一个议程项目加以解决。他们可能利用特定的冲突来说明问题的范围，并与患者一起头脑风暴，探讨未来可能以不同方式处理人际互动的策略。

对明显易激惹的患者来说，在会谈开始时进行一些情绪应对练习，如肌肉放松、呼吸训练或意象引导，会有不错的效果。这些练习有助于患者"慢下来"，以便他们更好地系统应对造成痛苦的问题。此外，这一套程序也为临床医生提供了冷静下来的方法，使其镇定下来集中解决问题，而不是冲动地行动或陷入危机时期产生的一连串负面想法。事实上，临床医生可以在练习前后分别请患者对抑郁、绝望和 / 或焦虑评分，通过经验向患者证明，花时间参与其中任何一项练习都会带来切实的好处。因此，这些练习可以被添加进安全计划，作为患者陷入与自杀危机相关的压倒性想法和情绪时需要采取的首要步骤之一。

家庭作业依从性的挑战

家庭作业是认知治疗不可或缺的一部分（见 J. S. Beck, 1995），有证据表明，家庭作业依从性与更好的治疗结果相关（Addis & Jacobson, 2000; Kazantzis, Deane, & Ronan, 2000）。然而，家庭作业是个挑战，特别是对自杀患者而言。这也许是因为他们生活中充斥的各种问题、精神症状的严重程度及对在治疗中取得积极效果的绝望感。因此，临床医生需要富有创造性地与患者协作设计家庭作业，既要对患者有意义、又要能促进其生活发生切实的改变。与此同时，临床医生要让患者意识到家庭作业在治疗过程中的重要性，同时让他们知道，未能完成家庭作业也不必感到羞耻。

我们在第五章中提出的关于提高家庭作业依从性的建议也值得重视。即，家庭作业应由临床医生和患者共同确定，如果可以，作业应在会谈过程中开始，这样临床医生可以评估患者完成作业的可能性，并解决任何可能降低完成可能性的阻碍。我们发现，自杀患者的家庭作业通常应该只包括一个具体的项目，比如给最近联系较少的朋友打电话，或与精神科医生预约门诊。家庭作业超过一项通常会使患者不堪重负。家庭作业与预防自杀之间应该有明确的联系。临床医生应该帮助患者回想他们生命中成功完成类似任务的其他时刻。

尽管临床医生尽了最大努力设计相关的、看似容易完成的家庭作业，但许多自杀患者会长期不依从。在这些情况下，临床医生可以假设自己为这些情况承担一定的责任（如，"我一直强调要你写下每周出现的消极想法，现在我想我更了解你了，也许写东西让你厌恶"）。这种方法不仅表明临床医生对患者的偏好很敏感，还示范了如何承担责任。此外，临床医生可以与患者协作，一起找出完成家庭作业的好处和坏处，以及患者对这些作业将在多大程度上带来生活中的积极变化的信念。识别了患者对家庭作业的消极想法后，临床医生就可以使用苏格拉底式提

问来评估这些信念的有效性。临床医生可能会设计行为实验来检验患者
"家庭作业没有帮助"的任何消极预测。

保持关注自杀预防的挑战

如前所述，许多患者拒绝关注自杀，因为他们声称自己不再有自杀
念头，或者认为还有其他更紧迫的问题需要在会谈中解决。临床医生也
会被患者问题的严重性压倒，我们时常发现他们也希望解决当下造成痛
苦的问题。此外，我们培训的许多临床医生都在努力应对这样一个事
实，即一些自杀患者必须应对童年性虐待等问题，并推测解决这些问题
会降低未来出现自杀危机的可能。

童年性虐待这样的议题对个案概念化很重要，因为它们无疑促进了
对自我、世界和未来非适应性的核心信念的发展。然而，认知治疗的自
杀预防阶段被设计为一种干预，由直接改变自杀意念、降低未来自杀危
机可能性的框架和具体策略组成。因此，我们建议临床医生首先注重培
养防止未来自杀危机的技能，这将有助于确保患者的安全。然后，在治
疗的持续阶段解决其他重要问题。换句话说，临床医生首先努力确保患
者能够应对严重的痛苦，再转向其他构成更普遍的认知个案概念化的
问题。

此外，敏锐的临床医生会意识到，患者在会谈中提出的当下令人苦
恼的许多问题，确实可以联系到最近的自杀危机。因此，在患者给出自
己正在学习特定应对策略的明确指标之后，临床医生可以使用苏格拉底
式提问鼓励他们思考，在生命中的其他时期，尤其是他们有自杀倾向的
时候，这些策略会以何种方式发挥作用。参考临床医生与贾尼丝在第七
次认知治疗会谈中的对话，当时临床医生正与她合作确定策略，以改善
与母亲的关系。

临床医生：作为家庭作业，你要列一个可以与母亲重新联结的方
　　　　　式的清单，然后选择一种方式并进行测试。

贾尼丝　　　：［把作业交给临床医生］

临床医生：［仔细阅读贾尼丝清单上的项目］这看起来是一个可靠的清单。你最终选择了哪一项？

贾尼丝　　　：我实际上做了两件事。那天晚上，我主动提出帮忙做饭，当我们做饭的时候，我提议我们一起去购物。

临床医生：你母亲的反应如何？

贾尼丝　　　：我想她松了一口气，因为我终于走出房间，而且想要走出家门！

临床医生：那么她同意去购物了？

贾尼丝　　　：是的。她甚至没有建议带我继父一起去。我们打算星期六下午去。

临床医生：贾尼丝，你从这个练习中学到了什么？

贾尼丝　　　：你知道我是怎样的。自从我母亲再婚后，我觉得她把他放在我前面，而且在过去几年里，我有抑郁症的麻烦以后，我就觉得她几乎不能容忍我。我仍然认为她向我继父低声下气，这最终伤害了我们两个。但我想，可能我才是关闭这段关系的人，而不是我母亲。如果我努力，我们可以花更多的时间待在一起，甚至可能会让这段关系回到原来的样子。

临床医生：这些都是很好的洞察。当你退后一步，意识到你能够做一些事情来改善你们的关系时，你觉得自己和她有了更多的联结。

贾尼丝　　　：是的，没错，我不知道为什么我自己不能做这件事，我反应过度了。

临床医生：好吧，让我们看看你能否将这些新技能应用到另一个情境。例如，假设你在房间里感到非常孤独。这种情况下，你开始相信生活给不了你什么，并开始想要自杀，对吗？

贾尼丝　：［点头］

临床医生：你未来会如何运用这些建立关系的技能来处理这件事？

贾尼丝　：我肯定会走过去和妈妈谈谈，如果那时家里只有妈妈一个人的话。现在我们谈得比以前更多了，我不再相信她不想和我有任何关系，但我不确定如果我继父也在，我是否会去和她交谈，因为大多数时候他都不理我，或说一些批评我的话。

临床医生：我明白你和继父的关系很紧张，当你情绪低落时，与他互动可能不是最好的选择。还有其他人可以交谈吗？

贾尼丝　：嗯……还记得不久前我告诉过你，当我开始感到抑郁时，我放弃了许多亲密的友谊吗？我敢打赌，我最好的朋友乔迪（Jody）收到我的消息时一定会感到惊讶。

临床医生：所以你的策略是接触另一个人。你会怎么说？

贾尼丝　：我打电话给她，告诉她我想念我们的友谊，我想和她一起喝杯咖啡。

临床医生：假如你这么做了。你认为你还会有和过去一样的想法，认为生活给不了你什么吗？

贾尼丝　：［犹豫］嗯，我还是不会感觉很好，因为在感到我与他人有有意义的关系之前，我还有很长的路要走。

临床医生：但是，这些想法会把你折磨到想要自杀的程度吗？

贾尼丝　：不，我想它们不会了，因为我期待再次见到乔迪，而且我正在做一些事情来改善我的处境。

在这个例子中，临床医生与贾尼丝协作发展了增强社会支持网络的技能，以解决她认为重要的议题，即她与母亲的关系。接着，临床医生将这一议题与贾尼丝过去的自杀意念相关的认知和情绪联系起来。然后，他指导她在下一次遇到自杀危机的潜在诱因时，她可以采取哪些具体步骤来运用这些技能。通过这种方式，贾尼丝制定了防止另一次自杀危机的策略，同时也解决了当前对她来说很重要的议题。

临床医生反应的挑战

在应对患者对谈论自杀意念和后续危机的反应时，与该人群工作的临床医生常常发现自己会产生痛苦想法和情绪，而这会影响治疗的实施。在治疗自杀患者时体验到焦虑并不罕见，因为临床医生预计自己无法应对患者的多重危机。事实上，波普和塔巴奇尼克（Pope & Tabachnick, 1993）发现，超过 97% 的临床心理学家担心他们的患者可能会自杀。由于自杀患者是高风险人群，因此他们确实比多数其他患者更有可能在未来实施自杀行为。临床医生必须在熟练地回应患者的自杀想法和容忍许多自杀患者持续经历着慢性自杀想法或绝望感的事实之间保持微妙的平衡。

除了这种焦虑，许多与自杀患者打交道的临床医生报告说，自己有愤怒和防御心理。在波普和塔巴奇尼克（Pope & Tabachnick, 1993）的调查中，近 65% 的心理学家表示，他们对做出自杀威胁或尝试自杀患者感到愤怒。一些接受过我们培训的临床医生表示，他们有时会感到被患者报告的自杀想法操纵。他们描述了"依情况而定的自杀"，患者报告他们可能在某个特定情况下尝试自杀，但拒绝透露何时何地会实施，这样临床医生就没有理由强制患者住院。还有其他临床研究者观察到，有时几乎无法找到证据表明患者想要改善自己的情况，因此他们想知道他们对患者的期望是否高于患者对自己的期望。这些患者特征与临床医生的绝望感和倦怠有关。

根据我们的经验，同辈督导是解决与自杀患者工作时临床医生出现的恐惧、愤怒和绝望感的高效手段。同辈督导为其他专业人员提供了机会，不仅认可临床医生对患者的感受，还使用认知策略帮助临床医生获得不同视角，并考虑到他/她可能忽略的信息。许多临床医生表示，同辈督导创造了一个团队合作的环境，并强化了他们是拥有共同目标的护理提供者的观念。我们发现，在同辈督导会谈结束时，临床医生会感到精神焕发、重新投入工作，并准备好应对患者的困难。因此，我们强烈建议接诊自杀患者的临床医生每周或每2周进行一次同辈督导会谈。

我们还了解到，许多临床医生的执业环境中几乎没有机会建立定期的同辈督导。正如本章中多次提到的，我们建议处于这种情况下的临床医生记住，自杀患者通常会得到许多服务，并被许多不同的专业人士接诊。我们鼓励患者寻求所有必要的医疗、精神、社会服务或成瘾干预，以解决他们生活中的多重困难。让角色明确的专业人士为自杀患者提供护理，有助于分散每一位专业人士对患者健康的责任。这使得认知治疗师能够完全专注于自杀预防，并相信患者生活中的其他需求正在由有能力的专业人士处理。

最后，临床医生还要记住，认知治疗的原则不仅适用于患者，也适用于他们自己。他们是否给患者贴上了抗拒治疗的标签？他们是否通过读心术假设患者只是想引起他人的注意？他们认为患者的治疗缺乏进展是否是一种个体化？他们是否陷入了自己非黑即白的思维循环（如，"这个患者的情况永远不会改变"）？我们建议临床医生监控自己对特定患者的消极自动思维，以及与自杀患者工作的一般信念，并使用认知策略系统地评估这些想法，以获得更平衡的观点。

当患者尝试或完成自杀时

调查研究表明，高达30%的执业心理学家曾遭遇患者在积极进入治疗后死于自杀的经历（Chemtob, Bauer, Hamada, Pelowski, & Muraoka, 1989; Pope & Tabachnick, 1993）。遭遇患者自杀的临床医生可能会经历强烈的不良情绪和认知反应，包括震惊和难以置信、悲伤、羞耻和尴尬、愤怒和背叛、不称职感、与同事隔离、对指责或诉讼的恐惧、对心理治疗的信任危机，甚至是创伤后应激障碍（如，Chemtob et al., 1989; Gitlin, 1999; Hausman, 2003; Hendin, Lipschitz, Maltsberger, Haas, & Whynecoop, 2000）。之后，一些临床医生对自杀风险极度警惕，以至于在没有证据的情况下，他们就进行广泛的风险评估，而这可能会损害治疗关系（Gitlin, 1999）。在许多情况下，这种反应与突然失去关系亲密的人的反应相似。不幸的是，机构很少有系统的指导方针来帮助临床医生度过这段困难时期（Hausman, 2003）。

几乎没有人写过指导临床医生应对患者自杀的策略的相关文章。许多临床医生表示，他们事后觉得会在治疗患者时做出不同的选择，即使他们确信自己坚持了适当的标准护理（Hendinetal., 2000）。虽然对完成的自杀患者进行"心理解剖"，对临床医生和同事未来处理自杀患者具有教育意义，但在许多情况下，这会让临床医生感到自己是不胜任的，并为患者的死亡自责（Kleespies & Dettmer, 2000）。因此，对于临床医生来说，与一位值得信赖的同事，比如前导师（Gitlin, 1999）一起处理自杀案例可能更有帮助。虽然亨丁等人（Hendin et al., 2000）指出，许多经历过患者自杀的临床医生认为提供的支持是虚伪的，柯林斯（Collins, 2003）仍建议在患者自杀后，同事立即给予临床医生支持。因此，我们建议机构提前设置支持机制。值得指出的是，一些临床医生发现，在这种情况下，与其他有过类似经历的临床医生一起开展非正式的支持小组是有帮助的（Kleespies & Dettmer, 2000）。此外，机构还可以举行病例研讨会，重点研讨疑难病例，为临床医生提供处理自杀患者的持续培训（Kleespies & Dettmer, 2000）。

鉴于自杀未遂的人数远远多于自杀的人数，临床医生更有可能在执业实践中的某个时候遇到在接受治疗期间尝试自杀的患者。拉姆西和纽曼（Ramsay & Newman, 2005）为在治疗过程中遇到尝试自杀的患者的临床医生提出了几项指导原则。他们建议，在大多数情况下，临床医生应该保留心理健康专业记录，以确保患者得到一致的护理。然而，他们也指出，患者在自杀尝试后再次接受治疗时，临床医生有机会与他们重新协商治疗的基本规则。例如，可以就治疗会谈的频率、会谈之间危机联络的性质和频率以及会谈将讨论的议题类型达成一致。邦加等人（Bongar et al., 1992）指出，会谈的频率通常需要增加，因此可能需要做出特殊安排，如利用晚上、周末和临床医生的假期以适应患者的需求。此外，拉姆西和纽曼（Ramsay & Newman, 2005）建议，解决临床医生和患者之间的信任议题时应敏感但直接。治疗计划可能需要修改，例如让其他专业人员参与解决与自杀尝试相关的其他临床问题（如，物质滥用）；或在患者的许可下，让家人或重要他人共同参与治疗过程。

与自杀患者工作的好处

到目前为止，本章重点讨论了与自杀患者工作时的挑战和挣扎。然而，承认与自杀患者工作的好处也同样重要。这种认知治疗方案的某些方面无疑将有助于临床医生开展与其他具有挑战性的人群的工作。此外，接受过我们培训的许多临床医生都表示，使用该方案的经验让他们有信心和知识去处理治疗中产生自杀倾向的个案。此外，即使是经验最丰富的临床医生，当亲眼见证患者从绝望和自杀转变为积极应对生活问题时，也会感到由衷的开心和满足。因此，成功治疗最近经历过自杀危机的患者，有可能成为一种特别有意义的职业体验。

总结与整合

对临床医生来说，自杀患者是相当具有挑战性的，包括他们造成的困难（如，反复出现的危机）和在治疗师身上引发的恐惧。我们从认知治疗的角度确定了一些应对这些挑战的具体策略。我们相信，实施这些程序，并在对自杀患者进行合理随访及维持与自杀患者接触的完整记录时保持良好的判断力，构成了可接受的自杀患者护理标准（见 Bongar et al., 1992）。

然而，经验告诉我们，每次自杀危机都会在一定程度上有所不同，没有任何经验法则能够准确指导临床医生对紧急风险做出决策。因此，如果可能，我们建议临床医生在危机期间向同事咨询，并记录咨询的结果。此外，无论临床医生为高危患者的自杀做了多么充足的准备，他们都可能经历大量的悲伤、内疚、愤怒。我们强烈建议各机构建立机制，帮助临床医生度过这些痛苦的时期。最后，我们建议临床医生以乐观的态度权衡这些建议。我们的研究表明，最近自杀未遂并接受认知治疗的患者再次尝试的概率约为接受常规护理的患者的一半（G. K. Brown, Tenhave, et al., 2005）。这些结果表明，认知治疗在帮助自杀患者学习避免未来自杀危机的技能方面具有很大的潜力，临床医生理应为此感到欣慰。

第三部分

特定人群中的应用

第十一章

针对青少年自杀患者的认知治疗

根据疾病控制和预防中心（Centers for Disease Control and Prevention, CDC, 2008），每年大约有2000名青少年自杀死亡，自杀也是导致10—19岁儿童死亡的第三大原因。研究人员估计，每年约有200万青少年试图自杀，导致每年约70万次急诊就诊（Shaffer & Pfeffer, 2001）。此外，在1年的时间范围内，约20%的青少年考虑尝试自杀，15%制订了自杀计划（Spirito, 2003）。因此，青少年自杀行为是一个具有重大公共卫生意义的问题。青春期是重要的发展和心理社会转型的时期，因此，在此期间发生的许多变化会增加青少年实施自杀行为的可能性也不足为奇。

本章描述了认知治疗方案在治疗青少年自杀患者方面的调整。首先，对青少年自杀行为的相关和风险因素的研究进行了整体概述，以帮助临床医生形成认知个案概念化，并选择适当的干预策略。然后，如第六至第九章所述，针对有自杀倾向或行为的成年人的认知治疗方案可以在青少年中实施。本章强调了实施过程中青少年所特有的问题，并提供了一个案例。

青少年自杀行为

由于青少年自杀具有重大的公共卫生意义，人们已经开展了大量研究以确定该人群自杀行为的相关和风险因素。其中许多变量与成人自杀行为的相关和风险因素类似，包括广义范围内的人口统计学变量、诊断变量、心理变量和自杀相关变量。对青少年自杀行为进行研究的一个相对独特的特点是更加关注社会变量，因为社会环境（如家庭、同伴）往往是解释青少年痛苦急性发作的关键。本节分别讨论了这些变量与青少年自杀行为之间的关系。

人口统计学变量

许多在解释成年人自杀行为中起重要作用的人口统计学变量也适用于理解青少年自杀行为。流行病学研究表明，随着年龄的增长，青少年自杀的可能性增加。事实上，1999—2005 年期间，美国 16—19 岁青少年的自杀率急剧上升（CDC，2008）。青少年自杀行为也因性别不同而不同，尽管女孩比男孩更容易尝试自杀，但男孩死于自杀的可能性几乎是女孩的 5 倍（CDC，2008）。此外，自杀行为的发生率也因种族或民族而异。例如，10—19 岁的美洲印第安人／阿拉斯加原住民男性是自杀风险最高的群体之一（每 10 万人中 15.12 人的自杀率），同一年龄段的非裔美国女性是自杀风险最低群体之一（每 10 万人中 0.96 人的自杀率；CDC，2008）。研究还表明，美洲印第安青少年一生中有自杀未遂史的人数几乎是其他种族的 2 倍（Borowsky, Resnick, Ireland, & Blum, 1990）。这些人口统计学变量是远端风险因素，因为绝大多数更年长的美洲印第安男性青少年并不存在自杀行为。然而，当这些背景因素与其他风险变量同时存在时，它们的重要性就会增强。

性取向作为另一个人口统计学变量，对于理解青少年自杀行为有潜在的重要性。虽然没有全国统计数据可以表明自杀行为在同性恋和双性恋青少年中的发生率，但有几项严谨的研究已经调查了自杀未遂在多大程度上随性取向的变化而变化。与自认为是异性恋的同龄人相比，自认为是同性恋或双性恋的男孩尝试自杀的可能性大约高出 7 倍，而自认为是同性恋或双性恋的女孩尝试自杀的可能性有轻微增加或没有增加

（Garofalo et al., 1998; Remafedi, French, Story, Resnick, & Blum, 1998 ）。
福克纳和克兰斯顿（Faulkner & Cranston, 1998）称，有同性性接触的青少年中，有27%自杀未遂，而只有异性性接触的青少年是14%。在一项具有全国代表性的研究中，拉塞尔和乔伊纳（Russell & Joyner ）发现，同性性取向的青少年自杀未遂的可能性是没有报告同性性取向的青少年的2倍，在校正了绝望感、抑郁、酒精滥用、家庭成员的自杀行为、朋友的自杀行为和受害经历后，这种关联仍然显著，但有所减弱。综上所述，这些研究表明，自认为是同性恋或有同性性接触的青少年特别可能有自杀未遂史，尤其是男孩。

诊断变量

据斯皮里托所述（Spirito, 2003），80%~90% 自杀未遂的青少年被诊断患有精神障碍。青少年自杀患者中最常见的诊断是抑郁症（如 Kingsbury, Hawton, Steinhardt, & James, 1999; Pelkonen, Marttunen, Pulkkinen, Laippala, & Aro, 1997 ）。共病一种精神障碍显著增加了自杀倾向的风险（如 Laederach, Fischer, Bowen, & Ladame, 1999），特别是品行障碍（Feldman & Wilson, 1997）和物质滥用（Andrews & Lewinsohn, 1992; 综述见 Crumley, 1990; Mehlenbeck, Spirito, Barnett, & Overholser, 2003）。一些研究表明，愤怒（如 Lehnert, Overholser, & Spirito, 1994）和焦虑（Trautman, Rotheram-Borns, Dopkins, & Lewin, 1991）对理解青少年自杀行为很重要。但也有许多研究表明，这些情绪状态是青少年精神病患者的普遍特征，并不一定是青少年自杀患者所独有的（综述见 Wolfsdorf, Freeman, D'Eramo, Overholser, & Spirito, 2003 ）。沃尔夫斯多夫等（Wolfsdorf et al., 2003）指出，临床医生在评估青少年自杀患者时，可能看不到抑郁、焦虑或愤怒的证据，因为这些负面情绪状态往往是短暂的。这些情绪在自杀危机之前即刻达到峰值，并迅速消退。

心理变量

与自杀的成年人一样，有自杀行为的青少年也面临很多可以改变的心理相关和风险因素。根据埃斯波西托、约翰逊、沃尔夫斯多夫和斯皮里托（Esposito, Johnson, Wolfsdorf, & Spirito, 2003）的综述，尝试自杀的青少年具有绝望感的特征，但这可能是有时限的，即在尝试自杀前最明显，而不是在尝试之后。此外，尚不清楚这种特征能否预测抑郁症状以外的自杀意念和自杀行为（见 Gould, Fisher, Parides, Flory, & Schaffer, 1996）。当面临问题时，青少年自杀患者往往表现出一厢情愿的想法（如 Rotheram-Boms, Trautman, Dopkins, & Shtout, 1990）和缺乏积极应对策略的状态（Asarnow, Carlson, & Gutherie, 1987）。尽管一些研究表明，青少年自杀患者针对问题产生了足够数量的可能解决方案，但相比于没有精神问题的青少年，他们报告使用的解决方案更少，并且认为问题更不可控（Fremouw, Callahan, & Kashden, 1993）。

冲动性和攻击性已经在青少年自杀患者中得到广泛研究（综述见 Esposito, Spirito, & Overholser, 2003）。研究表明，冲动性不一定是所有青少年自杀患者的稳定人格特征（如 Kingsbury et al., 1999），但它是没有提前计划自杀（Wetzleretal., 1996）或治疗效果不佳的青少年的特征（Pfeffer, Hurt, Peskin, & Siefker, 1995）。卡什丹等人（Kashden et al., 1993）确定，青少年自杀患者的冲动以行动时缺乏事先考虑为特点，而不是无法维持注意。青少年自杀患者，尤其是那些有品行障碍（Pfeffer, Newcom, Kaplan, Mizmchi, & Plutchick, 1988）或曾有过非计划性自杀尝试的青少年（T. Simon & Crosby, 2000），表现出高度的攻击性。然而，埃斯波西托、斯皮里托、奥弗霍尔泽（Esposito, Spirito, & Overholser, 2003）在对青少年自杀行为的行为相关因素的文献综述中得出结论，冲动性和攻击性应被视为青少年自杀行为的间接易感性因素，而不是直接因素，因为并非所有实证研究都发现这些概念之间存在相关，当与其他变量（如抑郁和绝望感）结合考虑时，它们往往变得不显著。

自杀相关变量

研究表明，90% 试图自杀的青少年也存在自杀意念（Andrews & Lewinsohn, 1992），但有 10% 的自杀未遂者没有报告相关意念。这一事实表明，如果青少年患者否认这样的意念，那么断定他们没有自杀行为的风险还过于草率。有其他研究表明，随着自杀意念的严重程度增加（Dubow, Kausch, Blum, Reed, & Bush, 1989），以及对自杀的态度变得更加明确（Stein, Witztum, Brom, DeNour, & Elizur, 1992），青少年实施自杀的可能性增加。尽管临床医生有时将青少年的自杀行为归因于操纵或寻求注意，但支持这一假设的实证数据有限。事实上，据绝大多数青少年自杀患者的描述，他们之所以尝试自杀，是因为认为自己的处境无法忍受、极其艰难或极度痛苦，想要逃避或解脱（Boergers, Spirito, & Donaldson, 1998; Hawton, Cole, O'Grady, & Osborne, 1982）。

青少年自杀行为的最大风险因素可能是先前的自杀未遂（Lewinsohn, Rohde, & Seeley, 1994; Shaffer, Garland, Gould, Fisher, & Trautman, 1988）。博杰斯和斯皮里托（Boergers & Spirito, 2003）的综述表明，10% 尝试自杀的青少年会在 3 个月内再次尝试，12%~20% 在 1 年内会再次尝试，20%~50% 在 2~3 年内会再次尝试。那些多次尝试的个体比单次的个体更可能经历更严重的精神症状、更多的压力事件、更多的功能障碍和更差的学校表现（Gispert, Davis, Marsh, & Wheeler, 1987; Hawton, Kingsbury, Steinhardt, James, & Fagg, 1999; Stein, Apter, Ratzoni, Har-Even, & Avidan, 1998）。因此，任何有自杀未遂史的青少年都应该受到额外的自杀行为监控，特别是在精神失调或生活压力加剧的情况下。

那些进行高致命性自杀尝试的青少年有很高的自杀死亡风险（Brent, 1987）。然而，自杀尝试致命性低的青少年并不一定意味着没有死亡欲望。许多青少年试图通过轻微的过量服药（Nakamura, McLeod, & McDermott, 1994），或者其他一些致命性低的方式自杀，从表面上看，这些方式似乎没有致命率高的自杀方式严重（Asarnow & Gutherie, 1989）。然而，高达 50% 的青少年高估了他们自杀尝试的致命性（H. E. Harris & Myers, 1997）。因此，临床医生不应假设以低致命性为特征的自杀未遂青少年患者"真的"不想自杀。如第一章所述，预测自杀行为的一个更有效的变量是自杀意愿。研究表明，死于自杀的青少年具有特别高的自杀意愿，这可以通过在尝试自杀期间将自己与他人隔离、在自杀未遂前传达自杀意愿以及采取预防措施阻止被发现来证明（Brent et al., 1988）。

社会变量

青少年社会环境的特点可能让他们容易自杀。尽管青少年自杀患者家庭的离婚率高于非自杀的社区对照组患者，但青少年自杀患者和精神病对照组患者家庭的离婚率相似（Spirito, Brown, Overholser, & Fritz, 1989），离婚对青少年自杀有轻微的影响，且在很大程度上可以用父母的心理病理学来解释（如 Gould, Shaffer, Fisher, & Garfinkel, 1998）。然而，有其他研究表明，离婚后社会环境出现的各种情况，如父母再婚（D. H. Olson, Portner, & Lavee, 1985）和住所不稳定（Brent et al., 1993），相比于没有自杀倾向的青少年，在有自杀倾向的青少年中更为常见。身体虐待和性虐待史在青少年自杀患者群体中很常见（如 Bensley, Van Eenwyk, Spieker, & Schoder, 1999），但其发生率可能并不高于其他因精神问题接受治疗的青少年（Hollenbeck, Dyl, & Spirito, 2003）。此外，青少年自杀患者的家庭关系通常以冲突（Brent et al., 1993）、敌意（Kosky, Silbum, & Zubrick, 1990）、缺少沟通（King, Raskin, Gdowski, Butkus, & Opipari, 1990）和缺乏支持（Dubow et al., 1989）为特征。这些类型的家庭功能失调中，有许多可以通过心理社会干预来改变。

尽管远不能得出结论，但有证据表明，混乱的同伴功能与青少年自杀行为有关（综述见 Prinstein, 2003）。一些研究表明，同伴支持可能会缓冲抑郁青少年的自杀行为，或者，缺乏同伴支持可能会与抑郁症状相结合，增加自杀行为的可能性（Lewinsohn et al., 1994）。此外，青少年自杀患者往往会报告社会孤立（Negron, Piacentini, Graae, Davies, & Shaffer, 1997）和孤独（Rossow & Wichstrom, 1994）。最后，有证据表明，如果学校里有人自杀，青少年实施自杀行为的风险会增加，特别是如果他们与实施自杀的人关系密切（Brent et al., 1989）。

小结

一系列人口统计学、诊断、心理、自杀相关和社会变量构成了青少年自杀行为的相关和风险因素。然而，没有单一变量可以被视为未来自杀行为的可靠预测指标，因为绝大多数具有这些特征的个体不会尝试自杀。然而，这篇简短的文献小结表明，抑郁诊断（特别是共病品行障碍或物质滥用问题时），缺乏应对技能和家庭亲密度是青少年自杀行为的基础影响因素。冲动性也可能促使自杀行为的发生，尤其是被青少年视为"最后一根稻草"的急性应激源出现的情况下，或者当青少年经常使用酒精或药物时（见 Esposito, Spirito, & Overholser, 2003）。尽管不良同伴关系和支持不一定是自杀行为的直接前兆，但稳定的同伴支持系统的存在通常可以阻止抑郁青少年尝试自杀（见 Prinstein, 2003）。任何有过自杀未遂史的青少年都应该被密切监控，以防未来的自杀行为。

认知治疗方案和案例

为了解决青少年自杀这一重要的公共卫生问题，许多研究小组正在调整认知和行为策略来治疗青少年自杀患者（如 CBT TASA Team, 2008; King et al., 2006）。杜克大学的戴维·戈德斯汤（David Goldston）也将认知行为治疗应用于青少年自杀患者。我们从这些治疗中提取了一些重要部分，并将它们与我们在第六至第九章中描述的干预相结合。

对成年自杀患者认知治疗的许多部分也适用于青少年自杀患者，包括治疗三个阶段的主要活动。然而，随着治疗的进展，临床医生必须注意青少年群体特有的几个问题。例如，家庭成员在治疗青少年自杀患者方面往往比治疗成年自杀患者发挥更核心的作用。当然，家庭成员的参与使得保密成为青少年自杀患者认知治疗首次会谈中需要工作的一个特别重要的议题。此外，有时让青少年患者参与治疗可能特别困难，因此临床医生在努力建立信任的治疗关系时必须具有创新性。最后，青少年的自杀行为和非自杀性自伤行为之间存在着实质性联系（如 Nock, Joiner, Gordon, LloydRichardson, & Prinstein, 2006），因此，我们在这部分中会简要讨论非自杀性自伤行为。

治疗早期

尽管青少年患者治疗早期的主要框架与成年患者相似，但在本章中，我们重点关注对青少年自杀患者进行认知治疗时出现的一些特殊问题。具体而言，我们从以下几个方面来描述针对自杀的青少年患者的治疗方案：（1）解决保密问题；（2）让患者参与治疗；（3）评估出现的问题；（4）纳入家庭成员；以及（5）制订安全计划等。我们还考虑了将早期阶段收集的信息用于形成认知个案概念化并建立治疗方案的方式。在本节及后续其他描述认知治疗方案的部分，我们介绍了吉尔（Jill）的案例，她是认知治疗师看到的女性青少年自杀患者的复合体。

解决保密问题

与青少年合作时要考虑的一个关键问题是保密，因为通常多数青少年患者并非自愿，而是被父母带来接受治疗。临床医生必须在治疗开始时直接解决这个问题，以便青少年能够看到临床医生是值得信赖的，并且讨论的问题都是保密的。但是，就像成年患者一样，青少年应该被告知，如果临床医生判断他们对自己或他人有危险，保密将被打破。与成年患者相比，青少年患者的一个问题是，如果自杀意念有大幅增加，临床医生就会告知其父母，即使这些患者没有立即伤害自己的危险，他们也需要更高水平的看护。这是因为父母经常在安全计划中发挥核心作用，并被要求监测孩子在两次会谈之间的行为。此外，如果青少年患者泄露自己是施害者或受害者，则必须按照州法律的要求向有关当局报告身体虐待和性虐待情况。最后，临床医生通常会告知父母治疗目标、目标的总体进展以及治疗计划的变化。当临床医生判断向患者父母或其他专业人员透露信息是合适的做法时，他 / 她会与青少年患者一起确定共享此信息的方式方案。

让患者参与治疗

实证研究表明，大约 45% 尝试自杀的青少年在急诊就诊后甚至没有参加过一次心理治疗（Pillay & Wassenaar, 1995; Taylor & Stansfeld, 1984），并且他们参加心理治疗次数的中位数是三次（Trautman, Stewart, & Morishima, 1993）。这些统计数据尤其令人担忧，因为退出治疗的青少年比没有退出的青少年再次尝试自杀的风险要大得多（Boergers & Spirito, 2003）。

青少年往往不会主动开始心理治疗，并可能会认为他人把强加治疗给他们。因此，建立融洽的咨询关系是治疗青少年自杀患者的关键性的第一步，以防止过早脱落，并最大限度地提高特定认知治疗策略的有效性。融洽的关系应建立在青少年描述导致自杀危机的事件序列之前，因为只有建立了可信的治疗关系，他们才可能愿意讨论详细的细节。临床医生可以用他们喜欢的方式创造性地让青少年患者参与治疗。临床医生应该尽一切努力表明治疗过程是双方协作的，并证明他们的观点是被尊重、重视的，也是取得成功结果所必需的。对临床医生来说，最具治疗价值的议题穿插着一些对青少年来说重要的议题，即使这些议题似乎微不足道或与自杀危机议题无关。因此，我们观察到，青少年患者有时比成年患者需要更长的时间才能获得相关信息来发展认知个案概念化。

评估出现的问题

正如第七章中讨论的，认知个案概念化是从心理评估和对自杀危机前发生的事件序列的描述中发展出来的。通过对青少年患者及其家庭成员的访谈，可以得出导致自杀危机的心理因素和事件发生的时间顺序。以下是从吉尔和她母亲的摄入性会谈过程中获得的一些信息描述。

吉尔，16 岁，是一名白人高二学生，住院 3 天后接受门诊心理治疗。她最近的自杀尝试——也是第一次——是在家里的浴室里用剪刀割手腕。吉尔表示这是在被交往了 4 周的男朋友甩了后不久进行的。她声称她爱他，且仍然对他有强烈的感情，尽管男友明确表示他不爱吉尔，并且他在吉尔不知情的情况下同时与另一个女生开始了恋爱。吉尔说她愿意做任何事情让他回心转意，并在她尝试自杀的当天给男友发了好几条信息。她并不认为自己尝试自杀是件"大事"，也不排除如果很明显男友永远离开了自己，她还会做出类似尝试的可能。尽管她否认大多数抑郁症状，但她承认自从男友和她分手后，自己一直情绪低落。因此，吉尔被临时诊断为未特定型抑郁症。

吉尔和母亲住在一起，没有兄弟姐妹。她很少与生父接触。吉尔在学校有两个关系相对亲密的女性朋友，但她认为自己不受欢迎，并且被同龄人孤立。她承认她是一个相对较差的学生（即成绩平均是 C，有几个 D，偶尔有 B 和 F），并且从不参与学校活动。去年，吉尔开始与比她年龄大一些的高中男孩一起"兜风"（即，在她家乡的主要街道上来回行驶，并在停车场聚集）；最近，她开始和 20 多岁的年轻人一起外出。当被问及酒精使用的情况时，她的反应含糊不清，但她的回应暗示她外出时会喝几杯啤酒。吉尔开始参与"兜风"后不久就失去了童贞，在摄入会谈时，她说在过去 1 年中她与 15 位高中男孩或年轻男性发生过性关系。这些性事件主要是一夜情，她与这些人中的任何一个都没有维持超过 1 周的亲密关系。吉尔并不认为自己的性行为有问题，说自己在做爱时感觉很好，也喜欢受到男孩和年轻男性的关注。

吉尔有几个表明她在未来会有自杀行为的风险因素。尽管尚未被诊断出严重的精神障碍，但考虑到在摄入性会谈时她展现的人际交往风格，她有可能弱化自己的症状。临床医生诊断她为未特定型抑郁症，但决定继续评估情感障碍和品行障碍，二者都是青少年未来自杀行为的风险因素。吉尔存在危险行为（即，"兜风"和滥交），这增加了她缺乏判断力和冲动的可能性，即便没有品行障碍的诊断。吉尔还承认，未来的自杀行为取决于男朋友能否回心转意，这看起来似乎不太可能。此外，她与家人和亲密朋友之间几乎没有有意义的社交联系，这表明她在社交上是孤立的。

导致青少年患者自杀危机的事件往往始于他们无法忍受的外部处境。青少年自杀危机最常见的诱因是亲子冲突（对于 16 岁以下的青少年）和恋爱关系的冲突或破裂（对于 16 岁或以上的青少年；Brent, Baugher, Bridge, Chen, & Chiappetta, 1999），其他诱因包括法律或纪律问题（Brent et al., 1999）和身体或性虐待（Cohen-Sandier, Berman, & King, 1982）。有时，很难确定自杀危机起因的序列。在这些情况下，起因可能是内部的（如，认知），或是许多压力源的积累。我们鼓励临床医生与青少年一起逐步而系统地开展工作，来确定自杀危机的情境和内部触发因素，以便患者未来能够识别类似的触发因素。

即使与他们的临床医生建立了融洽的关系，许多青少年也不愿意投入这项活动。有些青少年可能无法忍受讨论痛苦的、压倒性的、尴尬或羞耻的事件引发的痛苦，或者因为被迫与他人谈论自己的自杀危机，他们可能变得不耐烦。其他青少年很容易感到沮丧，因为当他们回忆导致危机的事件序列时被问了太多问题。正如我们在前面章节提到的关于成年患者的认知治疗，临床医生必须为这项活动提供明确的理由，并在患者描述痛苦经历时表现出充分的共情。为了使治疗更能被接受，一些青少年认为想象他们正在描述电影中的一系列事件会有帮助。当他们描述电影时，可以引导他们以慢动作重播事件，以充分描述细节（见 CBT TASA Team, 2008）。另一个有用的方法是让临床医生和青少年一起在纸片上绘制事件的顺序和他们的反应，也许还可以对事件、想法、情绪和行为使用不同的颜色。这种方法不仅可以帮助青少年理清事件的时间顺序，还可以将他们的注意力与临床医生合作性地集中在一起。而且，绘图是有用的，因为它可以为治疗过程提供参考。随着各种管理自杀危机的策略的引入，临床医生可以回到绘图，并询问青少年某个特定的策略可以在序列的何处帮助解决自杀危机。

吉尔不愿意透露导致她自杀危机事件的时间线，表现出对临床医生的挑衅态度。她的医生在每个步骤中给吉尔提供想法、感受和行为的选项清单，并让她选择最能描述自己情况的选项，以此构建初步的时间线。他们确定触发因素是男朋友打电话和她说分手。他非常刻薄，一直在说他真的从未喜欢过她，同时他还在和别人约会。吉尔的认知反应是"他怎么能这么对我？我再也受不了孤身一人了"，她的情绪反应是惊恐。当吉尔想象自己在返校节舞会上没有一个邀约，并且因为男朋友是"兜风"群体的一员，所以她会被曾一起兜风的人排斥在外时，她的绝望和无望感螺旋上升。这些画面和情绪导致了以下想法："我要让他看看！我要自杀，这都是他的错。"在收集事件时间信息的过程中，医生确定，自杀想法出现在吉尔接到男友电话后的几分钟内。

纳入家庭成员

让家庭成员参与青少年自杀患者的治疗有几个重要原因。首先，家庭成员可以鼓励青少年参加治疗会谈，帮助他们留在治疗中，并在许多情况下提供接送服务。其次，家庭成员可以提供关于自杀危机前事件的额外信息，这可以进一步帮助发展认知个案概念化并指导治疗计划。再次，家庭成员可以通过监测孩子自杀意念的增加、帮助识别警告信号、协助孩子制定应对策略以及在危机期间联系心理健康专业人员来促进安全计划的实施。在治疗过程中以及在青少年经历严重痛苦时，他们常常能提供情绪支持。最后，家庭成员可以移除或限制使用致命的自杀方式（CBT TASA Team, 2008）。

　　参与治疗的特定家庭成员通常是青少年的父母或法定监护人中的一方或双方，他们有能力以支持者的角色参与治疗。在吉尔的案例中，她的母亲参与了治疗。考虑到治疗的重点是青少年，有严重心理健康或物质滥用问题的家属应转介至其他合格的医疗机构接受治疗。通常，临床医生在和青少年的第一会谈结束后与家庭成员见面。这时建议临床医生与家庭成员单独会面，因为有些家庭成员可能对青少年感到愤怒或不满，在仍处于自杀危机中的青少年面前表达这些感受，对他们来说没有帮助。本次会谈为家庭成员提供了一个机会，让他们能够清楚地表达对自杀危机的反应，并让临床医生帮助他们确定，解决他们"对孩子的自杀行为负责"的扭曲观念时，什么是他们可以控制的，什么不是。此外，家庭成员可能会因为没有意识到自杀危机前的警告信号而感到内疚。因此，如果他们理解，青少年往往会隐藏或掩饰自己的感受，可能会有帮助。

　　在本次会谈中，家庭成员也应该有机会描述自杀危机之前发生的系列事件。临床医生使用的提示和问题与从青少年处获取事件时间线时使用的类似。在家庭成员描述这些事件时，有必要询问家庭和青少年社会环境（即同伴）的后果和反应，以确定可能在无意中强化或加剧自杀危机的因素。临床医生可以帮助家庭成员确定可能导致自杀危机的易感性因素，这可能有助于降低青少年未来发生自杀危机的风险。

　　在本次会谈之后，临床医生将根据具体情况确定安排与家庭成员的额外会谈的日程。对一些青少年来说，治疗的重点是个人问题，医生要定期向家庭成员通报进展，例如在预先安排的会谈的最后 10 分钟。在其他个案中，很明显家庭功能障碍就是自杀危机的原因，临床医生在整个治疗过程中使用基于家庭情况的策略与青少年及一名或多名家庭成员一起工作。最后，其他仍然处于自杀危机或高风险中的青少年需要以个人为焦点的治疗。在这些情况下，家庭成员要更积极地参与治疗，以确保患者的安全。

制订安全计划

正如我们在第六章中提到的，临床医生应该在首次会谈期间为自杀患者制订安全计划。安全计划包括警告信号清单、自助策略以及联系家人、心理健康专业人员和紧急服务的信息。青少年患者的安全计划（见 CBT TASA Team, 2008）与成年患者的非常相似。青少年安全计划应始终包括联系成年责任人（如父母）讨论一切有关自杀意念的信息。尽管联系朋友可能是一种重要的分散注意力的策略，并可能降低自杀风险，也应该鼓励青少年向成年责任人透露自杀想法，而非同龄人。

家庭成员会收到一份青少年安全计划的副本，或者一份描述家庭责任的定制版本。该家庭安全计划的第一步是确定如何使青少年的家里尽可能安全，例如移除或藏起刀具或药物（CBT TASA Team, 2008）。必须尽一切努力从环境中移除枪支，因为研究表明，青少年可能在有枪支的情况下使用枪支尝试自杀（Marzuk et al., 1992）。临床医生应遵循第六章所述的移除枪支的程序。另外，识别他人可以观察到的警告信号是家庭安全计划的另一个关键组成部分。家庭安全计划中列出的可见警告信号可能与青少年安全计划中的不同。家庭安全计划的其余部分应包括：（1）与青少年谈论其自杀意念的策略；（2）监控青少年的计划，以确保他们有人看管；以及（3）需要联系心理健康专业人员或紧急服务的情况和恰当的联系信息。

第一次会谈快结束时，吉尔的临床医生建议他们制订一个安全计划。吉尔对这个主意感到退缩，说："我不会做任何事，好吗？！"临床医生意识到，这一说法不同于吉尔早些时候在治疗过程中的暗示，即如果确定自己无法重新恢复与男朋友的关系，她会尝试自杀。因此，他继续将安全计划视为早期治疗阶段的核心部分，但也意识到必须以吉尔能够容忍的方式创造性地开展工作。

临床医生从此时的治疗干预退了回来，更随意地与吉尔交谈，目的是找出她喜欢做的事情。结果是，这位临床医生对吉尔认真观看的一个电视节目很熟悉，于是他们将时间花在谈论剧情和猜测人物上。在这次交流之后，临床医生说："你真的是这个节目的超级粉丝！我想知道，当你对男朋友或任何其他不顺心的事情感到沮丧时，观看这个节目是不是你可以做的一件事。"吉尔似乎很惊喜，因为临床医生对这个电视节目的了解和她一样多，并认可这会有帮助。临床医生利用这段关系融洽的时间问吉尔，她还能做些什么来让自己摆脱那些让她沮丧或不安的事情。吉尔表示她可以给两个女性朋友打电话，出去和她的狗玩，并尝试青少年杂志上展示的新发型。尽管吉尔还提到她可以登录 MySpace[①] 和 Facebook[②] 的主页与朋友聊天，但很明显，这些活动实际上可能加剧她的痛苦，因为她会看到男朋友发布的关于她的内容，以及他在与谁互动。因此，吉尔勉强同意，当处在沮丧状态时，她应该远离这些活动。总之，吉尔同意在痛苦时尝试四项活动（即，看她最喜欢的电视节目、打电话给她的女性朋友、和她的狗玩、给头发做造型），临床医生同意在下次会谈中讨论还没完成的安全计划的剩余部分。

临床医生判断，尽快单独与吉尔的母亲会面很重要，因为吉尔无法在会谈中完成整个安全计划，而且在大部分时间里她都不太合

---

① 美国社交网站，中文名称"聚友网"。——译者注
② 美国社交网站，中文名称"脸书"或"脸谱网"。——译者注

作。与吉尔母亲会面的一个主要目的是制订家庭安全计划。她的母亲同意把所有通常放在浴室里的药物放在她卧室锁着的箱子里。她还同意将锋利的物品也放在这个箱子里，包括家庭办公室的剪刀和额外的剃须刀片。她识别了一些表明她女儿即将有麻烦的警告信号，包括退缩、易激惹、进食很少以及把自己锁在房间里。这些是吉尔在最近一次试图自杀之前表现出来的行为。

吉尔的母亲承认，她很难与吉尔谈论她过得怎么样，更不用说她的自杀意念和意愿。她表示，去年她感觉自己与吉尔越来越疏远，这恰好是吉尔开始与"兜风"人群混在一起的时期。临床医生指出，这个问题或许可以在治疗的中期阶段使用基于家庭的策略加以解决，出于制订安全计划的目的，她决定，将通过说出自己在青少年时期适应环境的一些困难来和吉尔交谈，并示范有效的方法。吉尔的母亲还表示，当她不在家时，监控吉尔是一个大问题，因为她是有一份全职工作的单身母亲，通勤时间还很长。临床医生与她商讨解决了这个问题，并确定她可以请她的姐姐（吉尔的姨妈）在下午晚些时候，也就是吉尔放学回家的时候待在她家。最后，临床医生与吉尔的母亲一起确定了何时应联系专业人员，包括：急性的痛苦，且使用安全计划中的其他干预措施后无法减轻；存在伴有自杀意愿的自杀意念的明确迹象。

发展认知个案概念化

我们在第三章中描述的成年人自杀行为认知模型可以作为青少年患者自杀危机概念化的起点。如本章前面所述，研究表明，冲动行为和问题解决缺陷与青少年的自杀行为有关，并可能作为远端易感性因素和自杀危机爆发后加剧危机的心理变量。由于绝大多数青少年自杀患者至少患有一种轴I精神障碍，因此与这些病理相关的消极图式很可能被激活并产生负面影响。与成年自杀患者相关的文献相比，尚无一致的证据表明青少年自杀患者的特征是普遍的绝望感（如 Gould et al., 1996）。因此，对青少年来说，在痛苦时期，自杀相关图式（如感知到的不可忍受）会被激活，而非那些与绝望感相关的图式。当自杀相关图式被激活时，我们预测青少年将陷入类似的状态绝望、注意固定和自杀意念的螺旋上升。我们怀疑青少年可能特别容易受到注意固定的影响，并且比成年人更难摆脱，这是由他们的认知发展阶段决定的。此外，家庭互动和家庭环境必须包含在认知个案概念化中，因为家庭环境往往直接或间接导致了青少年的痛苦和自杀危机。相反，识别家庭环境中能促进治疗参与以及应用治疗中习得的策略的积极方面也有帮助。以下是吉尔的认知个案概念化中相关部分的描述，如图 11.1 所示。

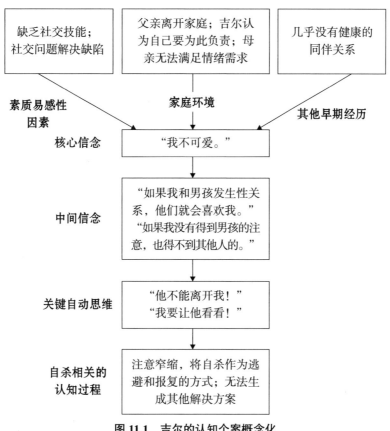

图 11.1 吉尔的认知个案概念化

吉尔的家庭环境促成了许多心理因素的发展，这些心理因素为她最近自杀危机的出现创造了环境。吉尔 4 岁时，无意中听到一场争吵，她父亲指责母亲怀孕是为了在这段关系中套住他，之后不久他就离开了。父亲离开后，母亲很难在情绪上照顾吉尔，因为她正在处理自己由于失去关系以及作为单身母亲的压力带来的悲伤情绪。吉尔为父亲的离去和母亲的不幸感到自责。她一直是个害羞的孩子，在这件事之后，她变得更加退缩了。这使她无法与幼儿园的孩子建立有意义的友谊，也无法随着年龄的增长而掌握管理同伴关系所需的社交技能。结果是，吉尔形成了一种核心信念，即"我不可爱"。这一核心信念在整个童年和青春期都得到了强化，因为她与母亲关系疏远，与父亲几乎没有任何联系，还被同学们忽视。她几乎没有什么人际关系，因此没有学会如何解决社交中不可避免的问题。有时，她缺乏判断力，并和"坏孩子"交朋友，因为她拼命地想感觉到有人喜欢她。

当吉尔开始引起与她一起"兜风"的男孩们的注意时，她对人际关系的看法发生了重大变化，特别是在产生频繁性行为之后。她逐渐发展了中间信念如"如果我和［男孩的名字］发生性关系，他们就会喜欢我""如果我没有得到男孩的注意，也得不到其他人的"。然而，与这一阶段的许多短期关系一样，她与这些男孩的关系是短暂的。她经常发现自己处于这样一种状态：她希望通过短暂的性接触建立长期的关系，而她的性伴侣则希望是简单的一夜情。当他们很明显不会继续发展长期关系时，她会在诸如"他不能离开我！我将一个人也没有！""我要让他看看！我今晚会和别人上床。"的自动思维之间摇摆不定。这些自动思维分别与抑郁和愤怒情绪有关，但通常与自杀意念无关。导致吉尔接受治疗的自杀危机发生在与她建立了长期关系的男孩提出分手时，这放大了她自动思维的强度，强烈激活了她"不可爱"的核心信念，并导致她得出

"再也找不到任何人"的结论，这又让她注意力窄缩，把自杀作为一种逃避和报复的方式。

确立治疗目标

尽管我们认为认知因素在青少年患者自杀危机的解除中起着核心作用，但源于青少年认知个案概念化的治疗计划往往不同于成年患者，因为它更强调行为成分和家庭议题。这种区别源自两个原因：（1）许多青少年患者的认知发展水平不足，尚未获得将认知与自杀行为关联的洞察力；（2）我们无法将青少年的世界与他们生活的家庭环境完全分开。通常，基于行为和家庭的干预最终会促进认知变化（如，使用注意转移技能帮助患者认识到他们可以应对自杀危机）。一般来说，临床医生要与青少年患者讨论可能的干预选择，以培养合作的态度并确保他们参与治疗。在多数情况下，临床医生还会与家庭成员讨论这些选择，以纳入他们对最重要的干预点的看法，并确保他们致力于帮助青少年在生活中实施认知和行为应对策略（CBT TASA Team, 2008）。临床医生与家庭成员合作确定检查的频率和持续时间，以及在哪些情况下适合增加的家庭成员参与。

吉尔的母亲参与治疗的首要目标是预防自杀。吉尔并不认为这是一个重要的目标，并坚持认为她是被迫参加会谈的。然而，当临床医生共情了她对治疗的感受和看法，并向她保证，重要是聚焦在她相信能改善生活环境的问题上时，吉尔做出了积极的回应。她放松了警惕，表示她希望有一个真正喜欢她的男朋友，而不仅仅是因为她会和他发生性关系。随后，临床医生提出了两个主要的治疗目标：（1）制定应对痛苦的策略，防止自杀危机升级；（2）与他人建立健康的关系，特别是异性。临床医生广泛阐述了后一个目标，因为认知个案概念化表明，加强母女关系也有可能改善吉尔的健康状况，降低未来自杀的可能性。此外，临床医生推断，这一目标将有助于修正吉尔"不可爱"的核心信念，正是这一信念为自杀危机相关的认知和行为提供了背景。为了确保吉尔下定决心为这些目标努力，临床医生让她推测实现这些目标将如何改变她的生活。吉尔不情愿地承认，那可能会帮助她"更好地处理事情"。

治疗中期

通过认知个案概念化和治疗计划，临床医生、青少年患者及其家庭成员能更好地理解患者的自杀动机和自杀危机期间出现的技能缺陷。在治疗的中期，与青少年自杀患者合作的临床医生将使用第五章和第八章中描述的许多策略。接下来，我们将介绍一些与青少年患者工作时特别有用或适用的策略。我们将这些策略分为四大类：（1）制定应对策略，包括调整第八章中介绍的认知、情绪和行为策略；（2）增加生存理由，这是对几乎所有自杀患者都很重要的干预；（3）改善家庭关系；（4）改变非自杀性自伤行为。

发展应对策略

与青少年自杀患者工作时，即使临床医生准备了第五章和第八章中描述的各种策略，但他们常常会发现这些患者对行为和情绪应对技巧的反应最好，尤其是在治疗关系仍处于发展中的治疗初期。例如，许多青少年自杀患者对促进参与愉悦活动的干预措施有反应。家庭成员也可以在实施这一策略中发挥作用，或者，通过与孩子一起参与愉悦的活动或提供交通工具，以便孩子可以与同龄人一起参与这些活动。

当吉尔进入治疗中期时，她已经能够完成一个完整的安全计划，并描述导致她最近自杀危机的事件。治疗关系在一定程度上有所改善，尽管有时她还是会持续退缩和不投入。临床医生注意到，她在识别自杀危机期间被激活的想法和信念时特别困难。因此他推断，行为和情绪应对策略在帮助吉尔发展应对痛苦的方法时最为有效。他和吉尔一起拓展了安全计划中的愉悦活动清单，其中一些已经开始进行。在确定其他愉悦活动的过程中，吉尔表示她喜欢跳舞，但她不去学校跳舞，因为她不想一个人去。吉尔、母亲和临床医生一起头脑风暴，思考让吉尔跳舞的途径，并决定请吉尔的姨妈（放学后和吉尔待在一起）每周带她去上两次爵士舞课。临床医生推断，这不仅是吉尔可以定期参与的一项令人愉悦的活动，还可能给她带来成功的经验——她在学业或社交上都没有获得过的经验。

情绪应对策略旨在帮助青少年控制情绪，以便在危机期间使用其他认知和行为应对技能。青少年患者经常反映，在自杀危机前的一段时间内，他们的情绪似乎迅速升级并失控。为了更好地觉察情绪困扰的程度，临床医生引入了"情绪温度计"的概念，强调个体的情绪温度与外界温度是相似的（见 CBT TASA Team, 2008; Curry et al., 2005; Rotheram-Borus, Piacentini, Miller, Graae, & Castro-Blanco, 1994；见图11.2）。青少年患者将被告知，这项任务可以帮助他们熟练地注意到什么情况会增加他们的情绪温度，并学会识别他们的情绪"沸点"或"失控点"。换句话说，该策略的总体目标是通过学习"管理体温"来管理或者调节情绪，并在达到"沸点"之前采取措施降低温度。

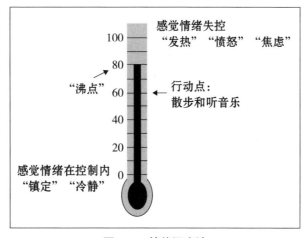

图 11.2 情绪温度计

临床医生首先使用一个空白的、刻度为 0—100 的温度计，让青少年患者说出他们在即将失去控制时的感受，如有压力、沮丧或愤怒。如图 11.2 所示，情绪温度计的上端标有青少年能理解的词语（如，"发热""愤怒""焦虑"），下端标有"感觉情绪在控制内""镇定""冷静"的标签。要求患者以 10 为间隔，确定从 0（完全在控制内）到 100（完全失控）的刻度对应的生理症状、想法或行为指标。这些标签的例子包括：感觉紧张、大声说话、情绪激动、心跳加速、咒骂、大喊大叫和"我再也受不了了"。

在确定这些标签后，青少年在温度计上识别并标记出他们感到沮丧但仍能保持控制的最高点（如，刻度为 50 的点）。接下来，在温度计上标记"沸点"（如，60—100），并确定避免"沸点"的具体步骤，如深呼吸或从 1 数到 10。最后，要求他们选择一个点作为信号，标志着在达到"沸点"之前，他们需要做一些事情以冷静下来。这个点是他们仍然能够使用策略来避免情绪爆发的点，它被标记为行动点。在许多情况下，有不止一个行动点，临床医生要继续与青少年患者一起确定他们可以在不同行动点采取的具体步骤，以控制情绪升级。这些策略可能包括第八章中描述的情绪应对策略，或其他在过去被证明有效的注意分散方法或愉悦的活动。

吉尔勉强同意使用情绪温度计。虽然她抱怨这是小宝宝用的东西，但她很快发现她需要一个可视化图像来帮助自己确定在情绪无法忍受之前必须干预的关键点。吉尔确定了两个行动点——一个是 30，另一个是 70。由于她的情绪在最近的自杀危机中迅速升级，因此有理由认为，即使她的痛苦仅处于轻度至中度水平，实施一些应对策略也是有帮助的。吉尔同意，当她的痛苦"温度"达到 30 时，她会观看她最喜欢的电视节目或在街区周边滑旱冰。相比之下，70 则毫无疑问意味着吉尔有自杀危机。大家一致认为，如果她的情绪"温度"达到 70，她会和母亲交谈。同时，她的母亲一直在学习帮助吉尔降低情绪"温度"的方法。她在工作中做好了安排，如果吉尔白天联系她，她可以接吉尔的电话。

实证文献表明，虽然青少年自杀患者可以为自己的问题提供解决方案，但他们往往被问题弄得不知所措，缺乏能够有效解决这些问题的信心，并且有时认为自杀是解决问题的唯一方法（Esposito, Johnson, et al., 2003）。此外，在我们的认知模型中，问题解决缺陷具有远端易感性，但它们也可能加剧自杀危机期间对自杀的注意固定。因此，问题解决是青少年自杀患者认知治疗的重要组成部分，有助于他们积极应对痛苦。与所有具体的干预策略一样，临床医生应该小心地讨论问题解决的原理，以确保青少年在状态。沟通时，一个重要的观念是，自杀行为实际上是应对问题的一种方式。临床医生应首先承认导致自杀行为的想法和感受，但也应向患者传达，治疗的重点是帮助他们发展更具适应性的问题解决方法。

一些青少年在与自己的问题保持距离后，能更有效地学习问题解决策略，因为这些问题依然存在、且让人不知所措，可能在会谈中刺激到他们。使用其他真实人物或虚构角色可能有助于教授这项技能。因此，促进会谈中聚集问题解决策略的一种创造性策略是使用问题解决信件，假定青少年给问题解决专家写信，就像青少年杂志专栏那样（CBT TASA Team, 2008; Curry et al., 2005; 见图 11.3）。临床医生手头可能有各种各样的类似信件，他们可以根据患者的临床需要选择特定的信件。临床医生可以和青少年一起阅读这封信，并给写信人提建议。

亲爱的问题解决专家：

　　我真的想找一个男朋友。看起来好像学校里的其他人都有。上周我以为我喜欢的男孩也喜欢我。但是，突然之间，他开始忽视我。我要怎么做才能让男孩们喜欢我？

　　真诚地，

在费城的孤独之人

图 11.3　解决问题的信件示例

　　最后，每当与最近的自杀危机相关的消极思维或信念在会谈中变得明显时，我们鼓励临床医生使用第五章和第八章中描述的认知策略。许多青少年难以系统地识别和评估有问题的认知。在这些情况下，角色扮演通常是有帮助的。其中一种是青少年患者扮演处于类似情况中的朋友，这通常有助于让他们离高强度情绪远一点。临床医生系统提问第五章中描述的问题，帮助青少年患者获得洞察。随着这些患者获得使用这些认知策略的经验，临床医生可以提出交换角色，即临床医生扮演患者，患者扮演临床医生，并且试图评估伴随痛苦的负面认知。在确定了对负面认知有用的替代反应后，将这些反应写在应对卡上很重要，这样青少年在危机时可以查阅。对那些仍然难以运用认知策略的青少年来说，设计一张写有一个或多个具体积极陈述的应对卡通常是有帮助的（如，"不要让他们影响我！我知道我是个好人！"）。

　　当吉尔很明显积累了许多行为和情绪应对策略来应对痛苦，并且能够在生活中运用这些策略时，临床医生重新审视了治疗的第二个目标：与他人建立健康的关系，特别是与异性。在认知个案概念化的基础上，临床医生推测，吉尔"不可爱"的核心信念与她糟糕的关系选择有关，因为她把性作为一种感受到男孩关照的方式。在第七次认知治疗会谈中，临床医生试图使用认知策略改变她"不可爱"的核心信念，并要求她列出在未得到承诺或新发展的关系中与男孩发生性关系的原因。起初，她心存戒备，回答说："'为什么'是什么意思？我就是感觉很好！我喜欢！无论如何，那没什么大不了的——每个人都这样。"临床医生判断，一直挑战"每个人都这样"的观念会破坏治疗关系，因此，他温柔地问："如果你决定不像其他人那样发生性关系，会是什么样的？"在治疗过程中，吉尔第一次流泪了，表示担心男孩不喜欢她，她会被排除群体在外。在会谈的晚些时候，她承认，随意发生性关系常常会让她觉得更糟，因为她感觉被利用了，并且深深地知道她的对象并不是真正关心她。此外，她确定的一个事是，她认识的同班同学与男朋友恋爱一年多，但还没有发生过性关系。通过这次讨论，临床医生帮助吉尔制定了另一种替代反应："除了发生性行为，男孩还能通过其他方法喜欢我。"他们头脑风暴了开始异性关系的健康方式。在会谈结束时，吉尔写出了替代反应，并且在应对卡上写下了她和临床医生一起制定的清单。

增加生存理由

与成年人一样，当青少年断定他们没有生存理由时，自杀危机往往会升级。在这本书的前面，我们描述了一种让患者提醒自己生存理由的认知策略——希望工具包，这也可以用于青少年自杀患者。青少年患者放在希望工具包中的物品包括朋友或家人的照片，或即时消息、电子邮件或便条。一些青少年可能不同意制作希望工具包，但对类似目的的活动（使用适合他们年龄的媒介）有兴趣，例如制作贴画、拼贴簿，或开发网页。能带来希望的朋友或家人的歌曲或照片可以存储在手机或其他多媒体设备上，并在自杀危机期间使用。一位青少年创造了"希望之鞋"——用纪念品装饰的一双高帮运动鞋，这能为她的生活带来意义。

改善家庭关系

治疗青少年自杀患者时，解决家庭关系问题很重要，因为有证据表明家庭冲突和家庭亲密度差与治疗依从性差有关（综述见 Boergers & Spirito, 2003）。针对成年自杀患者的认知治疗侧重于帮助患者改善其社会支持网络中解决家庭问题，但自杀的青少年患者的治疗直接侧重于有临床指征时改善家庭功能。治疗中家庭组成部分的主要目标是：（1）改善家庭沟通；（2）提高家庭问题解决的能力；（3）管理青少年的对立或不合作行为；以及（4）增加家庭参与和承诺（见 Betman, Jobes, & Silverman, 2006; CBT TASA Team, 2008; Wells & Curry, 2000）。从我们的认知模型来看，这些目标有助于减少未来的自杀行为（如，家庭冲突）的易感性因素，让青少年患者更多地感受到来自家庭的支持，并通过让家庭成员示范或指导青少年患者执行策略来强化针对治疗的策略。接下来，我们会详细介绍最常用的基于家庭的策略——改善家庭沟通。

年纪稍小的青少年最常将家庭问题视为他们自杀尝试的触发因素（Spirito, Overholser, & Stark, 1989）。因此，重要的是传授有效的沟通技巧，鼓励青少年患者寻求适当的帮助和支持、处理人际冲突，并最终在其他关系中更容易应用这些技巧。在谈论与当前或先前自杀危机相关的事件时，家庭成员通常会感到不舒服，因此有时会避免谈论这些问题或在引入问题时反应过度。公开谈论自杀危机的前兆会使家庭成员习惯与此主题相关的不适感受，并能帮助他们了解，直接处理这个禁忌话题没什么不妥。此外，讨论可以聚焦在家庭安全计划上，以便家庭成员产生信心：即使未来出现自杀危机，他们也能够有效应对。

当会谈中提到家庭冲突的根源时，青少年患者和父母往往变得紧张不安，反复的冲突迅速升级。当这种情况发生时，临床医生要帮助家庭成员围绕"热点问题"或可能导致未来自杀危机的诱因协商"休战"（CBT TASA Team, 2008; Curry et al., 2005）。也就是说，临床医生可以允许青少年及其父母在这个问题上避而不谈，直到他们学会如何在不导致自杀危机的情况下表达不同意见。如果家庭成员同意"休战"，重要的是与家庭成员一起演习当"休战协议"破裂时他们各自能做什么（如，离开房间避免继续争吵）。

　　尽管吉尔和母亲很少有明显的冲突，但她们承认多年来她们在情感上没有什么投入。此外，吉尔的母亲很明显对最近的危机感到不知所措，并且难以确定帮助吉尔改善生活状况以及确保她安全的方法。根据这一临床表现，临床医生认为吉尔和她的母亲能从专注于解决家庭问题的策略中受益。为了解决她们的情感隔离，临床医生鼓励吉尔和母亲一起想出她们都喜欢的活动。她们确定了购物、租光碟、看芭蕾舞表演和骑自行车等。吉尔的母亲对这些活动感兴趣，但也表示担心时间，因为她是一个单身母亲，需要独自处理家庭的所有事物。临床医生引导她想些克服障碍的方法，例如偶尔把一些家务事放一放，并邀请吉尔加入。此外，他鼓励她们确定一个定期共度时光的计划，她们决定将周日下午作为母女时间预留出来。

　　为了提高吉尔的母亲处理吉尔痛苦的能力，临床医生要吉尔清楚地表述母亲能做的对解决危机最有帮助的事。吉尔表示，当她难过时，她的母亲经常反应过度，这只会增加她的痛苦。因此，临床医生将重点放在有效的家庭沟通技巧上。吉尔要求母亲协助她进行自我舒缓，比如准备她最喜欢的饭或者和她一起看电视，而不是用大量的问题轰炸她。吉尔的母亲同意采取这种方法，但她表示需要看到这些策略起作用的迹象，并且吉尔不再计划伤害自己。吉尔同意明确告诉母亲她不再处于危机或急性痛苦之中。

改变非自杀性自伤行为

实证研究表明，高达55%的自杀未遂青少年有非自杀性自伤行为（讨论见 DiFilippo, Esposito, Overholser, & Spirito, 2003）。在一项针对因自伤行为而住院的青少年的研究中，70% 的被试表示至少有过一次自杀未遂，55% 报告了多次（Nock et al., 2006）。鉴于青少年自伤行为与自杀未遂之间的关联，关注自杀预防的治疗可能也需要关注自伤行为（见CBT TASA Team, 2008）。正如第三章中讨论的，乔伊纳（Joiner, 2005）认为反复实施非自杀性自伤行为可能会使人们变得更加有胆量，更有能力且更有意愿尝试自杀。因此，需要通过治疗减少这种行为，因为个体可能习惯于与自伤相关的恐惧和身体疼痛，从而导致更高的自杀行为风险。

最常见的自伤方法包括割伤（经常在手臂和小腿内侧）和烧伤皮肤（Favazza, 1996），但治疗青少年自杀患者的临床医生经常观察到其他类型的自伤现象，包括：拳击，撞击或划伤；窒息或压迫气道；咬自己的手、四肢、舌头、嘴唇或手臂；挖伤口、溃疡、缝线或污点处；烧伤皮肤，包括用香烟烧伤和自燃；用铁丝、别针、钉子或钢笔刺伤自己；摄入腐蚀性化学物品、电池或大头针；用衣夹或回形针夹住或夹紧自己（Favazza, 1996; Whitlock, Eckenrode, & Silverman, 2006）。参与这些类型行为的青少年常宣称，他们这样做是为了调节或控制强烈的情绪（Fox & Hawton, 2004; Spandler, 1996）。具体而言，他们这样做是为了感觉更好或减轻极度的痛苦、焦虑或愤怒情绪。也有人说这种行为是为了分散痛苦或用身体痛苦掩盖心理痛苦。治疗青少年非自杀性自伤行为的认知行为方法由芭芭拉·斯坦莉（CBT TASA Team, 2008）和米勒、拉瑟斯及莱恩汉（Miller, Rathus, & Linehan, 2007）分别进行了改编，我们鼓励临床医生采用认知个案概念化中提到的一些具体策略。

治疗后期

与成年自杀患者的方案一样，治疗后期包括四个主要部分：巩固技能、复发预防方案、治疗目标进展回顾和治疗终止准备。青少年患者复发预防方案的实施与成年患者非常相似。然而，我们的临床经验表明，青少年可能比成年人更不愿意参与引导想象练习。提高青少年参与复发预防方案的可能性的一个策略是，在治疗早期就提出这些练习的基本原理（CBT TASA Team, 2008）。临床医生可以告诉青少年患者，通过想象自杀危机和再次体验痛苦，他们将有机会评估是否可以回忆和实施治疗期间习得的应对技能。在完成引导想象练习之前，临床医生和患者应回顾所有学过的技能。临床医生应该鼓励他们指出哪些技能最容易做到，哪些对预防未来的自杀行为最有效。然后，临床医生遵循我们在第九章对复发预防任务的说明开展工作。在实施复发预防方案后，临床医生要评估自杀风险，并与青少年一起制订行动计划，以解决本次练习过程中出现的自杀意念。

如果青少年患者成功完成了复发预防方案，那么他们可能已经准备好结束治疗的急性自杀预防阶段。与成年患者一样，关于治疗终止或转入持续阶段的讨论应包括以下内容：（1）回顾治疗目标的进展情况，包括出现额外的自杀尝试或自伤行为；（2）回顾治疗期间学到的具体应对策略；（3）确定最有帮助和最有可能用于未来自杀危机的策略；（4）讨论易感性的总体计划，包括治疗计划、会谈频率以及针对特定问题可能的进一步转介治疗；（5）确定终止本阶段治疗的障碍或挑战。临床医生应该告知患者，情绪波动是正常的，不能将其等同于复发。临床医生和患者预测未来可能引发自杀危机的情况，并就此情况计划应对方法。回顾安全计划后，引导青少年承诺在危机时期使用安全计划。最后，临床医生通常要与家人进行最后一次会谈，以回顾安全计划并讨论有关阻碍的任何潜在问题。

吉尔共进行了二十次治疗。她在治疗中又经历了一场自杀危机——在她发现新喜欢的一个男孩并不喜欢她时。尽管吉尔在那次危机期间没有再次尝试自杀，但她和她的母亲都承认，她们挺过来有点艰难，并且在治疗中学到的许多策略似乎都没有效果。当临床医生问吉尔是否使用了安全计划时，她表示"就是不能"，并且她知道没什么有用。因此，临床医生修改了认知个案概念化，将无助的核心信念（即"我没用"）与不可爱的核心信念结合起来，并继续使用认知和问题解决策略解决这一信念。吉尔特别喜欢的一项活动是修改希望工具包以提醒她生存理由，以及她确实是讨人喜欢的、有用的。具体而言，她在手机里储存了这些能提醒她的照片，无论在哪里都可以看到。包括她的母亲、她的狗（她是狗的主要看护人）、舞蹈工作室（她在这项新活动中表现出色）、她的两个女生朋友以及她最喜欢的青少年偶像的照片。

由于在整个治疗过程中多次目睹吉尔的阻抗，临床医生无法确定吉尔是否会同意参加复发预防方案。当吉尔欣然表示同意时，他感到非常惊喜。在想象导致她参加治疗的那场自杀危机时，吉尔对导致危机的一系列事件，尤其是她经历的认知和情绪，产生了更丰富的画面。她确定了几种可能可以帮助自己应对那场危机的技巧，包括回顾安全计划、通过愉悦的活动分散自己的注意力、阅读应对卡以及给母亲打电话。在复发预防方案的最后一部分，吉尔想象她与学校的一个男生确定了恋爱关系，而对方又突然中断了这段关系。吉尔想象了许多相同的应对技巧来应对未来分手的痛苦，包括一种新的替代反应："海里还有其他的鱼。"在最后一次会谈中，吉尔特别提道："为一个愚蠢的男孩感到如此不安真是糟糕。"她的母亲对有关青少年自杀行为警告信号和解决自杀危机方法的教育表示了感激。治疗结束后，吉尔被转介到针对低自尊少女的团体治疗。3个月后，她在门诊的走廊里见到了临床医生，她提到自己一直在参加这个小组，她无法相信还有那么多别的女孩和她处于同样的情况。

总结与整合

治疗青少年自杀患者的认知方法与成年人的类似，然而，在治疗青少年自杀患者时，更有可能出现几个重要议题。第一，青少年可能更不愿意参与治疗，也不愿意谈论自杀危机前后的事件。因此，在早期会谈中要重视与青少年建立融洽的关系。第二，青少年自杀患者更有可能高估其自杀尝试的致命性，且更可能出现非自杀性自伤行为。因此，密切监控所有自伤行为是必要的。第三，针对成年自杀患者的认知和行为策略，如制订安全计划、教授问题解决技能、确定生存理由，可能需要调整，以便青少年觉得使用起来更加愉悦和容易（如，使用储存在手机里的图像制作希望工具包）。第四，青少年可能更喜欢参与行为或情感策略，而不是认知策略，特别是在治疗的早期。第五，家庭成员更可能需要被纳入治疗。鉴于家庭功能障碍可能是自杀危机的直接前兆，因此通常需要采取加强家庭沟通和问题解决、改善应急管理、减少敌意和提高情绪投入的治疗策略。然而，还应认识到，家庭互动不仅仅是问题，在青少年发展防止未来自杀行为的重要技能时，家庭成员常常是提供支持和帮助的宝贵资源。

第十二章

针对老年自杀患者的认知治疗

在美国，老年人的自杀率高于其他所有年龄组。疾病控制和预防中心（CDC; 2008）的统计数据显示，1999 年至 2005 年间，每年有 5000 多名 65 岁及以上的成年人死于自杀。该年龄段的自杀率为每 10 万人中 15.05 人，而 65 岁以下人群的这一比例是每 10 万人中 10.18 人。此外，老年人的自杀率随着年龄的增长而相应增加，例如，85 岁以上成年人的自杀率约为每 10 万人中 17.77 人。虽然在此期间，老年人约占美国人口的 12%，但他们却占所有自杀人数的 16%。因此，随着美国老龄化的加剧，自杀数据可能也会增加。

本章将阐述预防自杀的认知治疗针对有自杀倾向的老年人的调整。首先，我们概述了老年人自杀行为的相关因素和风险因素，强调了那些与理解年轻人群自杀行为相似的重要变量和在老年人群中更常见的变量。其次，我们简要回顾了老年自杀人群的循证治疗，以引导读者了解迄今为止针对该人群的经评估的心理社会治疗。最后，我们阐述了应用认知治疗治疗老年人的自杀行为。与前几章一样，认知治疗方案的讨论由治疗的早期、中期和后期组成，并包括一个案例示例。

老年人的自杀意念和自杀行为

鉴于老年人的高自杀率，确定这一人群中与自杀行为相关的风险因素非常迫切。如第二章所述，识别具体、可量化的风险因素对于制定和实施有效的自杀预防策略至关重要。然而，针对年轻人群自杀风险因素的研究有很多，针对老年人的流行病学研究则相对较少。这些文献中，几乎所有研究都使用横断面设计来识别老年人自杀行为的相关因素，而不是通过纵向设计确定特定的风险因素。此外，心理解剖方法［psychological autopsy method，也称为回顾性病例对照法（retrospective case controlled method）］也被用于识别老年人自杀的相关因素。研究人员使用这种方法构建对逝者生前心理状态的详细描述，包括精神症状学、行为及生活环境，通过访谈知情者（如，家庭成员）、查阅可获得的临床记录、与具有心理解剖研究专长的心理健康专业人员合作，制定全面的个案概念化（如 D. C. Clark & Horton-Deutsch, 1992）。本节综述的研究将关注：人口统计学变量、诊断变量、心理变量、自杀相关变量。这些变量在横断面或心理解剖研究中被确定为相关因素，或在前瞻性研究中被确定为风险因素。

人口统计学变量

与年轻人相比，老年人的自杀率在性别和种族方面差异更大。根据美国疾病控制和预防中心的统计数据，65 岁及以上的成年自杀患者中，男性约占 85%。相比之下，40—60 岁的成年自杀患者中，男性的比例约为 76%（CDC, 2008）。老年人的自杀率还表现出重要的种族差异。例如，在 65 岁及以上的成年人中，白种人的自杀率为每 10 万人中 16.22 人，非裔美国人为 5.05 人，美洲印第安人和阿拉斯加原住民为 9.76 人。相比之下，在 21—30 岁的年轻人中，白种人的自杀率为每 10 万人中 13.08 人，非裔美国人为 9.87 人，美洲印第安人和阿拉斯加原住民为 19.70 人（CDC, 2008）。考虑到所有性别、种族和年龄群体，85 岁以上的白人男性的自杀率（每 10 万人中 54.03 人）最高（CDC, 2008）。此外，离异或丧偶的老年男性的自杀率远高于已婚的老年男性（Buda & Tsuang, 1990; Li, 1995）。这些统计数据表明，针对离异或丧偶的白人老年男性的干预尤其必要。

诊断变量

失去配偶或伴侣只是老年人自杀的众多潜在风险因素之一。随着年龄的增长，躯体疾病的出现可能对生活质量和心理调适产生极大的冲击。躯体疾病通常被认为是老年人自杀的一个风险因素（Conwell, Duberstein, & Caine, 2002）。虽然对标准化死亡率的估计表明，许多重大躯体疾病确实与自杀风险相关（见 E. C. Harris & Barraclough, 1994），但一些前瞻性研究未能发现疾病或躯体损伤与自杀之间的相关（如 Turvey et al., 2002）。许多此类研究的一个方法学问题是无法控制精神失调或其他心理风险因素，因此很难确定躯体疾病给自杀行为带来的独特风险的程度。一些心理解剖研究在控制其他变量后，检验了老年人躯体疾病和自杀之间的相关，但结果并不一致（如 Beautrais, 2002; Waern et al., 2002）。总体来说，此类研究表明，尽管老年人的躯体疾病可能与自杀风险有关，但大部分可能是由心理因素中介的。

解释躯体疾病和老年人自杀之间相关的一个心理因素是抑郁症（综述见 Conwell et al., 2002; Pearson & Brown, 2000; Szanto et al., 2002）。心理解剖研究的结果表明，抑郁症是老年人自杀最常见的相关因素之一（Conwell & Brent, 1995; Conwell et al., 1996）。更具体地说，康韦尔等人（Conwell et al., 1996）发现，自杀成功的老年人中最常见的精神障碍是单次发作的、未共病精神失调的非精神病性抑郁症。与自杀的年轻人相比，其他精神疾病，包括精神障碍、人格障碍和物质使用障碍，与老年人的自杀相关水平有限（综述见 Conwell et al., 2002）。

心理变量

老年人经常经历的负性生活事件，如躯体疾病、行动受限、亲人死亡、经济困难和职业角色的丧失，可能与绝望感、复杂性哀伤

（complicated grief）和对社会支持缺乏感知等心理变量有关（如 Byrne & Raphael, 1999; Rubenowitz, Waern, Wilhelmson, & Allebeck, 2001）。在以人际关系丧失为主的生活事件中，绝望感在老年人中尤其普遍。我们的临床经验表明，独居或患有多种疾病的老年人特别容易感到绝望。实证研究表明，绝望感与老年人的自杀意念（Uncapher, Gallagher-Thompson, Osgood, & Bonger, 1998）和自杀行为（Rifai, George, Stack, Mann, & Reynolds, 1994）有关。此外，罗斯等人（Ross, Bernstein, Trent, Henderson, & Paganini-Hill, 1990）发现，在一个退休社区的老年人样本中，测量绝望感的单个条目与自杀死亡相关。尽管抑郁和绝望感密切相关，但一些研究结果表明，绝望感与自杀行为独立相关。例如，桑托等人（Szanto, Reynolds, Conwell, Begley, & Houck, 1998）报告说，抑郁症缓解后持续的高度绝望感与老年患者的自杀未遂史相关。因为有一些研究发现了绝望感与老年人自杀行为的关联，因此，从逻辑上说，关注降低绝望感的治疗可能有助于降低该人群的自杀风险。

在老年人中，配偶去世后的孤独和哀伤是很常见的经历（见 Carr, Nesse, & Wortman, 2005）。在对英国老年人进行的一项具有里程碑意义的心理解剖研究中，巴勒克拉夫（Barraclough, 1971）发现，独居与自杀相关。这项研究提出，孤独感（loneliness）可能是老年人自杀的风险因素，因为那些独自生活的人通常都会体验到孤独（Conwell, 2001）。最近的心理解剖对照研究发现孤独感与自杀相关（如 Heikkinen & Lönnqvist, 1995; Waern, Rubenowitz, & Wilhelmson, 2003）。除了孤独感，亲人去世后的复杂性哀伤也与自杀行为相关（如 Szanto et al., 2006），亲人去世后第一年，老年人的自杀风险最高（MacMahon & Pugh, 1985）。复杂性哀伤是一种与丧亲相关的抑郁截然不同的综合征，其症状包括：与逝者有关的侵入性思维、回避可能让人想起逝者的物品、幸存内疚以及不接受死亡。在一组配偶去世的老年人中，复杂性哀伤量表得分高的患者比得分低的患者更有可能报告自杀意念（Szanto, Prigerson, Houck, &

Reynolds, 1997）。尽管这些研究表明孤独感和哀伤可能与自杀有关，但目前还不清楚这种关系是否受到其他风险因素（如抑郁）的中介。

自杀相关变量

相比于年轻人群，将自杀未遂作为老年人自杀的风险因素的研究文献有限（见 Dombrovski, Szanto, & Reynolds, 2005）。然而，在为数不多的针对老年人的前瞻性研究中，霍汤和哈里斯（Hawton & Harriss, 2006）报告说，伴有或没有自杀意愿的有意自伤行为，是自杀的一个重要的独立风险因素。具体来说，有自伤史的老年人自杀的可能性是没有自伤史的老年人的 4 倍。总的来说，老年人的终生自杀未遂率低于年轻人（Moscicki et al., 1988），而且与年轻人相比，报告新的自杀未遂事件的可能性更低（Kuo, Gallo, & Tien, 2001）。尽管老年人中自杀未遂的发生率较低，但他们的自杀尝试往往比年轻人更致命（综述见 Dombrovski et al., 2005）。老年人的特征和他们使用的方法增加了致命的可能性（Szanto et al., 2002）。例如，有健康问题的老年人尝试成功的可能性很高，因为他们的身体很脆弱，难以从自伤中恢复。独居的老年人有很高的成功可能性，因为获得救援的可能性很低。此外，老年人比年轻人更有可能使用枪支自杀（CDC, 2008）。

在临床上，我们观察到，许多有自杀倾向的老年人报告说，他们没有采取预防措施来维持健康，如停止服用药物（即，被动的自杀尝试），而不是主动尝试，比如过量服药。因此，老年人的一些自杀行为可能会持续一段时间，而不是一次单独的事件。与老年人群工作的临床医生应该仔细评估那些涉及未能以某种方式采取行动而可能导致死亡的自杀尝试。无论尝试是主动的还是被动的，重要的是要记住，潜在的致命行为必须涉及内隐或外显的自杀意愿，才能被认为是一种自杀尝试（见第一章）。

尽管自杀意念在老年人中与更高风险的自杀尝试相关，但将自杀意念作为自杀风险因素的前瞻性研究有限（Dombrovski et al., 2005）。其中一项研究（G. K. Brown et al., 2001）发现，自杀意念量表得分高于0的老年人自杀的可能性是得分为零的老年人的15倍。一项回顾性病例对照研究发现，近40%的老年自杀患者在死亡前一年曾告诉健康专业人员，他们有死亡或自杀的愿望（Waern, Beskow, Runeson, & Skoog, 1999）。此外，该样本中75%的被试曾向家人或熟人表达过想要死亡或自杀的愿望。总之，这些研究为自杀意念是老年人自杀的一个风险因素提供了适度的支持。

除了有证据表明自杀意念与老年人自杀相关，杜伯斯坦等人（Duberstein et al., 1999）发现，年龄的增加与更低的自我报告抑郁水平和自杀意念相关。这是一个有趣的发现，因为样本是因自杀尝试导致住院治疗的抑郁患者。流行病学研究表明，老年人比年轻人更不可能报告自杀意念（Gallo, Anthony, & Muthen, 1994; Gallo, Rabins, & Anthony, 1999）。一些心理解剖研究也表明，老年人更不愿意暴露自杀的意愿，例如，康韦尔等人（Conwell et al., 1998）报告说，根据接受自杀意愿量表调查的知情者，相比于自杀身亡的年轻人，老年人更有可能回避干预、采取预防措施防止被发现、更不可能将自己的意愿传达给他人。另一项心理解剖研究发现，与因其他原因死亡的对照个体相比，自杀身亡的老年人在被知情者称为经验开放性的人格特征上表现得较低（Duberstein, Conwell, & Caine, 1994）。经验开放性低的人更喜欢熟悉的惯例、兴趣范围有限，且对环境的反应迟钝。进一步研究发现，经验开放性较低的老年人报告自杀意念的可能性更低，这可能通过削弱临床医生的注意力而增加自杀的风险（Duberstein et al., 2000; Heisel et al., 2006）。

综上，这些研究表明，与老年患者工作的临床医生在识别自杀相关因素时应保持警惕，特别是对那些否认自杀意念的患者。与年轻人群一样，自杀风险评估包括对自杀的风险和保护性因素的全面评估，如第六章所述。然而，我们强烈建议临床医生从家庭成员和其他卫生保健专业人员那里获得额外的信息，特别是当老年患者坚决否认自杀意念，且只报告很少的内容——这是经验开放性低的标志（Heisel et al., 2006）。

小结

老年男性是自杀的高危群体，特别是丧偶的老年男性。老年人自杀行为的许多相关和风险因素与年轻人相同，如抑郁、绝望感和自杀意念。然而，老年人比年轻人更有可能面临重大的生活事件，如躯体疾病、行动受限、人际关系丧失，这些可能导致抑郁、绝望感并引发自杀意念。鉴于自杀未遂在这一人群中的发生率较低，对有自杀倾向的老年人进行认知治疗的应用不太可能集中在预防反复的自杀未遂上。然而，对有自杀风险的老年人进行干预非常迫切，因为有自杀倾向的老年人经常实施高度致命的行为，即使他们从未尝试过自杀。因此，针对自杀意念和其他风险因素的干预措施，如认知治疗，可能是预防老年人自杀的一种很有前景的方法。由于针对认知治疗对老年自杀患者干预有效性和疗效的研究有限，在下一节我们将综述关于老年抑郁患者的认知治疗和老年自杀患者的其他治疗的实证文献。

老年自杀患者的循证治疗

鉴于抑郁与老年人的自杀相关，对抑郁的识别和充分治疗可能会降低这一人群的自杀风险。认知行为治疗是研究最广泛的老年人抑郁的心理治疗。随机对照试验表明，认知行为治疗（CBT）是一种有效的治疗老年抑郁的方法（见 Laidlaw, Thompson, Dick-Siskin, & Gallagher-Thompson, 2003; Thompson, Gallagher, & Breckenridge, 1987）。具体来说，CBT 在减少抑郁症状方面比常规治疗（Campbell, 1992; Scott, Tacchi, Jones, & Scott, 1997）和安慰剂（Jarvik, Mintz, Steuer, &

Gerner, 1982）更有效。关于 CBT 与其他心理治疗或药物治疗疗效的比较研究还很有限。在一项研究中，CBT 对减少抑郁症状没有比动力学治疗更有效（Steuer et al., 1984）。但一项比较了 CBT 和抗抑郁药物［去甲丙咪嗪（desipramine）］对老年抑郁症的疗效的研究发现，CBT 和药物联合治疗比单纯药物治疗更有效地减少了抑郁症状（Thompson, Coon, Gallagher-Thompson, Sommer, & Koin, 2001）。

尽管有证据表明老年人抑郁可以得到有效的治疗，但能减少抑郁的治疗是否也能有效地减少自杀意念，相关的随机对照试验还很少。针对这一问题的少数研究之一是"老年人初级保健预防自杀：合作试验（Prevention of Suicide in Primary Care Elderly: Collaborative Trial, PROSPECT）"研究（Bruce et al., 2004）。该随机对照试验旨在检验抑郁治疗在初级保健环境中减少抑郁和自杀意念的有效性。PROSPECT 研究调查了纳入一名抑郁症健康专家（通常是一名执业护士）的疗效，这位专家协助初级保健医生识别抑郁的老年人，并针对药物使用［特别是西酞普兰（Celexa）］或心理治疗（人际心理治疗）提供帮助。干预在初级保健环境中进行，因为研究发现，多数老年人在自杀前几个月见过初级保健医生（见 Conwell, 2001; Pearson, Conwell, & Lyness, 1997）。结果表明，通过测量症状的严重程度、反应和缓解情况，接受干预的患者比接受常规护理的患者的抑郁症状减轻更多、速度更快。虽然与常规护理组相比，干预组患者的自杀意念有更大幅度的减少，但还是有相当大比例（33%）的患者继续报告存在自杀意念。

另一项在初级保健环境中评估老年抑郁合作护理项目对自杀意念的有效性的研究是"改善心境：促进获得合作治疗的（Improving Mood: Promoting Access to Collaborative Treatment, IMPACT）"研究（Unützer et al., 2006）。在这项研究中，有抑郁症和 / 或心境恶劣诊断的老年人被随机分配到研究干预组或常规护理组。研究干预组的被试可以接触到抑郁看护管理者，他协助管理初级保健医生开的抗抑郁药物，并提供持续

4~8次会谈的问题解决行为干预。处于常规护理组的患者接受社区提供的所有治疗，包括抗抑郁药物或初级保健医生咨询，以及转介到专业精神卫生机构。随机分配到干预组的被试在每次随访报告自杀意念的概率显著低于常规护理组的被试。在基线时，15.3%的干预组患者和13.3%的常规护理组患者报告了自杀意念；在24个月时，10.1%的干预组患者和13.9%的常规护理组患者报告了自杀意念。

来自PROSPECT和IMPACT的结果表明，抑郁和有自杀倾向的老年人对针对抑郁症状的干预措施有反应，但还有很大的改善空间，因为有相当一部分患者依然报告了自杀意念。如本节所述，尽管针对成人自杀行为的认知治疗取得了进展，但很少有治疗专门针对老年人的自杀意念（见Links, Heisel, & Quastel, 2005）。一个合理的起点是调整认知治疗策略以减少老年人群的自杀意念和影响自杀行为的其他风险因素。相比更普遍地关注精神障碍或情绪障碍的干预措施，这种针对性的干预可能对减少特定风险因素更有效。

认知治疗方案和案例

如前所述，我们的团队调整了自杀患者的认知治疗方案，以满足老年自杀患者的特定需求。老年人干预的许多组成部分与普通成年人相似，如治疗的三个阶段和许多特定的策略。我们目前正在进行一项初步研究，以评估认知治疗在最近报告了自杀愿望的老年男性中的可行性。

针对老年人的方案包括关注患者关于自己、整体生活或经历的消极信念，这导致了他们对未来的绝望感。为了识别在老年人中常观察到的认知，我们对研究中接受认知治疗的老年男性报告的自杀意念动机进行了定性分析。患者提供的最常见的想要自杀的原因与"无价值""无用""无能""无助"或"成为他人的负担"有关。其他自杀动机还包括负性生活经历，如健康问题、人际冲突或拒斥、创伤经历、经济困难、亲人死亡、退休和行动不便。认知治疗可以：（1）使用认知策略矫正对于负性生活经历的信念和反应；（2）使用行为策略发展获得愉悦和生活意义的替代方法；（3）使用问题解决策略解决特定的问题。本节将讨论针对有自杀倾向的老年人的治疗方案的各个方面，并强调针对这些患者常用的策略。我们以 J 先生为例来说明这些策略，他是我们用以评估干预有效性的研究中的一个典型患者。

治疗早期

如本书前面所述，在治疗早期进行的活动涉及评估当前存在的问题（包括患者的自杀动机），并制订安全计划。在治疗早期，临床医生针对患者的临床表现形成认知个案概念化，并与患者一起发展治疗计划。

评估出现的问题

对有自杀倾向的老年人的评估与年轻人非常相似（见第六章）。它包括了解患者的自杀风险、当前问题的历史、精神病和物质使用既往史、医疗史、社会史、精神病诊断和一个治疗计划。然而，如前所述，老年人可能更不愿意向临床医生透露自杀意念，因此合作性治疗关系的发展尤其重要。此外，临床医生应该确保探讨被动自杀行为，如未能坚持保证健康的治疗。对于正在服用精神药物的患者，最好由精神科医生来管理药物，而不是初级保健医生，因为精神科医生通常比初级保健医生更有可能监测自杀意念。以下是对在治疗早期从 J 先生处获得的信息的描述。

J 先生是一名 73 岁的鳏居白人男性，由初级保健医生转介来治疗抑郁。在他寻求治疗约 3 个月前，他的妻子死于慢性病。他报告从那时起就感到昏昏欲睡、没有动力、抑郁、对生活漠不关心。J 先生承认，他经常因妻子在世的时候没有花足够的闲暇时间和她在一起而感到内疚，他在回忆已故的妻子以及他们在一起的生活时就会流泪，并感到抑郁。他也报告有停掉所有药物的想法，这样他的生命就不会继续了。他认为死亡是一种结束孤独的方法，可以让他逃离众多的医疗问题，并在天堂与妻子团聚。

J先生是六个兄弟姐妹中最大的一个。他形容自己的童年充满了困窘和贫穷。他的父亲在钢铁行业做过小工，但在受伤后失去了工作。随后，他的父亲出现了严重的酗酒问题。因为家庭财务困难，J先生送过报纸，送过食品，在十几岁时就为一家钢铁制造公司做零工。17岁时，他参军了，在第二次世界大战期间在南太平洋服役。退伍后，他获得了经济学学士学位。大学毕业后，J先生在一家杂货店获得了一个管理职位，并最终成为一家大型食品公司的地区经理。26岁时，他与从小相识的妻子结婚。他说他们有一段充满爱和忠诚的关系，并一起抚养了三个孩子。

与J先生的抑郁和自杀意念发作有关的第一个议题是妻子的死亡。J先生的妻子已经患癌生活了好几年，那段时间她很痛苦。J先生是她的主要看护人，他的大部分日常生活都围绕着妻子的需求，并陪她完成医疗预约。在她生命的最后一年，她的几次手术都不成功，这让她更需要他的照顾。J先生说，妻子去世时他感到麻木和疲惫，但也感到解脱，因为她不再痛苦。然而，自从妻子去世后，他感到越来越抑郁，并坚信生活失去了焦点。由于角色责任的变化，他发现为自己设定有意义的目标并安排时间越来越困难。

第二个议题涉及他和孩子们的关系。大约6个月前，他与两个儿子的关系由于在金钱问题上的分歧而变得紧张，因为他拒绝借钱给他们进行商业投资。他对儿子们的行为感到愤怒，觉得他们只想要他的钱。虽然他为自己养家的能力感到自豪，但他后悔多年来一直过于重视金钱，并后悔以前没有花更多时间和孩子们在一起。他和女儿的关系并不紧张，但他说自己不知道如何接近她，因为他通常通过妻子与女儿沟通。J先生承认，他曾以为妻子去世后他和孩子们会"聚在一起"，但他发现自己与他们更加疏远了。

J先生报告的第三个议题是健康问题，这限制了他的行动能力。他的医疗问题包括糖尿病、呼吸困难和感知到的记忆问题。他无法开车或做任何家务，因为他变得越来越不稳定、喘不过气以及头晕。结果，他开始依赖孩子们出行，这很困难，因为向他们寻求帮助让他感觉不舒服。行动能力和交通方面的问题让他产生了自己"就像个孩子"的信念。此外，因为大部分时间都待在家里，他几乎没有机会从事愉悦的活动或期待新的经历。

从描述中可以明显看出，J先生有许多与老年人自杀行为有关的特征。妻子去世后，他变得社会孤立。他正在经历精神失调的症状，特别是抑郁。他最近经历了许多负性的生活压力源，比如妻子的死亡和与两个孩子的重大冲突。他因医学疾病越来越失能。所有这些变量都促成了J先生广泛存在的绝望感和不再值得活下去的感觉。

制订安全计划

安全计划是临床医生在治疗自杀患者时可以使用的首批干预措施之一。如第六章所述，这是一份分层安排的书面应对策略清单，可以在自杀危机之前或期间使用。安全计划由四个主要部分组成：（1）与自杀危机相关的警告信号；（2）管理自杀危机的应对策略；（3）在自杀危机时可以联系的朋友和家人；（4）在自杀危机时可以联系的专业人员。安全计划有助于增强患者对自杀想法和冲动的控制感，并提升他们对自己能够克服自杀欲望的预期。根据我们的经验，在自杀危机期间，老年人往往不愿意接触他人，特别是专业人士。在这些情况下，临床医生可以检验这一步的优缺点，以强调接触他人的好处。此外，在这种时候，角色扮演可以有效示范如何联系他人。接下来，我们将描述J先生的临床医生如何处理一起制订安全计划的挑战。

J先生最初不愿意完成安全计划，因为他一再向临床医生保证，他没有自杀倾向。然而，他承认自己经常感到孤独、虚弱和绝望，他也承认，由于现在行动能力有限，他不知道如何应对这些感觉。为了让J先生更接纳这项练习，临床医生建议他们称其为应对计划，而不是安全计划。J先生识别了几个绝望感的警告信号，包括孤独、无聊以及对妻子和共同生活的回忆。应对这些诱因的策略包括：在电视上看体育节目；查看他童年的棒球卡收藏；阅读报纸的财经部分来追踪他的投资；外出喝一杯咖啡。他能接触到的人包括他的女儿和去商店喝咖啡时经常聊天的一个男人。J先生表示有些不愿在感到绝望时联系这些人，并说不想因为自己的问题给他们增加负担。临床医生与J先生合作评估了他的假设：与这些人联系就意味着他会不自觉地与他们谈论自己的感受。J先生意识到，只是接触他们，就能帮助自己感到与他人更有联系，并分散他对绝望感的注意力，所以他同意联系他们并谈论日常的事情。最后，临床医生列出了她的联系方式和危机服务的电话号码。在完成应对计划后，临床医生与J先生一起确定了一个容易获取的保存地点（他的钱包），并确定了所有可能阻止他使用它的障碍。

发展认知个案概念化

如前所述，我们治疗的一个一般原则是识别与患者自杀意念或自杀行为相关的激活事件、认知、行为、情绪和情境。在患者提供了对自杀意念发作前后的事件的叙述性描述后，临床医生要确定这些事件中核心的关键自动思维。识别出的想法需要被整合到患者临床表现的认知个案概念化中，包括素质易感性因素、早期经历、核心信念和中间信念、关键自动思维以及与自杀相关的认知过程（见第七章）。

J先生自杀意念的认知个案概念化的基本要素如图12.1所示。他目睹父亲败落和不得不过早工作的早期经历，可能导致了一种潜在的功能失调的态度，即男性应该是坚强和独立的。在一生的大部分时间里，J先生确实很强壮和独立，自然，心理也很健康。然而，现在他经历了许多外部（如，妻子的支持）和内部（如，行动能力）资源的丧失，于是发展出了一种基于绝望感的自杀图式，以"我很软弱"和"生活永远不会变得更好"的核心信念为特征。因此，"男性必须坚强和独立"的态度是从他的早期经历中发展起来的，是一种素质易感性因素，当健康和生活环境威胁到他的强壮和独立时，就引发了基于绝望感的自杀图式。

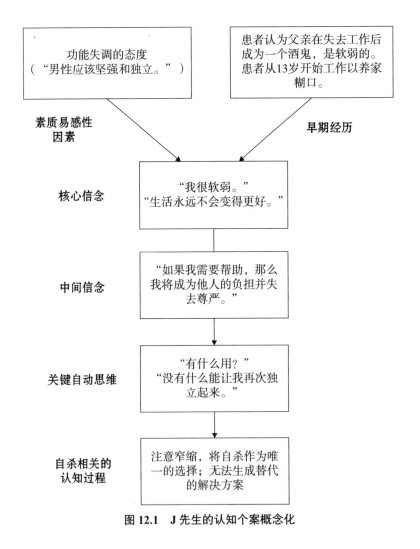

图 12.1　J 先生的认知个案概念化

鉴于他面临着多重躯体问题，J先生的中间信念是，"如果我需要帮助，那么我将成为他人的负担，我将失去尊严"。每天吃药的时候，他都会产生自动的想法，比如，"有什么用？没有什么能让我再次独立起来了。"产生这些想法后，他经常考虑完全停止服用药物，以这种方式结束生命。因此，在这些被动尝试自杀的事件中，他将注意缩窄在自杀上，认为这是唯一的选择，而忽视了考虑其他方法来重新定义自我价值和身份（即，自杀相关的认知过程）。

确立治疗目标

评估老年患者对治疗的期望，以确定他们是否有任何阻碍治疗成功的消极态度，这很重要。通常，老年人没有参加过心理治疗，也不了解治疗中的活动类型以及治疗目标的设定。对于大多数有自杀倾向的老年人，治疗目标应包括减少自杀意念和抑郁症状，并发展在自杀危机期使用的适应性应对技能。此外，能为治疗进展提供客观测量的特定行为目标也很重要。例如，临床医生可能会问，"如果你不那么想自杀或不那么抑郁，你的行为会有什么不同？如果你不那么抑郁或不再想自杀，你的朋友或家人会注意到你的什么？"对J先生来说，这些目标包括变得更有希望、更自主和更独立，表现为参与社交和休闲活动增加；增加与家人的接触，降低与孩子们争吵的频率；获得医疗咨询并遵循治疗建议。

治疗中期

与有自杀倾向的老年人工作的临床医生可以使用我们在第八章中描述的许多策略。然而，这些策略需要根据老年人的需求和生活情况进行定制，如应对丧失、疾病和身体限制。临床医生经常与老年人合作，回忆他们过去成功应对困难的时期，并将他们过去使用的策略应用于当前的问题。在本节中，我们将描述如何与J先生一起增加生存理由、改善社会资源、发展问题解决策略以及提高对其他服务的依从性。

增加生存理由

正如本书前面所描述的，识别生存理由是自杀患者认知治疗的一个关键策略，因为它有助于对抗以普遍的绝望感为特征的认知。对于有自杀倾向的老年人尤其如此，因为他们可能面临着多种形式的丧失。一个直截了当的练习就是要求患者列出生存理由，并在某个地方记录这些理由，比如在应对卡上，这样就可以在自杀危机中很容易地获得它们。然而，许多自杀患者需要更生动的提醒，而不是把条目简单地记在纸上。

与年轻患者一样，在感到绝望或想自杀的时候，希望工具包可能可以有效地提醒老年患者生存的理由。希望工具包由一个容器组成，里面装着纪念品（如，照片、信件、纪念品、祈祷卡），用来提醒人们生存理由。有趣的是，老年人发现这项活动是一种非常好的经历，能让他们发现以前忽视的生存理由。重要的是，临床医生必须与老年患者合作，以确定在自杀危机时期帮助最大的条目。例如，配偶的照片可能会促进对具体的愉悦经历的回忆。但如果配偶去世了，它也会引发负面的想法，比如"我再也不会有这样的幸福了。"因此，在会谈中，临床医生可以帮助患者预估，在自杀危机期间，希望工具包的内容对提醒他们生存理由的有效性。此外，临床医生可以帮助患者识别那些提醒他们未来可以参与的愉悦活动的项目，比如孙子的照片或当地老年人中心的活动时间表。

自从退休、妻子去世、与家人的沟通减少以来，J先生一直挣扎着寻找人生的目的。他认为自己一生的大部分时间都是自主和目标导向的，但他不再有这种强烈的独立感。J先生总结他耗尽的人生认同感时说："我不再知道自己属于哪里。"他大部分时间都在看战争电影，回忆过去，反思自己当前糟糕的状况。因此，治疗的一个任务是帮助J先生明确表达生存的理由。J先生能够提出五个生存理由：（1）享受与女儿的关系；（2）结交新朋友；（3）至少看到一个孙子结婚；（4）看到他的曾孙出生；（5）激励他人"掌控生活"。因此，J先生收集了他儿子和孙子的照片。他还从杂志上剪下他想去旅行的地方和风景的照片。这些照片被放在一个剪贴簿里，他很喜欢和来拜访他的人分享。

改善社会资源

如前所述，高水平的社会孤立和糟糕的社会支持网络都与老年人的自杀意念相关（Alexopoulos, Bruce, Hull, Sirey, & Kakuma, 1999）。因此，对有自杀倾向的老年人进行认知治疗的一个重要策略就是开发患者的社会资源，以降低绝望感水平并寻求社会支持，以化解与丧失、医疗问题和其他逆境相关的痛苦。例如，可以鼓励患者与他人一起安排愉悦的社交活动，并扩大他们的社会支持网络。在许多情况下，临床医生可以成功地与老年人工作，以确定由当地老年中心组织的特定活动。

此外，通过检查患者对关系的假设和在解决冲突中最有用的沟通策略，与亲密他人的人际冲突可以在会谈中解决。许多临床医生发现，角色扮演是一个有用的方法，可以帮助老年人实践和实施会谈中讨论的沟通策略。如果有可能，要鼓励家庭成员或护理人员参与治疗，不仅是为了解决人际冲突，还要告知他们患者正在发展的认知和行为策略，以便他们可以帮助患者。

改善社会资源是J先生的治疗的一个主要焦点，因为他自妻子去世以来就经历了社会孤立，并报告了与两个儿子的关系的重大冲突。因此，聚焦于改善社会资源以降低他"生活永远不会变得更好"的核心信念的强度，并增加他的生存理由，这是非常合理的。J先生和临床医生合作决定用两种方式解决这个问题。首先，他们头脑风暴扩大他的支持网络的方式，比如在当地的老年中心更加活跃。J先生最初不愿参加老年中心的活动，认为"那是老年人要去的地方。"然而，他同意进行一项行为实验：去参加一个他觉得有趣的活动，看看进展如何。在下次会谈中，J先生表示，他在那里看到了一些认识的人，而且环境与预期有很大不同。其次，J先生和临床医生确定了改善与孩子们的关系的策略。J先生表示，他觉得跟女儿最亲近，希望能花更多时间与女儿和孙子们在一起。然而，他承认他不知道如何和女儿谈论这件事，因为在孩子离开家后，他的妻子负责安排拜访孩子。因此，临床医生与J先生合作，发展沟通技巧来开启与女儿的对话，提出互相探访的请求，并协商探访的细节。经过几次会谈，J先生说他与女儿愉快地共进了一次午餐，并且计划周日晚上在女儿家中与她的丈夫和孩子共进晚餐。

事实证明，改善与儿子们的关系更具挑战性。J先生对是否应该迈出修复关系的第一步感到矛盾。他对他们已经几个星期没联系他、问候他而感到受伤、怨恨和困惑。他说："我有自尊。孩子们应该来找他们的父亲，而不是相反。"他列出了与儿子们联系的利弊，并最终决定：当下，他太不舒服了，无法完成这项任务。相反，他和临床医生构建了一个适应性反应："虽然我希望和所有的孩子都有紧密的关系，但我会接受事实并非如此，我将专注于发展与女儿和她的家人的关系。"

发展问题解决策略

老年患者往往能从发展问题解决技能中受益，虽然许多老年患者在过去成功地解决了问题、管理了自己的生活，但他们经常发现自己对新的生活环境和角色不知所措。可以指导老年患者识别加剧或导致绝望感的生活压力源或环境，并为问题产生替代的解决方案。临床医生和患者可以探索各种可能性，列出每种方案的优缺点，直到制定合适、具体的计划。可以创建应对卡来列出有效解决问题的步骤，或评估阻止患者积极解决问题的首要消极认知。

作为一名成功的商人，J先生对职业生涯中出现的问题有相当丰富的经验。通过认可这些优势，临床医生与他合作识别他当前生活中的问题，并产生可能的解决方案。具体来说，临床医生问J先生，他会给面临与自己相似情况的其他人什么建议。此外，临床医生鼓励他谈论以前的成功经验和确保成功的策略。在讨论这些经历时，J先生回忆起他的资源和技能，这对他目前的情况有帮助。例如，他表示，自己对需要依靠儿子出行感到不舒服，因为他们的关系很紧张，而且这会激发"孩子们需要照顾他"的信念。在谈到过去的成就时，J先生回忆说，大约10年前，他曾自愿为一名老年人提供出行服务。他决定使用这项服务，帮助他感到更加独立。

提高对其他服务的依从性

如本章前面提到的，老年抑郁经常与衰老相关的躯体疾病同时发生。与抑郁相关的症状，包括绝望感和自杀意念，可能会干扰医疗依从性，从而使健康结果恶化（Montano, 1999）。在每次会谈开始时，临床医生可以评估患者对医疗方案的依从性（如，完成医疗预约或按规定服药）。如果确定治疗依从性存在问题，临床医生可以使用认知策略来检验对治疗的消极信念和行为。检验这些信念后，可以修改不适应的想法，并产生克服困难的解决方案。

阻止J先生参加医疗预约的关键自动思维包括"去看医生有什么用？我太老了，很难改变。我的健康问题积重难返。"为了处理这些想法，临床医生采取了角色扮演的策略，医生扮演J先生，而J先生扮演劝导者。在这次练习的基础上，J先生确定了应该遵守预约和坚持治疗方案的几个原因。例如，他喜欢体育运动，并希望足够健康以参加在体育场举行的棒球比赛。此外，他最终认识到，自己的健康问题没有同年龄段的许多人那么严重。他仍然可以走路、阅读和对话，他想保持这些能力。考虑到这些，J先生与临床医生一起安排了医疗预约，并制定了遵守治疗建议的具体策略。

治疗后期

当患者针对目标取得进展，不再体验到自杀意念时，治疗可能会结束。如果临床医生认为患者有所收获，就需要对他们在治疗中获得的认知和行为技能进行正式的评估。与年轻人和青少年一样，复发预防方案是对患者在急性痛苦时期应用应对技能的能力的终点评估。如第九章所述，本练习的目标是尽可能多地寻找与过去的自杀危机相关的想法、图像和感受。然后，临床医生评估患者是否能够以适应性的方式应对问题。然而，对于没有过尝试但存在自杀倾向的老年人，自杀复发预防的任务与有过自杀尝试的年轻患者有所不同。在我们经验中，与年轻人相比，多数老年人的自杀意念水平往往没有那么严重，而且更加慢性。老年人的复发预防任务往往不会强烈聚焦于某个特定的激活事件。

鉴于 J 先生的自杀意念已经解决，抑郁也不再那么严重，临床医生实施了复发预防方案。J 先生被要求想象导致他接受治疗的自杀危机。随后详细描述他在治疗过程中发现的有用的具体应对策略。一个策略是回忆他年轻时有效解决问题的能力，这带来了一个切实的积极结果——促使他使用为老年人提供的出行服务。此外，J 先生指出，与老年中心的人社交是一种有益的方式，可以减少社会孤立，从而降低抑郁和绝望感。他还指出，在危机时，他可以随时给女儿打电话。之后，J 先生被要求考虑一些可能会让他觉得不值得活下去的场景。他能够认识到，这种丧失独立性的感觉与之前的自杀意念有关。在未来导向的引导意象练习中，J 先生想象他患了另一种躯体疾病，再也不能去老年中心了。虽然有这些想象中的限制，但 J 先生能够认识到，他有能力通过打电话来联系朋友和家人。他还认为自己的疾病只是一个暂时的挫折，一旦健康状况改善，他就可以恢复以前的生活。

总结与整合

　　流行病学数据表明，与年轻人群相比，老年人的自杀率相对较高，老年男性的风险尤甚。晚年的自杀风险与抑郁、绝望感、自杀意念、复杂性哀伤、社会孤立和孤独感有关。虽然老年人的自杀率很高，但很少有随机对照试验评估老年自杀患者治疗的疗效和有效性。鉴于认知疗法是治疗老年人抑郁的研究最广泛的心理疗法之一，使用认知治疗来应对自杀行为的认知风险因素（如，自杀意念和绝望感）很有前景。基于老年自杀患者的认知个案概念化，应用认知治疗策略，如增加生存理由、增加社会资源、改善问题解决技能、提高治疗依从性，可能有助于减少老年人的绝望感和自杀意念。这些策略大多与本书之前描述的相似，但在失去亲人或出现其他限制后，老年人试图重新定义许多生活角色时，它们将呈现出不同的姿态。

第十三章

针对自杀的物质依赖障碍患者的认知治疗

正如第二章所述，酒精和药物依赖会大大增加自杀行为的风险。例如，布朗和坦哈夫等人（G. K. Brown, Tenhave, et al., 2005）指出，在他们的认知治疗研究中，68%尝试自杀的患者患有药物依赖障碍。阿哈罗诺维奇等人（Aharonovich, Liu, Nunes, & Hasin, 2002）发现，在他们的物质依赖住院患者中，超过1/3在一生中至少有一次自杀未遂史。从整体上看，这些实证文献表明，临床医生在治疗自杀患者时，遇到共病物质依赖障碍及相关问题的情况并不少见。研究发现，物质依赖障碍患者往往具有某些特质，而这些特质会提高自杀行为的风险（Darke & Ross, 1997, 2002）。此外，一些研究表明，物质滥用问题是导致自杀行为（即，外化行为；O'Boyle & Brandon, 1998; Verona, SachsEricsson, & Joiner, 2004）的一个独特的核心特征。由于这些原因，针对物质依赖人群的自杀预防是合乎逻辑的。

本章简要概述了物质依赖障碍患者的自杀行为发生率和风险因素的文献。此外，还说明了针对自杀患者的认知治疗如何调整以适应这一人群。最后，强调了与自杀的物质依赖患者一起工作的独特问题，并呈现在一个案例中。

物质依赖障碍患者的自杀意念和自杀行为

在这一节，我们综述了与物质依赖障碍患者自杀意念和自杀行为相关的文献。大部分讨论分关注酒精依赖者和药物依赖者。在本节末尾，我们强调了两个文献关注较少，但临床医生在与自杀的物质依赖障碍患者工作时会遇到的议题——多种药物依赖与自杀行为的相关，以及对区分意外和故意过量的思考。

酒精依赖

我们在第二章中看到，酒精依赖患者的自杀风险比普通人群增加了约 6 倍。酗酒女性尤甚，其风险是预期的 20 倍（E. C. Harris & Barraclough, 1997）。研究表明，15%~50% 的酒精依赖患者在一生中有过自杀未遂史（A. T. Beck, Steer, & McElroy, 1982; Cornelius, Salloum, Day, Thase, & Mann, 1996; Koller, Preuss, Bottlender, Wenzel, & Soyka, 2002; Preuss et al., 2002）。不幸的是，很少有实证研究以检验大样本酒精依赖患者自杀行为的相关和风险因素为主要目的。

科尼柳斯等人（Cornelius et al., 1996）对一间住院部有双重诊断的41 位患者进行了深入调查，其中 17 人在当前的抑郁发作期间经历过自杀未遂，这为酗酒个体尝试自杀时的过程提供了特别有价值的洞察。在这些自杀未遂者中，有 14 人将他们的自杀描述为冲动行为，并为自己的行为感到后悔。此外，有 14 人在尝试自杀时饮酒，其中 11 人承认他们在喝得比平时多。科尼柳斯等人研究了患者入院前的饮酒模式，发现在入院前的 1 周内，尝试自杀的患者比没有尝试的多摄入了大约 1/3 的酒精。自杀未遂者更多报告了入院前 1 周内存在大量饮酒（超过 70 杯）行为。此外，在过去的 1 个月里，自杀未遂者的醉酒天数比没有的患者多 1 倍。对这些结果的解释必须谨慎，因为它们基于非常小的样本量，而且对饮酒的评估是回顾性的。然而，这提出了一种可能性，即酗酒者在饮酒量特别大的时候可能会冲动地尝试自杀。

酗酒者的自杀行为与非酗酒者不同吗？研究表明，酗酒者有许多与非酗酒者相同的自杀行为风险因素，如年龄［自杀死亡的年龄较大

（Conner, Beautrais, & Conwell, 2003）；尝试自杀的年龄较小（McCloud, Bamaby, Omu, Dmmmond, & Aboud, 2004; Preuss et al., 2003）]、较低的教育水平和社会经济地位（Conner, Beautrais, et al., 2003）、既往自杀未遂（Motto, 1980; Preuss et al., 2003）、抑郁症（Cornelius et al., 1996）、精神病（Conner, Beautrais, et al., 2003）、绝望感（A. T. Beck et al., 1982）和冲动性（Koller et al., 2002）。赫福德（Hufford, 2001）在关于酒精和自杀行为的综述中指出，许多有长期的婚姻和家庭问题的酗酒者，其生活特征与过度饮酒和复发有关。

酒精摄入不仅将个体置于自杀行为的长期风险中，也是自杀行为的直接前兆。赫福德（Hufford, 2001）综述了一些证据，表明在饮酒和实施自杀行为的可能性之间存在着剂量－反应的相关关系，一个人饮酒越多，他／她尝试自杀的风险就越高。饮酒会导致一种双相（biphasic）效应——尽管饮酒的最初效果往往是放松和兴奋，但最终会消退，并开始出现抑郁。赫福德认为，在双相效应的后半段，个体实施自杀行为的风险最大。此外，酒精中毒会增加攻击性，这是在成瘾人群中经常观察到的一种自杀行为的外化途径（Verona et al., 2004）。因此，解释酒精摄入会促进自杀行为的机制的两个潜在变量是：（1）在最初的兴奋之后出现的抑郁；（2）攻击性增加。

赫福德（Hufford, 2001）提出了一种有趣的可能性，即酒精在自杀危机时加剧了注意固定。酒精不仅减少了人们注意和编码的线索数量，还破坏了充分处理被编码的线索并从中获得准确意义的能力。这些信息处理的缺陷导致了"酒精性近视（alcohol miopia）"，或"肤浅理解、过于直接的经验不成比例地影响了行为和情绪的一种短视，这种状态下，我们可以看到树木，却完全错过了森林"（Steele & Josephs, 1990, p.923）。因此，在自杀危机发生时，酒精中毒可能通过进一步限制对自杀相关线索的注意，并降低当事人处理非自杀相关线索的可能性，从而加强了将自杀作为唯一选择的注意固定。

总而言之，酒精依赖的诊断显著增加了个体实施自杀行为的风险。酒精依赖个体具有许多人口统计学、诊断学和心理学上的风险因素，这些也是普通人群中自杀未遂者的特征。然而，饮酒频率和饮酒量的大幅增加往往是尝试自杀的前兆，即便是在那些已经习惯大量饮酒的人群中。最新的研究表明，受酒精影响的自杀尝试至少有一部分是由情绪、行为和认知过程结合而成的，包括抑郁、攻击和注意固定。

药物依赖

正如第二章所述，药物依赖障碍患者最终自杀的风险会大幅增加。然而，药物依赖带来的风险的确切程度取决于患者滥用的特定物质。根据哈里斯和巴勒克拉夫的元分析（Harris & Barraclough, 1997），阿片类（opiate）药物滥用和依赖相关的自杀风险是预期的 14 倍；镇静剂（sedative）、安眠药（hypnotic）或抗焦虑药（anxiolytic）是 20 倍；大麻（marijuana）是 4 倍。正如我们所看到的，在关于酒精问题和自杀行为之间关系的文献中，很少有实证研究的主要目的是检验大样本药物依赖个体实施自杀行为的相关和风险因素。

与这一主题相关的现有研究的样本绝大多数是阿片依赖患者。在这些研究中，最严格和系统的是蒂森、达克和同事开展的"澳大利亚治疗结果研究"（Teesson et al., 2005）。这项为期 3 年的多中心纵向研究对海洛因（heroin）使用者进行了追踪，这些被试分别：（1）参加美沙酮（methadone）/丁丙诺啡（burenorphine）维持治疗；（2）接受戒毒治疗（detoxification）；（3）参加住院康复治疗；或（4）目前没有参加治疗。被试需要完成一个全面的评估，包括药物使用、一般健康情况、健康服务利用、精神症状以及几项关于自杀意念、意愿和尝试的指标。他们从一个针头交换项目（needle exchange program）中招募了 535 名正在接受上述三种积极治疗之一的海洛因使用者和 80 名没有接受治疗的使用者。

对基线数据的分析（Darke, Ross, Lynskey, & Teesson, 2004）表明，大约34%的样本报告了至少一次自杀未遂，并且性别差异很大——44%的女性海洛因使用者有过自杀尝试，而男性只有28%。在基线评估之前的1个月，30%的样本报告了反复出现的死亡念头，23%报告了反复出现的自杀想法，15%报告了有具体的计划，5%实际尝试过自杀。与近期自杀未遂史相关的特征包括：年龄较小、女性、较少受正规中学教育、终生或近期使用多种药物、目前有自杀意念，以及被诊断为严重抑郁症、边缘型人格障碍和创伤后应激障碍。换句话说，在这项研究中，最近试图自杀的人往往是年轻的女性海洛因使用者，她们表现出较高程度的外显行为，并有较严重的精神失调。

在1年的随访评估中（Darke, Williamson, Ross, & Teesson, 2005），9.1%的被试在过去12个月中曾尝试自杀。在这些被试中，约2/3有自杀未遂史。第一年随访中尝试自杀的预测因素包括：基线社会孤立、基线自杀意念、在加入研究前12个月内有过一次自杀尝试、基线多药使用水平较高，以及在随访期间有更多的治疗经历。尽管美沙酮维持治疗组和住院康复组的海洛因使用者都报告自杀意念显著下降，但在随访期间，尝试自杀的患者比例却没有因接受治疗而下降或有所不同。作者总结到，尽管成瘾治疗方案似乎减少了一些自杀未遂的伴随因素，如自杀意念，但它们并没有降低自杀未遂的频率。这些发现表明，针对性的干预措施，特别是侧重于减少未来尝试自杀的可能性，将适用于该人群。

在3年的随访中（Darke et al., 2007），样本共实施了126次自杀尝试，其中4.9%的海洛因使用者在3年内有多次自杀尝试。随访期间自杀未遂的预测因素有终生自杀未遂史、基线自杀意念、社会孤立和基线多药使用。因此，社会孤立、基线自杀意念和基线多药使用在两次随访期内都是自杀未遂的预测因素。事实上，在基线评估时具有自杀意念的海洛因使用者中，约1/4（24.1%）在随访期间持续尝试自杀，这表明，识别有自杀意念的药物依赖者，加强监测并进行针对性治疗以降低他们实施自杀行为的可能性，这很重要。与 1 年随访时的情况不同，在 3 年的随访评估中，尝试自杀的频率大大下降。达克等人（Darke et al., 2007）推测，样本自杀未遂率的下降与海洛因使用的普遍下降同时发生，从针头交换项目中招募的被试也是如此，这表明样本中的许多被试正在避免落入滥用药物的生活方式，这种生活方式可能会加剧实施自杀行为的倾向。

在对海洛因使用者自杀行为的风险因素的综述中，达克和罗斯（Darke & Ross, 2002, p.1389）得出结论：

> 总的来说，展现出了……一般人群研究中报告的自杀风险因素与海洛因使用者是相似的。然而，应该记住的是，这些风险因素在海洛因使用者中的出现率非常高。海洛因使用者中，抑郁症的发病率比普通人群高了好几个数量级。同样，海洛因使用者的社会状况已被反复证明，他们的主要特征包括失业、教育水平低、社会孤立、反复监禁，且父母酗酒、精神病和离婚的比例很高。

换句话说，有药物依赖问题的自杀者与其他自杀者有许多相同的特征，但他们的风险特征通常包括更多更严重的因素。此外，这些风险因素中很可能有许多与药物使用本身相互作用（如，抑郁因药物的影响和后果而加剧）。一个例外是反社会人格障碍的诊断，一些研究发现，反社会人格障碍是实施自杀行为的一个风险因素，这些研究的样本没有包括较高水平的药物使用者（Verona, Patrick, & Joiner, 2001），且在海洛因使用者样本中，反社会人格障碍一般没有作为风险因素出现。达克和罗斯（Darke & Ross, 2002）推测，许多海洛因使用者被诊断为反社会人格障碍，是因为他们通过犯罪行为来满足毒瘾，这掩盖了那些真正具有精神障碍特征的人。

多种药物依赖

正如前文所述，达克等人（Darke et al., 2004, 2005, 2007）的研究表明，多种药物依赖导致药物依赖者有实施自杀行为的特殊风险。其他研究也发现，多药依赖可以区分药物依赖患者是否有自杀未遂史（如 Preuss et al., 2002; Roy, 2002），并且是未来自杀尝试的一个风险因素（如 Preuss et al., 2003）。在元分析中，哈里斯和巴勒克拉夫（1997）确定了 4 项多药使用者完成自杀的风险的研究。他们发现，完成自杀的风险是预期的 20 倍，其中合并阿片类和可卡因（cocaine）依赖的患者的风险最大。此外，他们发现，有自杀未遂史的女性多药使用者自杀死亡的可能性比预期高 87 倍。

因此，在接诊多种药物依赖的自杀患者时，临床医生应在整个治疗过程中密切监测自杀意念和意愿。多种药物依赖很可能与严重的精神病理学和人格病理学，以及以许多自杀相关的人口学风险因素为特征的有偏的生活方式有关。

特殊议题：区分意外和故意的过量使用

在药物依赖和自杀行为的关系中，一个棘手的问题是，是否应该把过量服药归类为自杀未遂。对此，研究人员观点不一。有人认为在高危人群中，应始终将过量服药归为自杀尝试；有人则认为只有在尝试者明确表示出意愿或可以通过有形证据（如遗书）确认的情况下，才应将其归于自杀。在"澳大利亚治疗结果研究"之前的一项研究中，达克和罗斯（Darke & Ross, 2001）发现，92% 的海洛因使用者认为他们最近的海洛因过量使用是意外，而不是故意的。如果是故意过量，绝大多数是海洛因以外的药物，通常是苯二氮䓬类。事实上，只有 10% 的样本报告有故意服用过量海洛因的既往史。一项研究调查了参与美沙酮维持治疗的阿片类药物成瘾患者的意外和故意过量服药情况（Best et al.,

2000），结果发现，相对于那些意外过量服药的人，故意过量的人更可能有焦虑、抑郁、绝望感和自杀意念的症状。因此，药物使用者自杀行为的相关风险因素概况可能提供了一个背景，临床医生可以据此确定用药过量是不是一种自杀尝试。

小结

本节综述的文献表明，有酒精和药物依赖障碍的人实施自杀行为的风险很高。很多研究对正在接受某种成瘾治疗的药物依赖患者进行了调查，大约 15%~50% 的人有自杀未遂史（如 Aharonovich et al., 2002; A. T. Beck et al., 1982; Cornelius et al., 1996; Darke & Ross, 2001; Roy, 2002, 2003a, 2003b）。心理解剖研究表明，超过 50% 死于自杀的人患有某种物质依赖障碍，尽管其中一部分人正在接受治疗（Kõlves, Värnik, Tooding, & Wasserman, 2006）。

在解释物质依赖和自杀行为之间的关系时，一个经常被提及的心理因素是冲动性（如 Erinoff, Compton, & Volkow, 2004），因为许多研究已经证明，物质依赖患者比健康对照者更冲动（见 Moeller, Barratt, Dougherty, Schmitz, & Swann, 2001）。尽管这种解释很合理，但意外的是，很少有研究在调查药物依赖患者的自杀行为时纳入对冲动性的测量。更多的时候，人们推断冲动是自杀未遂的机制，因为自杀的药物依赖者特别容易被诊断为边缘型人格障碍，其特点正是冲动的爆发（如 O'Boyle & Brandon, 1998）。我们鼓励使用赫福德（Hufford, 2001）描述的框架，对物质障碍患者自杀行为的特质（远端）和状态（近端）风险因素进行系统研究。我们假设，从特质或远端角度来看，物质依赖障碍的诊断使个体处于实施自杀行为的风险之中，因为它：（1）与其他长期存在的风险因素有关；（2）增加了主观痛苦；（3）造成生活压力，例如在与家庭成员和亲密朋友的关系中引发冲突。然而，从状态或近端角度来看，酒精或药物的影响也可能使个体处于实施自杀行为的风险之中，具体表现为：（1）影响判断力；（2）减少抑制并增加冲动行为的倾向；
（3）增加抑郁；（4）加剧将自杀作为唯一出路的注意固定。

物质依赖障碍患者的认知治疗

认知治疗被用于治疗物质依赖性障碍患者已经超过 15 年（见 A. T.
Beck, Wright, Newman, & Liese, 1993），针对成瘾人群的认知治疗的一
般原则与其他人群相似——临床医生遵循会谈结构，帮助患者识别并调
整维持和加剧其病理的自动思维和信念，发展应对技能，在不实施非适
应性行为的情况下处理痛苦，并应对使他们面临复发的高风险情境。然
而，贝克和赖特等人（A. T. Beck, Wright, et al., 1993）提出，物质依赖
障碍患者有多层信念，这些信念都应该在治疗中得到调整。这些患者
不仅具有抑郁、焦虑和愤怒患者中常见的核心信念，还具有持续使用
药物的成瘾信念。例如：预期性信念（anticipatory beliefs），这是一类
高估的信念，患者认为使用物质能引发期望的状态、满足感，或增加
效能感（如"我会很快乐""我能比以往更自由地社交"）；缓解性信念
（relief-oriented beliefs），即相信使用药物能缓解不想要的或厌恶的状态
（如"我需要喝酒来渡过难关"）；放纵性信念（permissive beliefs），即
人们纵容自己使用物质，忽视或将负面后果最小化（如"我应该偶尔享
受一下乐趣"）。当个体感知到内部或外部的成瘾相关线索（如，看到使
用物质的朋友而感到焦虑），预期性信念或缓解性信念就会被激活（如
"我需要摆脱这种焦虑""这将是一个美好的夜晚"），患者体验到渴望或
冲动，放纵性信念也随之而来。

对物质依赖的认知治疗使用了许多与第五章相同的策略，包括苏格
拉底式提问、家庭作业布置、箭头向下提问、活动监测和计划，以及问
题解决。此外，还应特别注重应对冲动和渴望。贝克和赖特等人（A. T.
Beck, Wright, et al., 1993）发展了一些处理冲动和渴望的策略，包括转

移注意力、提醒患者保持清醒的应对卡、聚焦于复发后果的消极想象、聚焦于成功应对的积极想象，以及放松技术。物质依赖患者的认知治疗师还注重发展控制信念（control beliefs），以抵消成瘾信念。控制信念是指促进冲动和渴望管理的信念，可以通过鼓励患者提出使用药物的弊端和达到相同预期可以采用的其他方法（如"我想实现我为自己设定的目标，使用药物会使我退步"）而建立。它们经常通过会谈中的想象预演来练习，与复发预防方案中通过引导想象解决自杀意念和冲动的方式类似。通过识别高风险情境、教授患者回避情境和应对被激活的成瘾信念的方法，可以达到预防复发的目的。

众所周知，使用广义的认知行为治疗方法能够有效减少酒精和物质依赖患者的酒精和药物使用（如 Roth & Fonagy, 2005），但也必须承认其他治疗方法在实现这些结果方面同样有效（如 Kadden, Litt, Cooney, Kabela, & Getter, 2001; Project MATCH Research Group, 1997），如促进参与的 12 步戒酒法（12-step programs）、动机性访谈（motivational interviewing），甚至非定向互动治疗（nondirective interactional therapies）。此外，几乎没有证据表明认知行为治疗是通过获得目标策略来实现治疗效果的（Morgenstem & Longabaugh, 2000）。相反，被分配到不以调整认知和行为应对策略为重点的治疗组的患者，在治疗后表现出这些策略的明显增加，且与酒精和药物使用的减少相关（Litt, Kadden, Cooney, & Kabela, 2003）。研究人员推测，当由对这类人群有丰富经验的临床医生实施（如 Crits-Christoph et al., 1999），或者利用机会激发了患者的动机或自我效能时（Litt et al., 2003），结构化的成瘾治疗将会产生效果，我们将在下一节描述被整合进认知干预的因素。

然而，我们无法从这些酒精和药物依赖患者的认知行为干预文献中得知的是，这些治疗在多大程度上影响了患者实施自杀行为的相关变量，如绝望感、自杀意念和自杀意愿。这些文献中的多数研究都将酒精和药物使用指数作为主要的结果变量（如，戒酒天数的百分比、酒精或药物使用的天数），所以目前还不清楚积极参加针对成瘾的治疗是否能减少患者未来实施自杀行为的可能性。一个例外是，达克、蒂森及同事此前的工作表明，在相当长的时期内（3 年），参加治疗的天数与自杀未遂率的下降相关，但仍有相当一部分患者在治疗期间自杀。此外，范登博施等人（van den Bosch, Verheul, Schippers, & van den Brink, 2002）报告说，辩证行为治疗（包含认知和行为成分）减少了共病边缘型人格障碍和物质滥用患者的自杀和非自杀性自伤行为。因此，似乎需要一种专门针对这一人群的自杀预防治疗。

认知治疗方案和案例

自杀的物质依赖患者是一个复杂的治疗群体，因为他们有许多必须同时解决的迫切需求。事实上，是否存在一种理想场所来治疗这些患者，都是值得商榷的。根据我们的经验，许多成瘾治疗项目不会接收这些患者，因为他们被认为有严重的并发心理健康问题，而这些项目没有能力解决。然而，当这些患者来到可以解决心理健康需求的服务机构时，也往往被拒绝，理由是物质依赖的治疗应该更优先。我们把这种治疗设计成由成瘾问题顾问通过门诊或强化门诊（如，每周三次）来实施，因为研究人员推测，和这类人群打交道的经验与积极的结果有关（Crits-Christoph et al., 1999）。然而，只要有能力与这类人群工作，非成瘾治疗的门诊医生和住院临床医生也都可以使用它。

临床医生应该意识到，在康复过程中的很多时候，患者可能会报告自杀意念的增加或加剧。例如，许多患者在戒毒治疗项目的初始过程中报告有高度的绝望感和沮丧感，因为他们最近常常觉得跌入谷底，而且康复之路过于漫长。有趣的是，在初始过程结束时，许多患者报告说对未来有希望，因为他们认为自己终于为解决问题做了一些事，并对他们将要得到的服务感到乐观（见 Emery, Steer, & Beck, 1981）。换句话说，患者在初始过程开始时报告的自杀意念往往是短暂的，而当得知能从项目中得到全面的成瘾治疗时，他们就被灌输了希望。

然而，这种希望往往不会持续很久。患者很快就会发现，成瘾治疗是一项艰苦的工作，并且他们要面临这样的现实：自己再也无法使用很多（或许全部）过去用来应对生活压力和失望的策略。如下面的案例所示，许多物质依赖障碍患者住在康复之家，他们要遵守严格的规则和日常惯例，随着时间的推移才能慢慢获得特权。此外，患者要开始面对他们在工作、经济和人际关系方面积累的诸多问题。在遇到挫折时，有自杀意念或自杀未遂史的患者特别有可能以全或无的方式看待这些挫折，这促使他们产生绝望感和失败主义者的态度。因此，在与有自杀风险的物质依赖患者工作时，临床医生必须在整个治疗过程中仔细监测他们心境的高峰和低谷。

对自杀的物质依赖障碍患者进行认知治疗的目标是：（1）降低未来自杀行为的可能性；（2）制定管理自杀意念和绝望感的策略；（3）减少实施自杀行为的相关风险因素。换句话说，物质依赖患者的自杀认知治疗方案的目标与本书所述的其他患者群体是一样的。然而，该人群的不同之处在于，复吸和复发往往与易感个体的自杀危机有着错综复杂的关系。因此，重要的是，在相关情况下，临床医生应将物质使用作为认知个案概念化和导致自杀危机事件时间线的核心成分。理想的情况是，有物质依赖问题的患者会同时接受针对物质使用的成瘾治疗。在这些情况下，临床医生可以把治疗的目标设置为降低未来自杀危机出现的可能性和减少相关的风险因素，而针对成瘾行为的干预措施将在其他场景中实施。改变成瘾信念以及减少冲动和渴望的认知与行为策略将被整合到治疗中，因为它们与管理自杀危机有关。然而，我们认识到，有些临床医生会被要求同时解决物质依赖和未来自杀行为倾向的问题。在这种情况下，我们鼓励临床医生建立一个治疗问题的层级结构，从对生命威胁最大或最危险的问题开始。在大多数情况下，这个问题是降低未来自杀行为的可能性。

本节的剩余部分描述了治疗被诊断为物质依赖障碍的自杀患者的早期、中期和后期阶段。在本节中，我们将介绍梅尔文（Melvin）的案例，他是参加强化、综合门诊成瘾治疗项目的患者的综合体，并且接受了成瘾顾问提供的以自杀为重点的认知治疗。

治疗早期

与之前关于特殊人群的章节类似，本节描述了临床医生如何评估出现的问题，并为自杀的物质依赖患者制订安全计划。这些信息在治疗早期收集，并被整合到认知个案概念化中，用于制订治疗计划，其中特别要关注与自杀和物质使用相关的认知。

评估出现的问题

与本书介绍的其他患者群体一样，对自杀的物质依赖患者进行评估，包括了解患者的自杀风险，涉及易感性和保护性因素、当前的问题、精神病诊断、病史和社会史。正如预期的那样，与其他患者相比，临床医生要花更多时间来了解这些患者使用物质的详细既往史和使用物质的后果，以及他们在过去的自杀危机中使用物质的情况。此外，了解戒断期、患者用来控制冲动和渴望的策略和导致复发的因素也很有用。

根据我们的经验，物质依赖患者常常关注此时此刻的情绪体验（在一定程度上，这可能引发了他们的物质使用问题和自杀危机倾向）。即使最近有过急性自杀意念（如，前一天或当天早些时候），一些患者也会否认当前有自杀意念。在很多情况下，如果患者不认为自己有自杀倾向，他们就不愿意谈论自杀意念（如，"我第一次来这里时，真的很沮丧，但我现在很好。你们只要提供我需要的治疗，让我保持清醒。"）。即使自杀意念是转瞬即逝的，临床医生也应该仔细评估自杀意念的频率、强度以及它与自杀意愿、自杀计划和其他非适应性行为（如，使用酒精或物质的冲动）相关的程度。以下是对梅尔文在初始访谈时的一些信息的描述。

梅尔文是一位45岁的单身非裔美国人，正在参加法院要求的门诊成瘾治疗。在成瘾治疗机构为期一周的接收和处置过程中，他报告了自杀意念和绝望感，并对自己在康复中心多次住院却无法保持清醒表示遗憾。他说，在他的一生中，他滥用过"所有你能想到的"药物，但他最终选择的是可卡因和酒精。梅尔文承认，他对药物的依赖破坏了他与现任女友和刚成年的子女之间的关系。他曾有过五次自杀未遂，都是在毒品或酒精的影响下，并且在经历重大的人际关系危机时发生的，例如与重要他人发生冲突，或是亲密家庭成员或朋友的死亡。

梅尔文在一个大都市的郊区长大。虽然他周围存在帮派活动和暴力，但他抵制了加入帮派的诱惑，并积极参与课外活动，如加入在高中棒球队和教堂唱诗班。梅尔文提到，父亲对他有很高的期望，希望他能在大学打棒球，并成为家庭中第一个从大学毕业的人。尽管在学业和体育方面都取得了成就，但梅尔文经常感到比同龄人低一等，不知道他们是否接纳自己。为了弥补这些不安全感，他经常炫耀并做一些离经叛道的事情来吸引他们的注意，例如大量饮酒。梅尔文自述，他从14岁起，每天放学后都会喝酒，这很大程度上是为了融入所在社区的同龄人。

酗酒并没有影响梅尔文的学业和体育成绩，他被一所小型州立大学录取，并获得了棒球奖学金。然而，梅尔文承认，他很难适应远离家乡的独立生活，并开始使用毒品。他很快被留校察看，无法参加棒球队比赛，并在大学二年级上学期退学。他回到家中，与母亲一起生活。在他21岁时，母亲突然去世。他形容这段经历把他"推向深渊"。在母亲去世不久，他实施了第一次自杀尝试。从那时起，梅尔文一直过着没有明天的生活，有时工作，有时不工作，与朋友住在一起，几乎不停地酗酒和吸毒。

梅尔文描述了导致他当前自杀意念的两个主要因素。首先，他承认自己是个失败者，因为他没有完成大学学业、没有打成大学棒球、没有追求有意义的事业，也没有恰当地养育两个孩子。在评估过程中，诊断医生发现，有两个主要问题干扰了他持续且系统地追求目标的能力。当然，其中一个是他正在使用药物。然而，诊断医生发现，梅尔文偶尔会有轻躁狂发作，这不仅加剧了他的药物使用问题，还与冒险和冲动行为有关，而这些行为通常最终都会给自己带来伤害。在轻躁狂发作期间，他精心制定和设计了项目计划，期望能扭转生活状态，他对自己实现这些目标的能力有夸大的期待。毫无疑问，他常常会做一些阻碍目标达成的事，从而导致失望和沮丧，并最终逃回酒精和毒品中。此外，在轻躁狂发作期间，他经常与亲近的他人争吵，从而破坏了这些关系。梅尔文承认，很多时候他也挣扎于严重的抑郁发作。因此，物质使用、冒险和冲动行为以及夸大的性格导致他无法实现生活中的目标，这又强化了他认为自己失败的想法，并导致了严重的抑郁。然而，他拒绝服药来控制他的轻躁狂。

其次，在评估时，梅尔文住在一个康复中心。与青少年时期的情况类似，他认为自己与这里的其他男性格格不入，他们会因为他的不同而排斥他。他还认为，康复之家的规则过于严格。他不喜欢被禁止随意进出，并认为他被要求做太多的杂事。他说："这就是我戒酒的目的吗？"对于从康复之家出来后是否能够过上有意义的生活，他也表示怀疑，因为他没有钱，也没有固定的住所。因此，梅尔文对未来有很高的绝望感，并很难找出生存理由。

正如本案例所描述的，梅尔文有很多尝试自杀和死亡的风险因素的特征。他经历着精神失调，特别是轻躁狂的症状，社交焦虑似乎也加剧了他的物质使用问题。物质使用和人际关系压力交织，导致了他的多次自杀未遂。由于这些长期的问题，他没有固定的住所、没有经济来源，并且疏远了本来可以依赖的社会支持。所有这些变量促成了梅尔文的绝望感，导致他认为自己几乎没有生存理由。

制订安全计划

安全计划对自杀的物质依赖患者非常重要，特别是当受到酒精或药物的影响时，他们会表现出冲动和判断力下降，并倾向于编码与注意焦点相矛盾的线索。由于这些患者经常出现意识状态的改变，所以谨慎的做法是使用简单明了的语言来撰写安全计划，或许可以用大号字体，并用高亮或其他线索来吸引他们的注意。正如第六章所述，可以将安全计划塑封起来，这样它就不会被撕毁。并且，可以放在容易找到的地方，比如钱包里。

虽然安全计划主要关注制定管理自杀意念和冲动的策略，但药物依赖障碍患者往往对管理冲动和渴望以及避免复吸风险的策略更感兴趣。当确定复吸是自杀危机的主要触发因素时，这些目标是一致的。然而，更多时候，警告信号和应对策略有所不同，如果在安全计划中同时包括这两个重点，可能让文件变得烦琐，很难在需要时使用。我们鼓励临床医生将安全计划的重点放在自杀危机上，以保持简洁。然而，如果患者觉得计划有用，可以进行合理的延伸——让他们建立单独的安全计划来管理冲动、渴望和高风险情境。这种安排的一个好处是，患者将获得制订和使用安全计划的经验。

第一次认知治疗会谈结束时，梅尔文急于制订安全计划，他说自己以前从未接受过这样的治疗，他感觉这将解决他的问题。临床医生当时没有把注意力放在这些扭曲的治疗观念上，因为梅尔文在会谈开始时表达了绝望感和轻微的自杀意念，她想关注如何确保他两次会谈之间的安全。她还想利用他的自我效能感和改变的动机（见 Litt et al., 2003）。梅尔文识别了几个自杀意念的警告信号，包括：（1）在康复之家做完一天的杂事后感到心力交瘁；（2）想在商店买一包烟，但意识到自己没有钱；（3）与女友争吵；以及（4）想起他失败的大学棒球生涯。

梅尔文应对这些触发因素的策略包括：祈祷；回忆他前段时间参加的匿名戒毒会的口号［如，"播放录像带（Play the tape through）"］，听福音音乐（gospel music）以及阅读报纸。最初，梅尔文表示，观看棒球比赛是分散自杀意念和绝望感的一种应对策略，因为他是当地大联盟球队的球迷，并关注球员的比赛数据。临床医生针将这一策略纳入安全计划进行了简短的利弊分析，因为几分钟前，梅尔文曾表示，想到他失败的棒球生涯可能会诱发自杀危机。他回答说，当球队获胜时，他的情绪会有所好转，但如果输了，他就会陷入低潮。鉴于梅尔文无法控制球队的输赢，临床医生温和地提供了一份替代应对策略清单供他参考，例如洗热水澡。梅尔文愉快地表示，这种策略是很好的想法，他想把它列入自己的安全计划中。

在确定危机时可以求助的人时，临床医生遇到了一些困难。梅尔文的母亲已经去世，而他与父亲的关系近年来一直很紧张。尽管在某些情况下，他把女朋友看作一种支持，但她对他有些戒备，因为他在以往的康复过程中没有成功。大多数被他视作朋友的人都在持续使用酒精和毒品。最终，梅尔文认为房屋管理员是他在需要时可以交谈的人。梅尔文提到对这个人有一种亲近感，因为他也有过类似的经历，但现在已经是社会上有生产力的一员，正在回馈那些需要帮助的人。在安全计划的最后，临床医生列出了她的联系信息、可以随时提供服务的电话号码以及自杀热线的电话号码。最后，临床医生与梅尔文一起头脑风暴，决定将安全计划放在什么地方，以便在危机发生时可以方便地找到它。

发展认知个案概念化

如第七章所述，认知个案概念化整合了患者的认知、情绪和行为，提供了对自杀危机中发生的一系列事件的全面理解。它包含了诱发事件和患者的素质易感性因素，以及自杀危机发生时起作用的心理过程。这种个体化的概念化指导临床医生选择适当的干预策略，以减少加剧自杀危机的变量。以下是对梅尔文的认知个案概念化相关内容的描述，如图13.1所示。

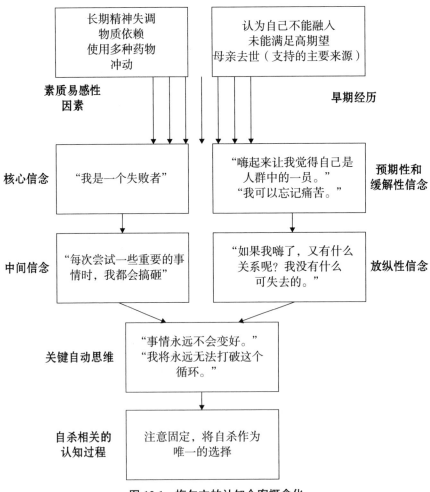

图 13.1 梅尔文的认知个案概念化

　　童年、少年和青春期的许多早期经历很可能促成了梅尔文素质易感性因素的发展。例如，他未能从大学毕业、没有参加棒球队以及母亲的去世，都是可能促成精神失调发生的重要负性生活事件。在这个模型中，精神失调被概念化为一个素质易感性因素，包括物质依赖问题和多种药物使用。在梅尔文的案例中，它是慢性的、长期的、严重的，塑造了他"我是一个失败者"的核心信念。梅尔文认为自己无法融入同龄人，这可能导致了他的社交焦虑，这种精神状态又强化了他的失败和无价值的感觉。除了这些精神障碍之外，梅尔文还具有冲动的特点，这表现在他多次因小事而辞掉工作，且没有计划去找另一份工作，也没有存款。虽然这些素质易感性因素被单独列出，但实际上它们很可能相互作用，促使与自杀危机有关的核心信念和认知过程的激活条件成熟。

　　与第七章介绍的认知个案概念化不同，自杀的物质依赖患者的认知个案概念化通常包含对两类信念的描述，这些信念的激活可能导致自杀危机。一组是核心信念和中间信念的标准组合，它与患者的精神失调有关，并可能与绝望感或低耐受性有关。第二组信念是成瘾患者特有的——为物质使用创造条件的预期性和 / 或缓解性信念，以及促成物质使用的放纵性信念。这两组信念共同促使患者产生与自杀危机相关的自动思维［并且可能在使用某些物质（如酒精）后的双相反应的第二阶段被激活；见 Hufford, 2001］。正如本章前面描述的，在酒精或药物的影响下，自杀有关的认知偏差被加剧，患者的注意被进一步固定在自杀这个唯一的选择上，降低了他们编码其他竞争线索的可能性。

　　梅尔文"我是一个失败者"的核心信念经常被激活，例如当他面对轻躁狂发作期给自己造成的伤害时，当他经历严重的抑郁发作时，以及当他使用药物而不是通过目标导向的行为来改善生活时。因此，他形成了"每次尝试一些重要的事情时，我都会搞砸"的中间信念。在这些信念激活的同时，梅尔文的成瘾信念也持续激活。在青少年时期，他主要体验的是关于使用毒品的预期性信念（如，"这将帮助我融入这些家伙"），但作为一个成年人，他的成瘾信念主要是缓解导向的（如，"我只是想逃离我搞乱的生活"）。因此，他专注于放纵性信念（如，"如果我嗨了，又有什么关系呢？事到如今，我已经没有什么可失去的"），这又促使他去使用药物。

尽管使用药物使梅尔文的心境暂时得到改善，但当他开始从兴奋中回落时，他变得比过去更加沮丧和绝望，因为复吸又成了一个佐证，强化了他是一个失败者的信念，提醒他许多问题仍然没有得到解决。在这些时候，他产生了以下自动思维："我永远无法打破这个循环。我搞砸了自己的生活。"当产生这些想法时，他开始考虑自杀，并且因为他无法专注于解决问题的其他方法，他的自杀意念会迅速升级。如果有他人在场，他会向他们表达这些想法，如果他人试图劝说他，他就会变得焦躁好斗，从而更加坚定自杀的决心。

梅尔文的认知个案概念化说明了核心信念（通常与患者的精神失调有关）和成瘾信念之间的相互作用。在许多情况下，持续使用药物会强化消极的核心信念，并成为诱发自杀危机的最终变量，因为此时个体的抑制能力下降，攻击性和抑郁倾向增加，并且对自杀相关线索的注意固定增加。

确立治疗目标

与多数自杀患者一样，对自杀的物质依赖患者进行认知治疗的首要目标是减少自杀意念和绝望感，并增加他们可以应用于未来危机的适应性应对技能。然而，以我们的经验，患者并不总是赞同这些目标。前面说过，许多物质依赖障碍患者只关注近期的情绪体验，而不承认他们在不久前有自杀的倾向或处于危机之中。明确交流治疗原理（如，准备好应对未来的自杀意念和绝望感）可以开始解决这个问题。此外，许多有物质依赖问题的患者是被法院强制接受治疗的。虽然法院的命令集中在成瘾治疗，而不是针对减少可能自杀行为的认知治疗，然而，这些患者可能不会区分这些治疗类型，并将所有治疗都视为强加的。此外，物质依赖障碍患者有时会怀疑临床医生，认为他们是系统的一部分（A. T. Beck, Wright, et al., 1993）。因此，必须以一种温和、合作的方式来制定目标。

在某些情况下，治疗开始时患者会同意把重点放在自杀预防上，但当不再有严重的自杀倾向时，他们会转移焦点。因为这些患者往往面临着严重的生活压力（如，离开康复之家后，他们将面临经济困难和无家可归），他们会表示自己有更迫切的需求，应该改变治疗的重点。因此，临床医生应该注意在每次会谈中重申治疗目标，评估患者对这些目标的认同程度，并在必要时重新调整。正如本书多次提到的，应该鼓励自杀患者利用各类社会服务来帮助他们解决各种需求。因此，经验丰富的临床医生可以与患者一起制定目标以利用这些服务（如，病例管理和社会服务），并将患者的生活压力与自杀危机的可能性联系起来。利用额外服务的目标将被概念化为预防未来自杀行为的一个适应性步骤。

在治疗开始时，梅尔文同意把重点放在预防自杀上，认为这是有帮助的，因为他对未来感到绝望，并怀疑自己没有能力做出积极的改变。他制定了三个具体目标：(1)通过找到和发展合适的生存理由来降低绝望感；(2)制定策略管理和预防未来的自杀危机；(3)建立健康的社会支持网络，由家庭成员和朋友组成，且他们自己没有在成瘾行为中挣扎。临床医生鼓励梅尔文进一步制定降低绝望感的具体方法。因为在成长过程中，大学毕业是他家庭关注的核心，所以梅尔文推断，进入当地社区大学并努力获得相关学位会给他一些生活目标。临床医生还鼓励他确定想与之建立关系的具体个人。梅尔文提到他的两个妹妹，她们与他住在同一个城市，抚养着他的侄子和侄女。此外，他还希望能修复与女友和孩子的关系。

治疗中期

治疗中期涉及的许多干预措施与第八章和其他关于特殊人群的章节中所述的相同。根据我们的经验，在对自杀的物质依赖患者进行认知治疗时，特别重要的是强调对其他服务的依从性以支持他们参与成瘾治疗计划。另外，制定减少冲动性的策略往往是这一人群中期治疗的核心，因为这有可能同时作用于个体实施自杀行为的倾向和复吸风险。我们会通过描述梅尔文的中期治疗来说明这些策略。

增加生存理由

对这一人群来说，找到生存理由是一项特别重要的任务，因为这些患者要为自己创造一种全新的、没有药物的生活方式，并且他们已经不再拥有过去的许多消遣方式和友谊。此外，许多康复中的患者面临着众多问题，这些问题是由物质使用导致的，他们不能再以受影响为理由忽视这些问题。不出意外，像梅尔文一样，当患者意识到他们生活的许多方面必须重建时，往往会感到绝望和颓废。可以让他们把生存理由列在应对卡上，以便在痛苦时查阅。许多物质依赖障碍患者对希望工具包反应良好，往往会在其中放入他们希望与之重建关系的家庭成员和朋友的信件和照片。

到了治疗中期，梅尔文表示他不再想自杀，而且很乐观地认为朋友会帮助他在建筑业找到一份高薪的工作。他转到了另一个康复中心，并担任了助理房屋管理员的职位。作为房屋管理员，他有很多责任，包括帮助新住户适应房子和学习规则。他只参加了计划内大约一半的认知治疗会谈。当临床医生试图将会谈重点放在发展预防未来自杀危机的技能上时，梅尔文对自己是否会再次陷入这种低潮表示怀疑，强调他已经戒毒一个多月（这是他生命中最长的戒断期），对生活有了新的看法，因为他重新相信上帝，且被承诺了一份稳定、高薪的工作。

临床医生要求梅尔文进行头脑风暴，找出可能与未来痛苦和自杀意念有关的挫折，梅尔文承认，如果没有得到那份工作，他会非常失望。因此，临床医生引导梅尔文找出不取决于那份特定工作的生存理由。他列出了四个生存的理由：（1）对上帝的信仰；（2）他的孩子；（3）他最喜欢的棒球队；（4）帮助他人康复。在家庭作业中，他同意根据这些生存理由构建一个希望工具包，包括一张祈祷卡、他孩子的照片、他喜爱的棒球队赢得比赛的报纸文章以及一份他认为自己帮助过的康复中心的人的名单。所有这些活动都是为了实现他在早期确定的治疗目标之一——降低绝望感和增加生存理由。

发展应对策略

对自杀的物质依赖患者进行认知治疗的一个重点是，帮助患者发展适应性的应对技能来应对逆境和危机。研究表明，除了逃避、被动和孤立的不良策略以外，这些患者特别有可能将药物和酒精视为应对抑郁症的一种方式（Gould et al., 2004）。此外，许多有物质依赖障碍的患者对挫折的耐受性很低，这表明管理与不耐受图式相关的症状的认知、情绪和行为策略对这一人群特别有用。最后，我们可以用看待自杀未遂的方式来看待物质使用——这是一种解决生活问题的非适应性方式。因此，多数与成瘾患者工作的临床医生会发现，将问题解决策略纳入治疗过程会很有帮助。下面说明了梅尔文在认知治疗中形成的认知和行为策略。

在帮助梅尔文确定生存理由之后，临床医生使用苏格拉底式提问，对这份工作将在他生活中扮演的角色进行了更平衡的评估。她认识到梅尔文表现出轻度的轻躁狂，而且他似乎陷入了和过去相同的模式——对一个想法过度投入，认为这是解决他所有问题的办法。当他的想法没有实现时，他就会感到失望（并最终实施非适应性行为）。因此，她与梅尔文一起找出其他的工作机会，以便在这份工作不成功的情况下继续努力。他头脑风暴了三种其他工作，并且和临床医生一起发展出了适应性反应，"我希望我能得到建筑业的工作，但如果没有成功，我也可以申请其他工作。"由于认知重建对梅尔文来说是全新的过程，临床医生鼓励他把这个适应性反应记录在一张应对卡上，并把它添加到希望工具包中以便查阅。使用认知策略来调整轻躁狂症状相关的夸大认知，与梅尔文的第二个总体治疗目标有关——发展管理和预防未来自杀危机的技能。

此外，梅尔文对他作为助理房屋管理员表现的一些解释，使临床医生得出他缺乏问题解决技能的结论，而这些技能是他执行计划和实现愿望所必需的，她怀疑这种缺陷也导致他无法管理过去触发自杀危机的负性生活压力。当临床医生提出把问题解决技能作为管理和预防自杀危机的另一种可能的策略时，梅尔文很不情愿，声称他是一个高效的人，只要下定决心，他能完成任何事情。在那次会谈中，临床医生没有坚持讨论问题解决，以免不合作的态度破坏治疗关系。然而，两次会谈后，梅尔文显然更加苦恼，他把这归咎于康复之家的一个难缠的新住户。临床医生示范了一种有效的问题解决方法，她引导梅尔文用头脑风暴的方式解决这个问题，权衡每个方案的利弊，决定一个方案，并确定评估该方案有效性的方式。然后，她将这种方法与他在治疗初始有自杀倾向的时候遇到的问题联系起来。

提高对其他服务的依从性

物质依赖障碍的患者，往往特别需要额外服务。例如，梅尔文接受了全面的医学检查，以确定长期使用酒精和药物对主要内脏器官的影响。他还接受了艾滋病毒检测，因为他过去曾与其他静脉注射吸毒者共用针头。如前所述，许多患者需要病例管理和社会服务，以解决经济、住房和职业需求。由于物质依赖和精神失调之间存在大量的共病（Darke & Ross, 1997），这些患者经常被转介到精神科医生那里接受精神药物治疗。此外，当然还有一系列服务能让人们从酒精和药物中康复，包括成瘾治疗计划、住院治疗计划和12步戒酒法。因此，如果临床医生与自杀的物质依赖患者工作，可以依靠特定服务来满足患者的特殊需求，并应充分了解其所在社区可获得的服务。

除了将患者转介到相关服务机构外，临床医生还要监测他们对服务的依从性。众所周知，物质依赖障碍患者对治疗的依从性很低。只有少数人在治疗后保持戒断（如Project MATCH Research Group, 1997），至少有1/3的人在治疗后仍使用药物，以至于再次进入物质依赖项目（Farley, Golding, Young, Mulligan, & Minkoff, 2004）或在随访时达到滥用或依赖的标准（Xie, McHugo, Fox, & Drake, 2005）。我们鼓励临床医生与患者合作，找出依从各种服务的方式，以减少在他们之前的自杀危机事件时间线中显著的风险因素。例如，如果醉酒促成了之前的自杀未遂，那么临床医生可以将酒精治疗纳入概念化，作为确保未来安全的一种方式。

当梅尔文在认知治疗中的出勤率开始下降时，他在戒毒计划的药物和酒精小组的出勤率也在下降。梅尔文的病例管理者说，他已经几个星期没有报到了。在第六次认知会谈中，梅尔文的临床医生建议把依从戒毒计划列入议程。梅尔文表示，他仍然致力于康复，但作为康复之家的助理管理员，他的职责压得他喘不过气来，因此经常难以脱身去赴约。

临床医生重新审视了导致他最近一次自杀危机的事件时间线，并要求梅尔文阐明药物在那次危机中扮演的角色。这一干预提醒梅尔文，药物使用在过去的自杀危机中起到了核心作用，成瘾治疗应该是他的优先事项。他承认继续接受成瘾治疗很重要，这不仅是为了防止未来的自杀危机，也是为了让他的生活不偏离正轨。临床医生帮助他找出了阻止他参加个人及小组戒毒和戒酒会谈的具体障碍，并头脑风暴了克服这些障碍的方法。梅尔文确定了两种方法来增加他对戒毒治疗的参与：（1）与房屋管理员商谈，在小组活动期间，将他的一些职责下放或推迟；（2）参加附近的匿名戒毒会以获得额外的支持，特别是在不能参加戒毒治疗项目会谈的日子里。临床医生巧妙地说明，他们又在制定问题解决策略，并要求梅尔文描述他如何将这些策略应用于未来可能遇到的问题。此外，她还要求梅尔文描述，当感到有自杀倾向时，他怎么看待这些问题解决技巧的作用。他表示，他会仔细思考以找出一系列解决问题的可能办法，而不是断定没有办法。

临床医生还重新审视了他的轻躁狂症状在自杀危机前的事件时间线中所扮演的角色。在治疗早期，梅尔文同意接受该机构的精神科医生的评估，以便他能够开始服用稳定情绪的药物，但他失约了。他们评估了服用精神药物的优点和缺点，梅尔文再次承诺接受精神科医生的评估。

改善社会资源

梅尔文的案例描述证明，物质依赖障碍患者在康复过程中非常需要强大的社会支持网络，但他们的网络往往是脆弱的，因为物质滥用对他们的许多亲密关系造成了巨大损害（如 Trulsson & Hedin, 2004）。这些关系通常缺乏信任，在多年的失望和违背承诺之后积累而成。然而，发展和维持比较亲密的关系是与自杀患者工作的关键领域，可以减少社会孤立并为他们提供生存理由。临床医生必须找到平衡，一方面给予患者关系可以挽救的希望，另一方面设置合理的期望值，判断人们在多大程度上会接受患者重新联系的初步努力。

梅尔文坦然承认，虽然没有完全毁掉，但物质滥用破坏了他的一些关系。例如，他表示父亲大约在 20 年前就不把他当回事了，每当他们有交集时，他们的互动都非常紧张和令人不舒服。鉴于他们关系的现状，以及梅尔文对父亲在他童年时以不切实际的标准要求他而心怀不满，他决定不在这个时候试图修复这段关系。但是，他表示有兴趣与住在该地区的两个妹妹和住在附近州的两个孩子重建关系。临床医生鼓励他头脑风暴，想出与他们建立定期联系以及重新获得他们的信任的方式。对他的妹妹们，梅尔文决定与她们一起参加礼拜日早晨的教堂礼拜，表现出在节假日期间与家人在一起的兴趣，并且他会注意不像过去那样向她们要钱，那时他总是把钱用于吸毒。对他的孩子，他决定每周至少给他们打一次电话，当他离开康复之家后，他会乘火车去看望他们。梅尔文提到，亲自去看望孩子们可能有助于重新获得他们的信任，因为过去很多时候，他说会去看望他们，却没有出现。然后，临床医生要求梅尔文说明这些关系的改善将如何影响他对未来的绝望感。梅尔文提到，拥有更强的家庭感会给他在早上起床的理由。因此，临床医生将改善关系的努力与生存理由联系起来，并在他列着这些理由的应对卡中添加了这些内容。

发展减少冲动性的策略

尽管冲动性在物质滥用和自杀危机中的具体机制尚未明了，但物质依赖患者和自杀患者中确实都存在冲动性的升高。因此，有物质依赖障碍的自杀患者特别可能具有这种素质易感性因素的特征。临床医生不仅可以与患者一起制定策略来减少他们日常生活中的冲动（即解决特质因素），还可以制定管理危机时冲动的策略（即解决状态因素）。减少冲动性的认知策略包括考虑：（1）冲动行为的后果；（2）冲动行为的优点和缺点；（3）冲动行为消极后果的生动意象；以及（4）满足强烈需求的其他方法。减少冲动的行为策略包括：（1）在行动前等待一段时间；（2）

使用"两次咨询规则"——至少询问两个不同的人，了解自己打算采取的行动是不是一个好主意；（3）控制呼吸；（4）分散注意力；以及（5）在身边保留一个简单的提醒，避免采取会产生非适应性后果的特定冲动行为（如，在冰箱上贴一张便条来提醒自己，写着"从长远来看，喝酒让事情变得更糟"）。

在认知治疗的前几次会谈中，梅尔文很少表现出冲动行为。事实上，在很多情况下，他似乎对他的康复、他的灵性和他试图为自己建立的生活很有想法。然而，在第七次会谈中，他宣布他已经离开了康复之家，也没有遵循成瘾治疗计划的病例管理者的判断。他说，他"只是再也受不了了"，他相信自己能保持戒断状态，因为他已经有四个月没有使用酒精或药物了。然而，他没有获得永久住所，又与朋友一起生活了几天，其中许多人仍在使用药物。尽管他声称自己很强大，能拒绝毒品，但他也承认把自己置于高风险的境地。

临床医生引导他确定离开康复之家的利弊。尽管相比于弊端，梅尔文发现了许多利益，但他的注意力还是集中在恢复自由这一优点上，因为他不再被迫遵守康复之家的严格规定。临床医生鼓励梅尔文考虑离开康复之家的短期利益与保持戒断并逐渐过渡到社区的长期利益。她还要求梅尔文考虑，类似的冲动决定在他的生活中曾导致的有害后果。梅尔文承认，他留在这种环境里是把自己置于危险之中，但他不愿意回到康复之家，那里的人也不可能在他不听劝告离开后再允许他回去。随后，他和的临床医生讨论了更多问题解决的方法，来寻找一个他能接受的生活环境，并继续门诊成瘾治疗。在本次会谈中，临床医生提供了解决冲动问题的理由，并使用苏格拉底式提问，帮助梅尔文承认冲动在过去的危机中的影响，以便他意识到享受自由的另一面。

治疗后期

对自杀的药物依赖者进行认知治疗的后期会谈的内容与本书前面描述的一般方案相似，包括巩固在治疗中学到的技能、制定复发预防方案、回顾治疗目标进展以及为终止急性阶段的治疗做准备。在制定预防复发方案时，临床医生应记住，许多患者的痛苦耐受性很低（因此，他们有滥用药物以避免痛苦的倾向），因此他们可能特别不愿意参与引导想象练习。除了清楚说明练习理由外，指出复发预防方案在过去对类似患者有用，也很有帮助（如，成功完成练习让他们对在需要时能实施应对策略更有信心）。我们还建议临床医生在患者做出最终决定之前，预先准备好放松和呼吸练习让他们平静下来。然而，制定复发预防方案的决定权在患者，如果他们选择不参与，那么临床医生应该详细回顾治疗中制定的策略，并向患者了解实施这些策略的具体例子。

梅尔文的治疗会谈一共持续了十二次。第七至第九次治疗的重点是巩固有效的问题解决和减少冲动的策略，并将这些策略用于寻找稳定的住所。在会谈期间，他在一个妹妹家附近的街区租到了房间，在便利店找到了一份兼职，并坚持与妹妹和孩子们保持联系，甚至计划在父亲节去看望他的孩子。当进入治疗后期时，他表示不愿意制定预防复发方案，说："为什么要这么做？我只想把所有这些都抛在脑后，关注未来。"虽然他拒绝了就过去的自杀危机进行引导想象练习，但他同意就假设的未来危机（被解雇）进行练习。梅尔文想象，他对这种情况的反应是更多的绝望和失望，因为这会激活他与失败有关的核心信念。他还估计，由于无聊，他再次使用药物的可能性会增加。作为回应，他想象自己会：（1）查阅应对卡，提醒他工作以外的生存理由；（2）使用问题解决策略，制定寻找另一份工作的计划；以及（3）在特别痛苦的时候，使用安全计划中的应对策略（如，祈祷）。

虽然梅尔文终止了认知治疗，但他继续参加成瘾治疗计划中的一个门诊小组，并每月与病例管理者会面。他已经在服用两种精神药物——一种抗抑郁药和一种情绪稳定剂——并且承诺会继续遵医嘱服药。此外，他开始参加匿名戒酒会，每周至少两次。梅尔文同意在 3 个月内安排一次认知治疗的强化会谈。

总结与整合

酒精和药物的滥用及依赖是许多自杀患者的认知个案概念化的必要组成部分，因为酒精和物质依赖诊断可能作为远端风险因素起作用，而酒精和药物使用的发作可能是近端风险因素（如复吸）。酒精和药物使用是一种应对生活压力的策略（尽管是非适应性的），并且实际上可能也是实施自杀尝试的方法。物质依赖障碍患者与没有物质依赖问题的患者一样，都面临尝试和完成自杀的风险因素，但一般来说，临床医生可以预期的是，物质依赖患者的风险因素更多，也更严重。可以确定的是，自杀意念和自杀未遂史在物质依赖患者中很普遍，而且达克、蒂森和同事的研究表明，相当一部分物质依赖患者甚至在接受了 1 年的成瘾治疗后仍然自杀。因此，在成瘾治疗的干预措施中关注自杀预防是合理的，且对该人群特别有意义。

尽管针对自杀的物质依赖患者的基本认知治疗方案与其他患者相似，但正如我们在第十二章针对老年人的方案中看到的，它也有一些不同之处。第一，在发展认知个案概念化和后续选择干预策略时，必须将成瘾及自杀相关的信念和认知过程结合起来考虑。第二，复吸和复发往往与痛苦和自杀危机的增加相关，因此在每次会谈开始时，应在自杀风险评估的背景下，细致地监测患者的物质使用情况。第三，这些患者可能看起来特别困难，因为他们的自杀意念转瞬即逝，或者他们难以耐受聚焦于促成自杀危机的重要因素带来的痛苦。本章前面描述的研究建议帮助患者提高:（1）能够积极改变自己生活的自我效能感；和（2）做出积极改变的动机。对于让患者留在治疗中、争取他们在治疗过程中的合作，并将这些策略广泛应用到日常生活中，这可能非常关键。

第十四章

总结：自杀预防的公共卫生模式

下面的对话来自贾尼丝在 6 个月后与一起制定自杀预防策略的临床医生的强化会谈。

临床医生：嗨，贾尼丝，距离我上次见到你已经 2 个月了。［微笑］很高兴见到你。［贾尼丝微笑着点头］让我们聊聊你最近几个月过得怎么样，讨论你可能遇到的任何困难，并谈谈未来的治疗计划。对这个议程，你有什么要补充的吗？

贾尼丝：没有，听起来不错。

临床医生：我们先聊聊最近几个月的情况，可以吗？

贾尼丝：可以。嗯，我做得很好。我最终找到了一份银行出纳员的工作，并存了一些钱，为了从我母亲的房子里搬出来。我有了自己的公寓。我无法用语言描述一个人住感觉有多好。

临床医生：那太好了，贾尼丝。我真为你感到高兴。

贾尼丝：这一切并不容易。我仍然有艰难的时刻。

临床医生：哦，是吗？

贾尼丝：是的，当我的继父对我提出批评时，我还是会非常难过。但我已经学会认识到，我只是对批评太敏感了，因为长期以来我一直认为自己很没有价值。

临床医生：对你来说，意识到这个信念真的很重要。

贾尼丝　　：我还是会因为一些蠢事而变得非常情绪化，以至于我觉得自己要爆炸了。

临床医生：听到这个我也很遗憾，但是当然，我理解你有时会有这种感觉。那么，当有这种感觉时，你是怎么做的？

贾尼丝　　：我会想到，我们曾经多么努力地去处理那些非常痛苦的时刻。我仍然有我的安全计划，我的应对卡，还有我的希望工具包。

临床医生：啊，这很好。

贾尼丝　　：当我开始认为生活真的没有希望时，我必须记住还有其他的选择。我希望我永远不要再去那个黑暗的地方，但如果发生了，我知道我能渡过难关。

临床医生：你说得对。你已经学会了许多技能来应对这样的危机。

　　从这段对话中可以看出，贾尼丝取得了令人满意的临床进展。然而，虽然她阐明了一些处理自杀危机的策略，这也不能保证她将来不会再尝试自杀，因为精神病史的很多方面使她长期处于实施自杀行为的风险之中。本书的一个基本主题是，对临床医生（而言），认知治疗的主要焦点是帮助患者（识别）处于危机时的警告信号，并使用针对患者自杀危机的认知概念化的特定认知、情绪和/或行为应对策略，以降低患者未来的自杀风险。贾尼丝已经展示了将这些策略应用于生活的能力。尽管相比于类似背景的女性，贾尼丝仍然有更高的自杀风险，但她成功地完成了认知治疗，构建了一个主要的保护因素，在某种程度上抵消了这种风险。

　　正如前言中所述，自杀是所有年龄段、所有种族和民族的男性和女性的一个主要公共卫生问题。通过揭示自杀对我们生活的影响，提高公众对这个问题的认识，社区、政府和媒体构建了国家自杀预防的路径。自杀者的家庭成员或其他重要他人可能对公开讨论这个话题感到不舒服。然而，提高公众对这一问题的认识可能可以促使那些经历过这种悲剧的人站出来，让其他人知道他们的担忧。这种普遍的意识也为开发、测试和实施基于实证的自杀预防方法（如，认知治疗）提供了条件。

根据美国国家自杀预防战略（National Strategy for Suicide Prevention; U.S. Department of Health & Human Services, 2001），从公共卫生的角度来看，自杀预防有五个步骤：（1）监测或确定问题的范围；（2）评估风险和保护因素；（3）开发和测试干预措施；（4）在社区实施和测试基于实证的干预措施；以及（5）自杀预防工作的传播和方案评估（见图 14.1）。预防自杀和自杀尝试的第一步是通过监测确定问题的程度。这是指持续且系统地收集、分析和解释健康数据。虽然美国疾病控制和预防中心通过各州的人口统计办公室追踪自杀数据，但目前还没有对自杀未遂的全国性监测。对自杀未遂的流行率和发生率的可靠估计，对于建立现实的目标、设计预防干预措施以及评估计划的有效性至关重要。

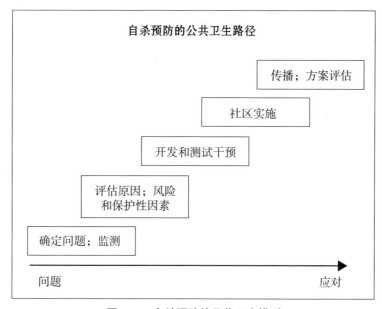

图 14.1 自杀预防的公共卫生模型

鉴于自杀未遂已被确定为自杀的一个主要风险因素，需要制定方法来准确识别和评估有自杀未遂史和在卫生保健系统中接受过评估（特别是在急诊科）的个体。自杀未遂监测系统或登记处有三个潜在的重要功能：监督、治疗研究和病例管理。自杀未遂登记的第一个功能是建立全国性的监测系统，以便评估问题的范围和程度。针对自杀未遂的流行病学研究可以帮助我们了解旨在减少社区内自杀未遂发生的普遍性、选择性和/或指示性干预措施的潜在有效性。第二个功能是促进治疗研究，以便开发和测试旨在预防自杀未遂和自杀死亡的干预措施。在这一方面，自杀未遂登记为临床试验网点发展了基础设施，为多中心的临床试验提供了基础。第三个功能是为有自杀风险的患者提供病例管理服务的基础设施。自杀未遂者在医院环境中被识别并接受临床评估后，往往不会参加门诊精神健康和成瘾治疗。因此，登记处有利于发展基础设施，可以追踪那些不太可能参加后续精神和成瘾治疗的患者，并提供拓展转介服务。

如第一章所述，卫生保健和行为保健临床医生对自杀意念和自杀行为采用共同的命名法，对于识别有自杀风险的患者和建立维持自杀未遂登记处至关重要。此外，使用有信效度的自杀意念和自杀未遂的测量工具，加上对风险和保护因素的全面评估，不仅可以改善监测，而且最终将挽救生命。

我们的公共卫生模型的第二步是评估与自杀有关的风险和保护因素。正如第二章所讨论的，我们的团队多年来致力于自杀风险因素的研究。这项研究帮助我们建立了许多标准化的精神病理学量表的信效度，包括贝克绝望量表、自杀意念量表、自杀意愿量表和贝克抑郁量表。这些被广泛使用的量表可以测量自杀和自杀未遂的风险因素，且是为数不多的具有实证支持的心理病理学测量方法。这项研究帮助我们确定了自杀风险最高的人群，如过去曾尝试自杀的成年人，或在生命中最糟糕的时刻有特别高水平的自杀意念的人。另外，我们的团队以及其他研究人员已经确定了自杀未遂和自杀的其他许多相关因素和风险因素，包括人口统计学、诊断学、精神病史和其他心理变量。从第二章可以看出，许多变量已经在各种场合通过不同的样本和测量方法得到重复。我们呼吁研究人员通过研究这些变量推动文献的发展：（1）采用前瞻性设计而不是横断面设计；（2）以更有针对性的方式，例如将分析限制在某个特定亚组（如，同性恋、双性恋者或退伍军人）的自杀行为的风险因素上；以及（3）根据相关理论设计研究，确定更多的构架，或者提炼和推进自杀行为的综合理论。

公共卫生模型的第三步是开发和测试干预措施，包括解决已确定的风险因素的临床策略。我们已修改了一般形式的认知治疗，在第五章描述并开发了一种用来直接解决自杀行为的针对性的认知治疗（G. K. Brown, Tenhave, et al., 2005）。如第四章所述，我们从急诊科招募了自杀未遂者，并将他们随机分配进入认知治疗组或常规护理组。研究结果表明，被分配到认知治疗组的患者在 18 个月内再次尝试自杀的可能性比没有接受这种干预的患者低 50% 左右。尽管两组患者在自杀意念的频率和强度上没有显著差异，但在随访期间，被分配到认知治疗组的患者在抑郁严重程度和绝望感的测量上得分较低。正如本书第二部分所述，在提供灵活的时间安排和拓展服务的情况下，认知治疗的效果最佳。鉴于追踪和吸引高危患者接受治疗非常困难，我们强烈建议采用包含病例管理服务的治疗小组方法。

除了这项研究之外，我们一直专注于开发和研究解决与疗效相关的其他问题的方法，包括与认知治疗的变化机制相关的变量和统计模型。在第三章所述理论的基础上，我们一直在研究与自杀行为相关的基本机制，包括认知偏差（如注意偏差）、认知扭曲的倾向（如全或无思维）、自杀危机期间的注意固定，以及冲动性的各种表现（如无法延迟满足、无法抑制反应）。我们计划利用这些数据：（1）为第三章中描述的认知模型提供实证支持；（2）制定更精细的干预策略，以调整自杀相关的特定心理易感性因素和认知过程。

公共卫生模型的第四步涉及在社区环境中实施干预措施。鉴于由接受强化训练和督导的博士后研究员进行认知治疗对预防自杀未遂很有效，我们的下一项研究是评估这种干预在自杀未遂后被转到社区心理健康机构的患者中的有效性。具体来说，我们已经培训了硕士水平的社区治疗师，让他们对自杀患者使用这种干预措施。因此，我们已经开始了该研究思路的下一步，即利用与第三步研究相关的经验和发现，进一步开发可由各种行为健康专业人员在一般环境中下应用的干预方案。尽管有经验的临床医生肯定可以从本书中学到许多预防自杀的技能，但我们发现，教学培训加上密集的个体和团体督导，是学习认知治疗的很好的方法。具体而言，我们发现，使用认知治疗评分量表（J. E. Young & Beck, 1980）对录音和录像评分，可以全面评估临床医生的优势和需要进一步发展的领域。此外，在与具有挑战性的患者工作时，团体督导提供了一个支持性的环境（见第十章）。

公共卫生模式的第五步，也是最后一步，是方案评估和传播。缺乏方案评估被认为是识别和实施预防自杀及治疗精神障碍的循证干预措施的最大障碍之一。面对将研究转移到实践环境中的挑战，研究人员已经开始理解将传播和组织理论应用于社区场景的治疗实践的重要性。迄今为止，很少有研究者尝试用心理干预措施来检验传播理论的适用性，尝试操纵那些被认为能预测持续采用实证支持治疗的因素的研究则更少。尽管本书的目的是促进采用实证支持的治疗，但我们还没有获得系统的循证方法。

最近的培训工作使我们有机会评估个体和组织因素对培训结果和采用认知治疗的影响。这项研究计划的目的是：（1）测量接受过该治疗方法的系统培训的临床医生采用认知治疗的情况；（2）评估在社区环境中采用认知治疗的障碍；（3）更多地了解社区临床医生如何调整认知治疗以满足患者的需要；以及（4）将临床医生对使用认知治疗的自我报告与认知治疗依从性的客观测量进行比较。

　　总之，我们的认知治疗有可能成为预防自杀行为的有力治疗方法，因为它：（1）有限聚焦；（2）倾向于让治疗团队及辅助服务参与患者治疗；（3）聚焦于发展可以在危机中使用的具体认知和行为策略。事实上，可以说我们的理论和由此产生的治疗方法是 40 多年工作的结果，最早由阿伦·T. 贝克发起。让我们感到高兴的是，许多临床医生和研究人员对我们理解和治疗自杀患者的方法表现出兴趣。相比过去，这个问题现在得到了更多的关注，并且，临床医生、研究人员和资助机构承认这个问题本身就值得关注，而不仅仅是作为相关的精神疾病诊断的延伸。虽然本书代表了我们到目前为止的知识积累，但请读者相信，我们将致力于进一步测试干预措施，检验和完善我们的理论，开发新的和更有针对性的干预策略，并向公众传播我们的治疗方法。

附录

自杀患者的认知治疗纲要

Ⅰ. 治疗早期

    A. 获得知情同意。

        1. 解决保密问题。

        2. 描述治疗结构和过程。

        3. 讨论治疗的潜在风险和益处。

        4. 告知患者其他的治疗选项。

    B. 积极帮助患者参与治疗。

    C. 完成全面的自杀风险评估。

        1. 评估风险因素（实施自杀行为的易感性特征）。

        2. 评估保护因素（降低实施自杀行为可能性的特征）。

        3. 对自杀风险做出最终判断。

        4. 向患者询问情况。

    D. 制订安全计划（患者同意在自杀危机中使用的按层次排列的应对技能清单）。

        1. 识别警告信号

        2. 使用应对策略

        3. 与家人或朋友联系

        4. 与专业人士和机构联系

    E. 传递希望感。

Ⅱ. 认知个案概念化

    A. 实施心理评估（或整合心理评估获得的信息）。[*]

    B. 构建自杀危机的时间线。[*]

    C. 发展初步的认知个案概念化（应用认知理论理解患者在自杀危机时的认知、行为、情感和情境特征）。

    D. 发展治疗计划。

        1. 制定治疗目标。

        2. 选择干预策略。

Ⅲ. 治疗中期

    A. 继续进行治疗早期的事项。

        1. 评估自杀风险。

        2. 评估药物和酒精使用情况。

        3. 评估治疗依从性。

        4. 回顾和修改安全计划。

    B. 行为策略。

        1. 增加愉悦的活动。

        2. 改善社会资源。

        3. 提升对其他服务的依从性。

    C. 情感应对技能。

        1. 身体自我安抚（如，肌肉放松、控制呼吸）。

        2. 认知自我安抚（如，分散注意、积极想象）。

        3. 感官自我安抚（如，调动感官的活动）。

    D. 认知策略。

        1. 调整核心信念。

---

[*]   这些信息在治疗早期收集，并在治疗早期结束时被整合进认知个案概念化。

2. 识别生存理由。

3. 制作应对卡。

4. 增强问题解决技能。

5. 减少冲动性。

Ⅳ. 治疗后期

A. 回顾和巩固技能。

B. 制定复发预防方案。

1. 为练习做准备。

2. 回顾过去的自杀危机。

3. 回顾过去自杀危机时使用的技能。

4. 设想未来的自杀危机。

5. 向患者询问情况。

C. 回顾治疗目标的进展。

D. 参与额外治疗计划。

1. 持续治疗

2. 转介

3. 终止治疗

参考文献 [1]

Adams, D. M., & Overholser, J. C. (1992). Suicidal Behavior and history of substance abuse. *The American Journal of Drug and Alcohol Abuse, 18,* 343-354.

Addis, M. E., & Jacobson, N. S. (2000). A clocer look at the treatment rationale and homework compliance in cognitive-behavioral therapy for depression. *Cognitive Therapy and Research, 24,* 313-326.

Agency for Health Care Policy & Research. (1999). *Evidence report on treatment of depression: Newer pharmacotherapies.* Washington, DC: AHCPR Evidence-Based Practice Centers.

Aharonovich, E., Liu, X., Nunes, E., & Hasin, D. S. (2002). Suicide attempts in substance abusers: Effects of major depression in relation to substance use disorders. *American Journal of Psychiatry, 159,* 1600-1602.

Alexopoulos, G. S., Bruce, M. L., Hull, J., Sirey, J. A., & Kakuma, T. (1999). Clinical determinants of suicidal ideation and behavior in geriatric depression. *Archives of General Psychiatry, 11,* 1048-1053.

Allard, R., Marshall, M., & Plante, M. (1992). Intensive follow-up does not decrease the risk of repear suicide attempts. *Suicide and Life-Threatening Behavior, 22,* 303-314.

---

[1] 为了环保，也为了节省您的购书开支，本书参考文献不在此一一列出。如您需要完整的参考文献，请通过电子邮箱 1012305542@qq.com 联系下载，或者登录 www.wqedu.com 下载。下载过程中如遇到问题，可拨打 010-65181109 咨询。